专家同步指导·孕期护理宝典

安心怀孕40周

倾情奉献
一日一页轻松阅读
孕期知识

百科全书

邱宇清/编著

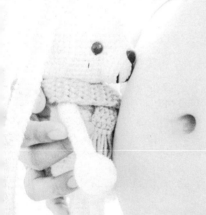

U0200610

科学技术文献出版社
SCIENTIFIC AND TECHNICAL DOCUMENTATION PRESS
·北京·

图书在版编目（CIP）数据

安心怀孕40周百科全书/邱宇清编著. —北京：科学技术文献出版社，2017.3

ISBN 978-7-5189-2406-6

Ⅰ. ①安… Ⅱ. ①邱… Ⅲ. ①围产期—妇幼保健—基本知识 Ⅳ. ①R715.3

中国版本图书馆 CIP 数据核字（2017）第 038649 号

安心怀孕40周百科全书

| 策划编辑：孙江莉 | 责任编辑：张丽艳 | 责任校对：赵 瑷 | 责任出版：张志平 |

出 版 者　科学技术文献出版社

地　　址　北京市复兴路 15 号　邮编　100038

编 务 部　（010）58882938，58882087（传真）

发 行 部　（010）58882868，58882874（传真）

邮 购 部　（010）58882873

官方网址　www.stdp.com.cn

发 行 者　科学技术文献出版社发行　全国各地新华书店经销

印 刷 者　北京柯蓝博泰印务有限公司

版　　次　2017 年 3 月第 1 版　2017 年 3 月第 1 次印刷

开　　本　710×1000　1/16

字　　数　365 千

印　　张　28.5

书　　号　ISBN 978-7-5189-2406-6

定　　价　35.00 元

版权所有　违法必究

购买本社图书，凡字迹不清、缺页、倒页、脱页者，本社发行部负责调换

Foreword 前言

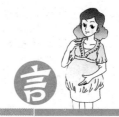

　　怀孕无小事，怀孕关系到母亲与孩子的健康，关系到一个家庭的长久幸福，甚至关系到国家人口质量和民族的未来。

　　孕育宝宝是一个神奇而美妙的过程，怀孕的女性每次感受生命在自己身体中的悸动，体会着每天生命的神奇变化，都会深深地感受到一种无法言喻的幸福。当经过分娩的洗礼，一个崭新而娇嫩的生命呈现在眼前的时候，每一个人都会幸福得融化。这是已为人父母或者即将为人父母的切身体会。

　　当我们前往一个未知的地方时，总是需要一本指南，帮助我们更好地走过这段旅程。提前做好攻略，我们可以更好地组织这次旅行，让这一路走得更顺利。一些小建议也可以让我们更好地享受这段旅程。这并不会减少旅行的乐趣，反而会让我们得到更好的享受，更深地投入到我们遇到的声音、气味和图像之中。

　　这本《安心怀孕40周百科全书》在力求知识性和实用性的同时，博采众长，并紧跟时代步伐，融科学性、指导性和实用性于一炉，内容全面、翔实，结构科学严谨，脉络自然分明，可谓一本孕产知识全书。

　　随着现代医学的不断变化，对孕期发生的异常情况的检查和诊断，预防孕期综合征的方法，以及为分娩做的准备在不断地随之改变。本书集年轻夫

妻的诸多疑惑，详细介绍了备孕中的一些常见问题和解决方法，还有怀孕过程中每个准妈妈和胎宝宝的变化、需要注意的护理问题，以及产褥期的注意事项和护理等，帮助新妈妈轻松度过孕产期。

生命既已启程，怎不满怀期待！

编　者

Contents 目 录

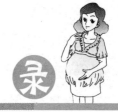

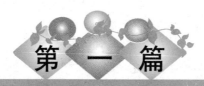

第 一 篇

了解怀孕，掌握优生常识

安心怀孕40周百科全书

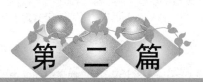

第二篇
孕早期，新生命的缔造

孕3周　新生命的开启

孕4周　悄然发生的变化

目录

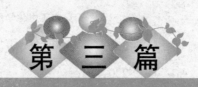

第三篇

孕中期，显山露水、孕味十足

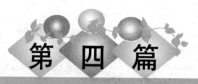

第四篇

孕晚期，胎宝宝日渐茁壮

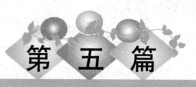

第五篇

分娩进行时，迎接宝宝到来

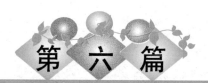

第六篇

产后月子全方位护理

"坐月子"注意事项

安心怀孕40周百科全书

贴心月子营养餐

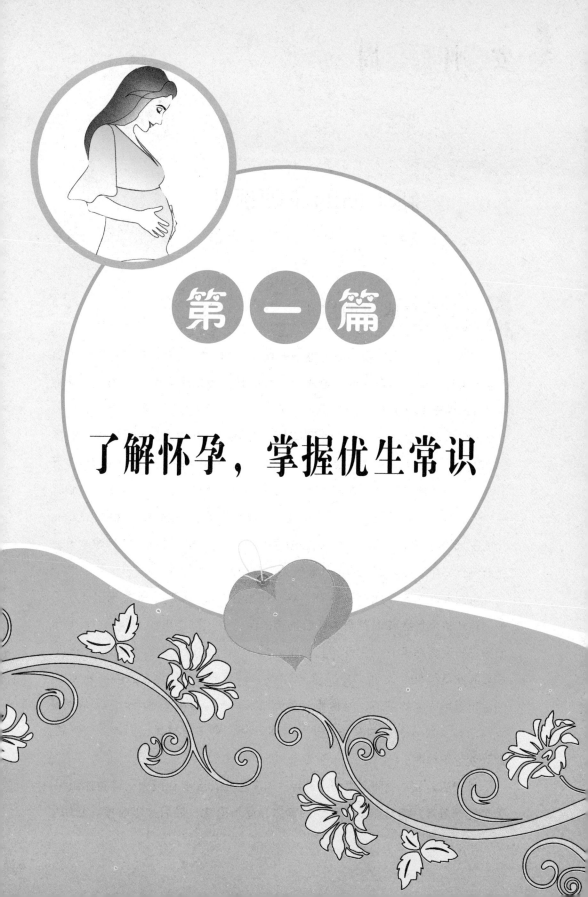

第一篇

了解怀孕，掌握优生常识

新生命的奇妙诞生

一个发育成熟的卵子

卵细胞是由卵巢的原始卵母细胞发育而成的。每一个发育成熟的卵子都包含人类基因组中每个基因的副本——其中有一半是生命所必需的。卵细胞的发育起源于胎儿时期，形成于青春期，发育在育龄期，历时几十年。一名女性一生最多能够产生多少枚卵子取决于在她还是 20 周大的胎儿时体内有多少枚卵子。20 周时，她体内会有 700 万个卵子；在她出生时，体内会有 60 万个卵子；到了青春期时，体内会有 40 万个卵子。年龄越大，体内的卵细胞就会越少，质量也会降低，因此，高龄孕妇出现畸形胎儿的概率就会比较高。女性在 55 岁左右进入绝经期，绝经期后，女性的卵巢会萎缩，雌性激素分泌逐渐停止，卵泡也随之萎缩，从此失去生育功能。

当女人进入青春期就开始有月经，卵巢在每 28 天左右就会排出一个卵子。虽然每个月会有很多卵子开始发育，但只会按时排出一个卵子，而其他的卵子则会萎缩退化。在卵子排出前，体内的激素信号会帮助其发育成熟，排卵时间持续 80 ~ 90 秒，排卵前 30 秒左右，卵巢上的卵泡会显著向外突出，然后出现爆炸式的破裂，沿输卵管顺流而下，等待与精子结合。排出的卵子能存活 12 ~ 24 小时，最长能达到 34 ~ 48 小时。卵子成熟排出后存活的时间，即为女性受孕期。

排卵后，成熟的卵泡中因为已经没有了卵子，会变化成为一种黄体组织，能分泌孕激素，随着卵子的死亡，黄体会逐渐退化，最后被吸收掉。而如果卵子受精成为合子，孕激素会刺激整个机体进入妊娠状态，孕激素对受精卵成功发育成为胎儿至关重要。

精子的奥秘

人体由数万亿个细胞组成，担负着繁衍生命功能的细胞被称作性细胞，又叫作生殖细胞。男性的生殖细胞就是精子。

精子在睾丸内诞生，睾丸内部有数千条弯弯曲曲的小管子，叫曲细精管，每一条都是一个生产精子的组织。曲细精管管壁内有许多精原细胞，在男性性发育成熟后，精原细胞能通过分裂、发育的复杂过程，生成精子。精子的诞生大约需要 90 天，其中 74 天在睾丸中形成，16 天左右进入附睾中成长，而只有经过附睾中生长的精子，才具有生殖能力。男人的精子以精液为载体，而精液由前列腺产生，储藏于输精管中。男人每次射精所包含的精子，比女人一生中所产生的卵子总数还要多。每次射精能射出 2.5 毫升左右的精液，其中包含有 1 亿~2 亿个精子。

男性青春期发育以后，睾丸便拥有持续不断的生精能力。成年人睾丸重 20~30 克，每克睾丸组织每天可以产生约 1000 万个精子。到 40 岁后，生精能力逐渐减弱，但 60~70 岁甚至个别 90 岁的老人还具有生精能力。所以，男性的生育年龄明显长于女性。

精子和卵子相遇

射精时携带着精子的精液通过尿道射出来，数以亿计的精子靠着尾部摆动，在女性生殖器内快速前进，争先恐后地去与卵子会合。卵细胞外层有相对于精子来说显得厚厚的一层透明带，外面还有放射状排列的冠状细胞。精子要经历对精子长度来说可谓漫长的过程才能遇到卵子。质量较差的精子，会因为不能尽快抵达子宫腔而失去活力，较大数量的精子会被子宫颈阻挡在外而夭折。来到输卵管壶腹部，遇上卵细胞后，众多的精子会迅速包围起卵细胞来，利用自己顶部分泌的特殊蛋白质群起而攻之，溶解卵细胞的外层保护，打开一道裂隙。

在众多精子分泌的酶类物质的作用下，会有一只精子率先进入卵细胞内，于是，卵细胞的外围组织立即会形成一层膜，把其余围攻的精子全部拒之门外。而进入卵细胞内的精子，则迅速与卵细胞微妙结合、融为一体，这个过程即是新生命开始，称为受精。受精后的卵细胞，被称为受精卵。

一般来说，精子在女性阴道内的寿命不超过 8 小时，进入女性生殖器后，最长寿命为 1~3 天。而排出的卵子如果在 12 个小时内等不到精子的光顾，就会死亡。这时子宫内膜脱落，转入正常的月经期。

生命的开始

受精卵植入子宫内膜后，形成胚胎，这个过程即为着床。受精后的卵子，立即开始细胞分裂，并会由输卵管向子宫腔移动。大约在受精后的四五天内到达子宫腔。到达子宫腔后，受精卵会分泌出一种能分解蛋白质的酶类物质，侵蚀子宫内膜，并且把自己埋进子宫内膜的功能层中，接着，子宫内膜迅速被修复，这个过程称作受精卵的植入或者着床。受精卵植入子宫内膜后，就是胚胎。而植入胚胎以后，子宫内膜就不再脱落，女性的月经就相应停止。

受精卵埋入子宫内膜后，开始得到子宫的滋养，同时也开始不断地生长和发育，成为胚胎，长成胎宝宝。

脐带：运输营养的生命线

脐带是一条索状物，一端连着胎儿腹壁，另一端连着胎盘的胎儿面。脐带是连接母体与胎宝宝的营养通道，对胎宝宝来说是一条生命线。

脐带由胚胎的体蒂发育而来，胚胎通过脐带悬浮在子宫内的羊水中。脐带的一端连接着胎宝宝腹壁上的脐轮，另一端附着在胎盘中央。足月胎儿的脐带长 45 ~ 55 厘米，直径 1 ~ 2 厘米，一条脐静脉和两条脐动脉呈"品"字形排列。脐带表面被覆羊膜，中间有胶状结缔组织充填，保护着血管。

脐带的作用一是将胎儿排泄的代谢废物和二氧化碳等送到胎盘，再由妈妈帮助处理；作用二是通过脐带把胎盘内的营养和氧气传递到胎宝宝体内。

胎盘：连接胎宝宝与母亲的纽带

胎盘，是胎宝宝生长发育过程中出现的附属组织，是胎宝宝的生命之源。胎盘的好坏，在很大程度上决定着胎宝宝能否收到足够的营养，以及能否发育成长为一个聪明健康的孩子。

从构造上来讲，胎盘是胚胎和母体组织的结合体，它由羊膜、叶状绒毛膜和底蜕膜构成。受精卵在着床的时候会将自己植入子宫的黏膜上，同时渗入到血管壁上的细胞中，以便能够从中汲取生长所需的能量物质。这些细胞像树干一样产生连续的分叉，被称为绒毛。绒毛的形态学变化是构成胎盘功能成熟的物质基础。随着妊娠的进展，绒毛不断分支，绒毛数量增加，直径缩小，使绒毛表面积不断增大，同时绒毛毛细血管从绒毛中央逐渐移动到边缘位置，绒毛的这些形态学变化使母 – 胎之间的交换面积增大，交换距离缩短，据估计可使胎盘组织的转运能力增加 36 倍。

胎盘附着在子宫壁上，建立起母体和胎儿两套血液循环，两者的血液循环互不相通。胎盘的四周被母体的血液包围着，两者之间有一层羊膜将母体和宝宝的血液分隔开来，这个薄膜对胎儿有着很好的保护作用。胎盘像一个复杂的"运输机器"，能运送胎儿生长发育所需要的糖分、氨基酸及微量元素等。胎盘还能将母体内的抗病物质（免疫物质）通过胎盘输送给胎儿。胎儿代谢产生的废物如肌酐、尿素等，可以经胎盘送入母血中，由母体排出体外。胎盘还担负着胎儿的呼吸系统功能，气体交换是维持胎儿生命最重要的物质。

胎盘把氧气通过母体内的血液送给胎儿，再把胎儿血液中的二氧化碳送回母体排出。

气体交换是维持胎儿生命最重要的物质。二氧化碳通过血管合体膜的速度比氧气的快20倍左右，所以二氧化碳容易自胎儿通过绒毛间隙直接向母体迅速扩散。因此，可以说胎盘担负着胎儿呼吸系统的功能。

在孕育过程中，胎盘也会出现从新到老的变化，称之为胎盘成熟度。医学上通常用4种分级来判断胎盘成熟度。因为，准妈妈所在的孕期有相应的胎盘成熟度。由于胎盘是供应胎宝宝营养的关键，过早成熟的胎盘意味着胎盘老化得快，容易导致胎宝宝供氧不足，甚至会导致胎宝宝生长发育迟缓。由此可见，胎盘的作用是多么重要。

羊水：胎宝宝的"保护伞"

羊水，俗称"胞浆水"，是胎宝宝胞衣最内层薄膜——羊膜上皮组织分泌的、充满于羊膜囊内的液体，使胎宝宝如同鱼儿一样悬浮在羊水之中，有保护胎宝宝的作用。

羊水是无色透明的碱性液体，其中90%以上为水分，另外含有矿物质、尿素、尿酸、胎脂和胎宝宝的上皮细胞等。羊水中AFP的量可作为监测胎宝宝有无畸形的指标，通过羊水中胎宝宝细胞的染色体检测，可以对胎宝宝进行遗传性疾病的筛查。

作为宝宝赖以生存的内环境，羊水是如何形成的呢？一般认为早孕时，羊水来源是母体血清的透析物质，这时水分也能透过胎儿皮肤，因此，羊水也能来自胎儿血浆。

当孕龄增加时羊水量也增加，孕4个月起胎儿尿液也混入羊水中，羊水中各种电解质的浓度下降，如钠的含量下降，到足月时羊水的渗透压较母体与胎儿血浆低20~25mmol，胎儿在孕18周时每24小时可产生尿量7~17毫升。足月时每小时尿量可达43毫升。这些都是羊水的主要来源。

另一方面，胎儿胃肠道可以吞咽较多的羊水，从而取得羊水量的平衡。另外，呼吸道分泌物也能进入羊水。因此，在孕 4 个月时羊水量约为 200 毫升，至孕 34～35 周时为 980 毫升。以后羊水也会稍减少，至孕 40 周时约为 800 毫升。到孕 42 周之后，羊水会进行性减少，临床上医生常常依据羊水量的多少来了解胎儿在宫内是否健康。

优生知识早知道

 ## 优生要提高受孕质量

要想实现高质量的受孕，必须重视夫妻之间性生活的质量。因为高质量的性生活才能形成最优良的受精卵，进而使日后的小宝宝更健康、更聪明。具体措施如下：

在身体没有疲劳感的状态下，心情愉悦地进行性生活。在这种身心状态最佳的时候，体内的内分泌系统会分泌出大量有益于健康的酶、激素及乙酸胆碱等，使孕妇的体力、智能最佳，夫妻的性生活最和谐并处于高潮状态。若是身体疲惫、心情欠佳，则不仅不利于受精卵的形成、着床和生长，还易导致胎萎、流产或影响胎宝贝的脑神经发育。

注重女性的性高潮。女性在达到性高潮时，血液中的氨基酸和糖分能够渗入阴道，使阴道中的精子运动能力增强；小阴唇充血膨胀，使阴道口变紧，阴道深部皱褶伸展变宽。便于贮存精液；平时坚硬闭锁的子宫颈口也松弛、张开，使精子易于进入。这时，精子经过激烈的竞争，其中强壮而优秀的精子与卵子结合，形成高质量的受精卵，从而孕育出健康而又聪明的小宝贝。

优生的最佳受孕时机

孩子是否健康、聪明，与父母受孕时的季节、年龄、健康状况等息息相关。为了生育一个健康、聪明的宝宝，父母要及早做准备，选择有利于优生的最佳时机。

最佳受孕季节

医学专家认为，最佳的受孕季节为 7 ~ 9 月份，并应避开冬春季节。因为胚胎发育要经过 3 个关键时期：

（1）大脑形成期，即受孕第 3 个月。

（2）脑细胞分裂期，即受孕第 6 个月以后。

（3）脑细胞发育协调期，即受孕第 7 ~ 9 个月。其中在第一个关键时期，也就是胎宝宝大脑形成期需要有充足的营养供应和安全的母体环境。所以，选择好受孕季节，则有助于胎宝宝获得最好的大脑发育条件。

如果选在 7 月份以后怀孕，在妊娠初期 40 ~ 60 天发生妊娠反应时，正好处在 9 月份或 10 月份，准妈妈大多胃口差，爱挑食，但此时蔬菜、瓜果品种繁多，可以调节增进食欲，保障胎宝宝的营养需求。

两三个月后正值晚秋，气候凉爽，准妈妈食欲渐增，对胎宝宝的生长发育十分有利。此时日照充足，准妈妈经常晒晒太阳，体内产生大量维生素 D，促进钙、磷的吸收，有助于胎宝宝的骨骼生长。

最佳受孕年龄

女性的生殖器官在青春期就基本发育成熟。理论上认为可以怀孕。但是

20 岁以前女性身体的各部分仍处于发育时期，而且这时从其精力、记忆力、时间等方面来讲，都处于学习知识的最佳阶段，过早怀孕会影响女性的身体、工作和学习。从医学角度讲，早育生产的婴儿先天性畸形的概率较高。

现在提倡晚婚晚育，但年龄太大时生育能力也会受到影响。35 岁以上生育第一个孩子的产妇，医学上称之为"高龄初产妇"。这时的女性不但卵细胞老化，而且还易受到病毒感染、物理及化学物质的刺激、激素变化的影响等，导致人体卵子减数分裂发生异常，受精后形成的个体产生染色体病，例如先天愚型儿就是这个原因所致。

一项研究表明，35 岁以后生育的妇女，其生育时的死亡率是 25～29 岁妇女生育时死亡率的 3 倍。50 岁以上怀孕的妇女，其生出低体重儿、早产儿的比例是年轻妇女的 3 倍。何时是怀孕的最佳年龄呢？医学上普遍认为，25～29 岁为女性最佳生育年龄，这个时期从身体状况到社会经验都是女性生育的黄金时期。产妇的胎位异常率和手术率均低于其他年龄段，妊娠高血压综合征的发生率也较低，母亲和孩子的身体健康都可以得到保障。

男性生育最好选择在 30～35 岁。这一年龄阶段，男子的精子质量最高，有最强的生命力，可将最好的基因传给下一代，其中也包括智力。如果丈夫的年龄过大，有可能造成胎儿染色体的异常，从而导致胎儿的畸形。据研究证明，超过 40 岁的男性，生育出畸形儿的概率可高达 0.4‰～0.6‰，较 40 岁以下的男性高出 20%。

婚后半年再怀孕

新婚期间，家庭事务多，既要操办又要应酬，都很累，自身状况难免有所下降；再加上在新婚蜜月里，精神兴奋，性生活频繁，男方的精子和卵子发育不十分健康，如果这时怀孕，势必造成胎儿发育不良。尤其是举办婚礼，要招待、宴请贺喜的亲朋好友，新郎新娘免不了要陪吃陪喝，而香烟中的尼古丁和酒中的乙醇可直接或间接地使发育中的精子和卵子受到不同程度的损害，甚至发生畸变。这种受到损害的精子和卵子结合形成的受精卵，往往发育不正常，容易导致宝宝智力低下等问题。现在提倡少生优生，完婚的朋友为了自己和孩子的健康，可以在结婚几个月之后再怀孕生子。一般来说，新婚夫妇在婚后半年怀孕较好，这时互相基本适应，生活规律，有了较充分的心理准备和物质准备。

受孕的最佳环境

受孕时的良好环境，是优生不可缺少的条件。我国古时候就很重视客观环境和优生的关系，如大风大雨、大雾、大寒大暑不孕，雷电霹雳、日食月食不孕，甚至没有明月的阴沉天气也不孕。这虽然有些迷信色彩，但也不无科学道理。恶劣的自然环境通常会给夫妻双方的生理和心理带来不利的影响，因此，理想的受孕日子最好是空气清新、令人精神振奋及精力充沛的日子。

那么，怎样才能创造良好的受孕环境呢？

居室空气清新

除了大气污染之外，家庭装修、新家具等的挥发性有害气味也会给女性及家人健康带来不利影响。因此，必须注意室内通风，保持居室内空气清新良好。新居不必豪华装修，要选择无污染的合格产品，装修后最好通风2~3个月再入住。

居室布局合理

房间的整体布局以舒适明亮为主，空间不一定要很大、很宽敞，但要设计得科学合理。可以选择环保材料，装饰得温暖舒适些，色彩明亮些，房间收拾得干净整洁些，家具摆放合适。夫妻生活其中感到精神愉悦、心情好，有利于孕育。

室内温度、湿度适宜

一般温度保持在18~24℃，湿度保持在40%~50%为佳。因为过高或过低的温度、湿度都会引起人的情绪波动，出现烦躁不安或抑郁，间接影响卵泡成熟与排卵。室内过于干燥，会导致口干舌燥、焦虑不安、心烦等，同样会影响健康及排卵，不利于受孕与妊娠。这就是神经精神因素对生育的调节，这种调节是双向的，良好的精神因素有利于生育，不良的精神因素，尤其是恶性的精神刺激均能抑制生育功能，包括女性排卵及男性生精等。

推算最佳受孕日

在停止避孕 1 个月内，受孕成功率仅为 53%，3 个月内为 77%，6 个月内为 88%，1 年内为 92%。也就是说，孕前准备时间最好在 6 个月至 1 年，这样能大大提高受孕概率。此外，医学研究表明：精子进入女性体内后的存活时间为 48～72 小时，而卵子从卵巢排出的 24 小时内活力旺盛，因此，必须把握住排卵日期，才有受孕的机会。那么，如何推算排卵日期呢？下面有 4 种方法可供借鉴。

月经周期推算法

适合于月经周期规律的人，排卵多发生于下次月经来潮前的 12～16 天。卵子存活 1 天，精子存活 3～5 天。统计自己近 12 个月的月经周期后，可推算出自己的易受孕期，即：

最短周期日数 –18 = 周期中易受孕期开始的第 1 天；

最长周期日数 –11 = 周期中易受孕期的最后 1 天。

基础体温测量法

基础体温即静息体温，反映机体静息状态下新陈代谢的水平。基础体温与女性排卵有密切关系。成熟卵泡排卵后形成黄体，黄体分泌雌激素和孕激素，后者作用于体温中枢，使体温升高；而排卵前卵泡分泌的雌激素量达到高峰，雌激素可使血液内的乙酰胆碱增加，后者能使血管扩张、散热增加，从而降低基础体温。所以，排卵前后基础体温会出现一个时低时高的变化。一般来说，排卵前的基础体温在 36～36.4℃，排卵瞬间可能更

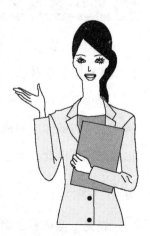

低些，排卵后升高0.3~0.5℃，若未受精则一直维持到下次月经来潮。但是基础体温测量的条件较严格，测量前至少要睡足5小时以上，测量时间一般应安排在晨醒时，要求安静，不能说话，且应在大小便之前。

症状体温法

这是一种以测量基础体温为主，结合机体症状预测排卵的方法。月经周期中伴随着排卵，女性常会出现一些相关的症状和体征，比如，宫颈黏液增多且清稀润滑、月经中期乳房触痛、下腹痛或者有沉重感、腰痛、外阴肿胀、有血性分泌物等。

宫颈黏液体验法

这是指通过体验月经周期中宫颈黏液的周期性变化来预测排卵日的一种方法，主要依靠外阴的感觉，也可配合视觉进行。这种体验可在日常生活和工作中进行，如走路、工作、做家务时，但不能在性交前判断，因为性兴奋时阴道分泌液可能会影响判断。而且，观察时要求隔日性交，否则阴道内的残留精液也会影响判断。宫颈黏液清亮、富于弹性和润滑感时，预示排卵期将到来。

优生要避开几个"黑色"时机 ●●●●●●●●●●

"黑色"受孕，指的是精子和卵子在人体不良的生理状态下或不良的自然环境下结合为受精卵。这样的受精卵容易受到各种干扰，质量受到影响。

优生学家认为，夫妻在受孕前和受孕时的心理与生理必须处于健康状态，有一个适宜的环境和良好的条件，否则可能就会影响将来宝宝的健康，甚至造成悲剧。因此，准备受孕的夫妇应该避开以下几个"黑色"时机：

不要在情绪不佳时受孕

情绪与健康息息相关，并且还可影响精子质量。不良的情绪刺激可影响母体激素分泌，使胎儿不安、躁动而影响生长发育，或者造成流产。因此，精神不愉快时不要怀孕。

不要在蜜月时受孕

站在优生学的角度看，如果新娘在蜜月旅途中受孕则是很不妥当的。原因是旅游途中生活无规律，居无定所，在偶尔的长途奔波后可能已经很疲惫了，新婚后较频的性生活，因受客观条件限制不易保持性器官的清洁卫生，易使新娘患尿道炎、膀胱炎、肾盂肾炎，甚至女性生殖器官受到感染等。

不要在不良的环境下受孕

人体是一个充满电磁场的导体，自然环境的变化也会影响这个导体的运转，如太阳磁爆、雷电交加、山崩地震、日食月食等，都会影响人体的生殖细胞，引起畸变，所以在这些时间都不宜受孕。否则，容易生育出不健康或者畸形的孩子。

停用避孕药后不要立即受孕

长期口服避孕药的女性，由于药物对生殖细胞的影响，易于排出不良卵子，所以至少要等停药后两个月，一般主张半年后再要孩子。放置避孕环的女性在取环后，也应该等2~3次正常月经后再受孕。

不要在患病期间受孕

疾病会影响体质、受精卵的质量、宫内着床环境。患病期间服用的药物也可能对精子和卵子产生不利影响。因此，夫妇双方若有人患急性病，最好等体质康复停药并征得医生同意后再考虑受孕。

不要在炎热和严寒季节受孕

酷暑高温，准妈妈妊娠反应重，食欲不佳，蛋白质及各种营养摄入量减少，机体消耗量大，会影响胎儿大脑的发育。另外，严寒季节准妈妈接触呼吸道病毒的机会增多，容易感冒而损害胎儿的健康。

未婚不宜怀孕

婚前怀孕往往是在恶劣环境下受孕的，双方情绪极不稳定，精神高度紧张，不了解性生活常识，也不注意性生活卫生，甚至可能在身患疾病的情况下性交，这既容易造成女方泌尿生殖系统感染，也会对优生造成不利影响。

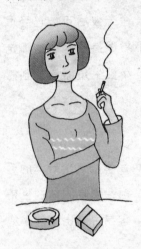

吸烟不宜怀孕

首先，烟草的有害成分可以使染色体和基因发生变化，对胎儿的发育不利。如果准妈妈本人吸烟，胎宝宝则受到更为直接的损害。丈夫应在妻子妊娠前一段时间戒烟。如果难以戒掉，妻子妊娠后，要做到不在妻子跟前吸烟。准妈妈要绝对禁烟，并且不到香烟缭绕的地方去。

酒后不宜怀孕

如果怀孕的妇女饮酒下肚，酒精就会通过血液循环到达胎盘并进入胎宝宝的血液，但胎宝宝的代谢比母亲慢50%，即使次日清晨准妈妈头痛消失很久之后，酒精仍可持续对胎宝宝产生影响，酒精是导致儿童智力障碍的最危险因素。男性饮酒也可对后代产生持续的影响。饮酒成性的男性所生的婴儿，比偶然饮酒的男性所生的婴儿的体重平均低181克。

消化系统溃疡患者不宜怀孕

在怀孕初期，恶心、呕吐等早孕反应会导致胃肠黏膜的溃疡面破损，出现呕血、便血；怀孕后期，因胎宝宝渐渐长大，胃向右上方移位，同时旋转45°，胃内食物也易反流到食管，易患食管炎或胃炎，使原有溃疡病变加重，体内大量的孕激素可引起全身脏器的肌肉松弛，胃肠道肌肉的张力明显下降，蠕动弱而且少，食物停留在胃肠内的时间延长，从而刺激胃黏膜，容易使溃疡面出血。所以消化道溃疡患者应积极就医，在征得医生同意后方可怀孕。否则，应避免怀孕。

流产、早产后不宜急于怀孕

发生早产或流产的女性，机体器官之间的平衡被打破，出现功能紊乱，内分泌功能暂时还未完全恢复，子宫等生殖器官也尚未康复，特别是做过刮宫手术的女性更是如此。这种情况下，如果身体很快受孕，就不能为胎儿提供一个良好的生长环境，同时也不利于子宫恢复正常。为了给下一次妊娠提供良好的身体条件，专家认为，早产及流产的女性至少要过半年，最好是一年以后再怀孕比较合适。因为人体经过半年到一年的休息后，无论是体力、内分泌，还是生殖器官的功能都基本恢复到正常，对再次妊娠有利。如果第一次流产是孕卵异常所致的话，那么两次妊娠期相隔的时间越远，再次发生异常情况的机会也就越少，否则不幸还可能重复发生。

全面检查，清除优生障碍

孕前常规检查

孕检项目一：血常规检查

女性孕前必检的项目是血常规检查，通过这一检查，可以看出一些与安全怀孕相关的信息。

通过血常规检查可以了解女性的血色素数值、白细胞数量、有无潜在感染，以及准妈妈是否患有贫血等。如在检查中被明确诊断为贫血，则应在医生指导下，有针对性地积极治疗。否则孕期很有可能出现铁供给量不足，影响胎宝宝发育，而不利于产后恢复。通过血小板的数值，可以了解女性的凝血功能，以及是否有血液系统或免疫系统疾病。此外，还可以做个血型的检测，如果女方是 O 型血，男方是 A 型、B 型或 AB 型血，则未来的宝宝有出现新生儿溶血的可能。

孕检项目二：尿常规检查

尿常规检查也是孕前检查项目中非常有必要做的一项。而且，女性怀孕后每次去医院产检时，尿常规都是必查项。这一检查有别于对肾脏疾患进行的早期诊断，这类患者怀孕会加重肾脏的负担、严重的可能出现肾衰竭，并增加患高血压疾病的风险，而且病情会随着孕期的继续而加重，引起流产、早产、胎儿宫内发育受限等，甚至必须终止妊娠。尿常规检查还有助于发现女性是否存在泌尿系统感染或糖尿病问题。尿常规检查最好取中段尿，即在排尿大约 5 秒钟后，迅速把尿杯伸到下面接住，2 ~ 5 毫升即可，因前段尿和后段尿容易被污染。

孕检项目三：妇科检查

孕前体检主要是进行妇科检查，准备怀孕的女性最好选择一家较专业的妇产科医院，并由医生根据自己的身体情况给出怀孕建议。对于有以下症状的女性来说，孕前妇科检查更是必不可少。

（1）月经不正常。月经不正常可能是内分泌异常，也可能是某些妇科疾病导致的，如子宫肌瘤。

（2）肚子痛。可能是盆腔炎症，也可能是卵巢囊肿的结果，如果女性出现肚子痛的情况，别以为是痛经而不以为意，应及时去医院检查。

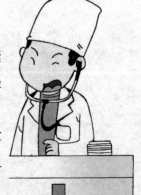

（3）白带多。白带多常常是阴道炎、宫颈炎或盆腔炎症的结果，而且许多性病也可造成白带增多，要及时检查。

（4）乳房异常。女性要熟悉自己乳房的正常形态及触摸的感觉，这样一旦有异常就很容易引起自己的警觉。

（5）妇科内分泌检查。妇科内分泌检查主要是检查女性的性激素和对性激素有影响的其他激素（如促黄体生成素等）的含量和水平。内分泌是否正常会直接影响女性能否正常受孕和受精卵是否可在母体内正常发育。

妇科内分泌检查主要包括黄体生成素（LH）、垂体促卵泡激素（FSH）、垂体泌乳素（PRL）、雌二醇（E_2）、黄体酮（P）、睾酮（T）6 项指标。

（1）黄体生成素（LH）。主要功能是促进排卵，形成黄体分泌激素。LH值低提示促性腺激素功能低下，LH 值高则提示卵巢有病变。

（2）垂体促卵泡激素（FSH）。主要功能是促进卵泡发育和成熟。FSH 值高可能表明卵巢早衰、卵巢不敏感、原发性闭经等，大多会导致不孕。

（3）垂体泌乳素（PRL）。主要功能是促进乳腺增生，乳汁生成和排乳。PRL 值过高，可能表明脑垂体肿瘤和甲状腺低下。

（4）雌二醇（E_2）。由卵巢分泌，主要功能是使子宫内膜生长，为受精卵着床做准备，另外雌二醇和孕激素共同作用，可促进乳腺发育。雌二醇值低提示卵巢功能低下，乳腺发育不良，会影响受孕及之后的哺乳。雌二醇值高则可能表明已怀孕或有卵巢肿瘤。

（5）黄体酮（P）。由卵巢的黄体分泌，主要功能是促使子宫内膜从增殖期转变为分泌期。P 值低多半提示黄体功能不全或排卵功能失调性子宫出血。

（6）睾酮（T）。不要以为睾酮这种雄性激素只存在于男性体内，实际上女性体内也有一定含量，主要作用是引起性欲。T 值高，则可能表明有高睾酮血症，可引起女性不育。

生殖系统检查

妇科生殖系统检查是指医生通过目测和触摸，检查外阴有无肿物、炎症、性病等皮肤改变，检查子宫的大小、形态和位置是否正常，卵巢的大小和形态是否正常，盆腔有无触痛和压痛等。

其次是阴道分泌物涂片检查。检查有无阴道炎症，对白带进行显微镜检查，确定有无阴道滴虫感染和真菌感染，判定阴道清洁度。

然后是宫颈检查。该检查可确定有无宫颈炎症、宫颈糜烂和赘生物等。为了预防宫颈癌的发生，应进行宫颈刮片检查，也就是防癌涂片检查，通过这种方法几乎能查出90%的宫颈癌。如果宫颈刮片不正常，还应在医生指导下做进一步检查。

对备孕准妈妈的普通阴道分泌物进行检查，可以通过白带常规筛查滴虫、真菌、支原体、衣原体感染，以及淋病、梅毒、艾滋病等性传播性疾病。如备孕准妈妈患有性传播疾病，最好先彻底治疗，然后再怀孕，否则会有流产、早产等危险。

孕前月经检查

月经异常是妇科常见病，它带给女性的不仅是自身的烦恼和痛苦，更会影响到正常受孕。有月经异常症状的女性一定要及时检查。月经异常的症状一般表现为：痛经、经期提前或经期推后、排卵期出血、月经血量过多或过少等。这些情况往往会导致日后发生不孕。

适当的痛经是正常的生理现象，但是严重的痛经就有可能是子宫内膜异位、子宫肌瘤、盆腔炎、子宫内膜炎等疾病引起的了，最好到医院检查一下。

月经周期一般为25~35天，如果超过40天或者不足20天，都属于不正常情况，要警惕子宫病变。月经持续3~6天属于正常，如果超出7天，就要怀疑功能性子宫出血、排卵不正常、子宫收缩不好，或者其他子宫病变了。

经血过多或过少要引起警惕。经血过多（每隔2小时就必须得换卫生巾）可能是内分泌失调造成的，也有可能是子宫肌瘤引起的。经血过少有情绪的影响、营养不良等原因，或者是口服避孕药导致，也有可能是子宫内膜结核等疾病引发的。发现月经异常时应及时到正规医院做检查，妇科常规检查可以帮助你及早发现异常。

血铅含量检查

　　铅对人体的危害是不可估量的。不仅孕妇体内含铅会影响胎儿，准爸爸体内含铅也会影响胎儿，因为铅对精子和卵子有致畸作用。因此，特别建议年轻夫妇，在准备要孩子前，一定要到医院做血铅测定。特别是从事石油、冶金、蓄电池、装潢、美容美发等行业的人员及汽车售票员等这些铅中毒的高危人群，更应该做一下血铅测定。

　　国内外大量研究表明，婴幼儿血铅水平与智商（IQ）明显相关。世界卫生组织报告，儿童血铅水平为 140 微克/升时，IQ 值降低 3 ~ 7 分，儿童血铅水平每增加 100 微克/升，IQ 值平均降低 1 ~ 3 分。

　　作为一种严重危害人类健康的重金属元素，铅可影响人体神经、造血、消化、泌尿、生殖和发育等，造成儿童贫血、缺钙、缺锌、免疫力低下、记忆力减退、注意力不集中、多动，急性铅中毒还可引起不明原因的腹痛、手脚麻木、精神烦躁等。

　　孕妇和儿童最容易发生铅中毒。若摄取同样数量的铅，成年人对铅的吸收率一般为 10% ~ 15%，而孕妇和儿童对铅的吸收率则高达 50%。研究表明：孕妇只要体内含铅，就会影响胎儿。因为胎盘对血液中的铅毫无屏障作用，孕妇所吸收的铅有 90% 会通过胎盘传输给胎儿，从而导致胎儿的先天性铅中毒。胎儿先天性铅中毒会对其脑细胞、神经系统的发育产生极大的危害，特别是对新生儿听觉、视觉的功能损害更大。先天性铅中毒的胎儿在出生后其身高、体重、智能发育与正常儿童相比，都非常落后。

　　需要指出的是，我们生活中接触铅的机会很多，以下这些日常的生活细节一定要注意：

　　（1）爆米花是一种很常见的零食。可你也许不知道，爆米花机的铁罐内壁涂有一层铅锡合金，铁罐加热时，大量的铅即以铅蒸汽的形式直接进入爆米花中。

　　（2）作图绘画用的颜料，含铅量高达 10%。画图时不慎被手接触后，常不易洗净，吃东西时带入体内，会引起铅中毒。

（3）装饰居室已成为一种时尚，但装饰材料少不了涂料和油漆。这些东西含有大量的铅化合物，长期生活在这样的房间内，当然也会引起铅中毒。

（4）有些"釉上彩"的餐具，彩色颜料中含有大量的铅化合物。若用其盛放酸性食物，那么碱性的铅化合物便极易溶入其中。

（5）用煤制品为燃料的家庭要注意，生煤炉的时候，室内空气中铅平均含量比室外空气的铅的含量也要高很多。

（6）加含铅汽油的汽车排放出来的尾气含有大量铅，因此在车流密集的马路、街道上，空气中的铅含量往往偏高，一定要特别注意。

肝功能检查

肝功能检查是通过各种生化试验方法检测与肝脏功能代谢有关的各项指标，以反映肝功能基本状况。肝功能反映了肝脏的生理功能，肝功能检查在于探测肝脏有无疾病、肝脏损害程度以及查明肝病原因，判断、鉴别发生黄疸的病因等。

由于肝脏功能多样，所以肝功能检查内容很多：与肝功能有关的蛋白质检查有血清总蛋白、白蛋白与球蛋白之比、血清浊度和絮状试验及甲胎蛋白检查等；与肝病有关的血清酶类有丙氨酸氨基转移酶、天冬氨酸氨基转移酶、碱性磷酸酶及乳酸脱氢酶等；与生物转化及排泄有关的试验有磺溴酞钠滞留试验等；与胆色素代谢有关的试验有胆红素定量及尿三胆试验等。

一般常选择几种有代表性的指标了解肝功能，如蛋白质代谢功能试验、胆红素代谢功能试验、肝脏排泄试验以及各种血清酶检查，包括胆红素、白蛋白、球蛋白、氨基转移酶、血清氨、凝血时间等。

胆红素是红细胞中的血红蛋白所制造的色素，红细胞有固定的寿命，每日都会有所毁坏。血红蛋白分解成为正铁血红素和血红素，然后正铁血红素在酶的作用下会变成胆红素；而血红素则会重新制成组织蛋白，通过此种作用制造的胆红素称为间接胆红素，间接胆红素又经肝脏的代谢作用变成直接胆红素。

胆红素是肝功能检查的一项常用指标，一般用胆红素的指标来检验肝脏的排泄能力。如果直接胆红素不变，间接胆红素升高，再次复查结果相同，有可能患溶血性疾病。在排除溶血情况的基础上，如果检查结果中直接胆红素和间接胆红素都升高，可判断是由肝脏功能异常引起。再通过进一步检查明确是否有肝炎病毒感染，是否有脂肪肝、酒精肝、肝硬化等。如果间接胆红素不变，直接胆红素升高，可能是由肝癌、胆石症引起。

胆红素数值异常时，很可能有比较严重的问题，需要配合其他检查以明确病因、依不同的情况可采取不同的治疗方法。丙氨酸氨基转移酶（ALT）和天冬氨酸氨基转移酶（AST）高值时，可能是脂肪肝或肝细胞受损。

氨基转移酶主要分布在肝脏的肝细胞内，是最典型的肝功能指标，肝细胞坏死时 ALT 和 AST 就会升高。其升高的程度与肝细胞受损的程度相一致，氨基转移酶数值升高，表示肝脏细胞受损。如果乙肝五项检查为正常，脂肪肝的可能性比较大。

一般来说，轻度脂肪肝、氨基转移酶没有明显变化；中、重度脂肪肝，表现为 ALT、AST 轻度或中度升高，一般肥胖性脂肪肝 ALT 高于 AST，酒精性脂肪肝反之；约 30% 的严重脂肪肝患者可出现不同程度的碱性磷酸酶（ALP）升高、γ-谷氨酰氨基转移酶升高等。

总蛋白、白蛋白低值，球蛋白（主要是 T-球蛋白）增高，A/G 值变小或倒置时，肝脏合成功能可能受损害，是病情比较严重的表现。

孕前口腔检查

研究发现，女性牙周疾病越重，发生早产儿和新生儿体重低的概率越大。建议女性在怀孕前进行口腔检查，去除牙菌斑，消除牙龈炎症。将口腔疾病在怀孕之前治愈，不仅能避免孕期不必要的麻烦，而且对胎儿和女性的健康也有好处。

一般来说，全面的口腔检查可以在孕前6个月进行。如果在进行口腔检查时，发现有阻生的智齿（没完全萌出的智齿）、残根或残冠，应尽早拔除，以除后患。

怀孕前3个月和后3个月不能拔牙，因为怀孕初期拔牙易诱发流产，怀孕晚期拔牙易发生早产，因此牙齿不健康的准妈妈一定要提前看牙。

孕前有很多常见病和口腔密切相关，保证牙齿健康，是安全健康地度过孕期的前提之一。因此，女性在准备怀孕之前须进行一次彻底的口腔检查，对有可能在孕期出现的牙龈炎、牙周炎等问题及时彻底地根治。由于牙龈为女性激素的靶器官，在孕期中随着雌激素水平的增高，使得原本并不是很严重的牙龈炎、牙周炎会有所加重，牙龈红肿、肥大，刷牙或进食时易出血。牙周病的致病菌（厌氧菌）也会造成早产，患重症牙周炎的孕妇生产出低体重儿的危险率约为牙周正常孕妇的5倍。

婴儿出生后，随着女性激素水平的降低，牙周的状况会有所好转，但如果不注意口腔卫生，还是会存在一些问题。母亲经常会和婴儿亲近、亲吻，有的母亲甚至会把自己嘴里的食物喂给婴儿，在这亲密的接触当中，不自觉地把一些牙周致病菌带给婴儿。妊娠期间，用温水和较软毛的牙刷刷牙即可，方法虽然简单，但却很有效。孕前口腔检查的项目有：

蛀牙

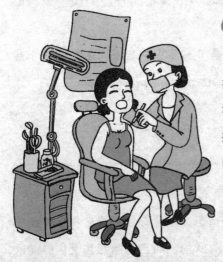

孕前生理变化和饮食变化导致对口腔护理的疏忽，会加重蛀牙。一旦爆发急性根尖炎、急性牙髓炎，会带来难以忍受的痛苦，而用药不慎则会对胎儿造成不利影响。母亲患有蛀牙，生下的宝宝患蛀牙的可能性会增加，可见，孕前治愈蛀牙对宝宝和自己都有好处。

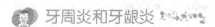

牙周炎和牙龈炎

怀孕后女性体内的激素水平上升，会使牙龈血管增生，血管的通透性增强，易诱发妊娠期牙龈炎。孕前有牙龈炎和牙周炎的女性，孕后炎症会加重，牙龈出血增生、肿胀，甚至妨碍进食。此外，患者牙周细菌毒性增加，加重对牙周组织的破坏，会引起牙齿的松动脱落。如有重度牙周炎，生下早产儿和低体重儿的概率会增加。所以，孕前应进行牙龈炎和牙周炎的检查治疗。

阻生智齿

阻生智齿又叫"后槽牙"，指口腔中最后一颗磨牙，由于受颌骨和别的牙齿阻碍不能完全萌出而被牙龈覆盖。由于阻生智齿和牙龈之间有很深的间隙，容易积留食物残渣，导致细菌滋生、繁衍，直接引起智齿炎症。

智齿一般多在 18 岁以后萌出，智齿炎症容易发生在 20～35 岁，这个年龄段恰逢生育的最佳时期，要防牙齿疾病就要在怀孕前及时检查治疗。

孕前的特殊检查

根据孕前检查的结果，由医生判断是否需要继续做一些特殊的检查，以确定准妈妈身体是否具备怀孕的条件和确保未来母胎的平安，更有利于优生优育。特殊检查项目有：

性传染病检查

梅毒、艾滋病是性传染病，严重影响胎儿健康。若夫妻双方怀疑患有性病或曾患性病者，应进行性病检查。检测结果异常时，请及时治疗。

ABO 溶血检查

包括血型和抗 A、抗 B 抗体滴度的检查。若女性有不明原因的流产史或其血型为 O 型，而丈夫血型为 A 型、B 型时，应检查此项，以避免宝宝发生溶血症。

女性血型为 O 型，丈夫为 A 型、B 型，或者有不明原因的流产史者建议前 3 个月检查，医院一般每星期做一次检查。

脱畸全套

60%～70% 的女性都会感染上风疹病毒，一旦感染，特别是妊娠头 3 个月，会引起流产和胎儿畸形。因此可以做脱畸全套检查，包括风疹、弓形虫、巨细胞病毒三项。

前 3 个月静脉抽血检查，医院一般每星期做一次检查。

染色体检查

主要是检查遗传性疾病，比如有遗传病家族史者可以在孕前 3 个月静脉抽血检查。

优生要清除疾病障碍

顺利度过妊娠期，生育一个聪明、健康的孩子，保证母子平安，是每对已婚夫妇的最大心愿。为此，每对已婚夫妇在决定生育前都应一起去接受健康检查，确认健康状态，积极治愈不宜妊娠的疾病。下面，我们向您介绍一些妊娠前须治愈的疾病，希望能对您有所帮助。

贫血

如果贫血程度严重，不仅给孕妇自身带来痛苦和烦恼，而且会造成胎儿发育迟缓，母体产后恢复欠佳。因此，妊娠之前应对贫血给予足够重视。若平时有头晕或站起时眩晕、头痛、呼吸困难等症状，应怀疑有贫血倾向，在妊娠前应接受贫血检查及治疗。

结核

随着抗结核药物和手术疗法的广泛使用，多数结核病都可以治愈，然而对于孕妇来说，结核病仍是必须注意的疾病。如果有新鲜病灶、活动性结核、反复吐血或排菌的情况，则应避免怀孕。即使怀孕，也应进行人工流产。如有持续低热、咳嗽等症状时，应接受内科医生的诊察。

除未治愈的空洞型肺结核外，其他情况的肺结核只要不是活动期，可以在医生指导下怀孕。

可以怀孕的肺结核患者在怀孕期间，应定期到结核病专科医院进行检查，进行一些必要的医疗监护，采取一些必要的医疗保护措施，以保证母体的安全和胎儿的顺利分娩。

肾病

患肾病的人如果妊娠，从妊娠初期就开始出现症状，在妊娠后期演变成重症。而肾病又对胎儿发育不利，一般不宜妊娠。如果妊娠，应取得医生许可，并要注意预防妊娠中毒症。

高血压

在没有妊娠时通过体检发现高血压的人，应注意起居饮食，尽量在妊娠前使血压恢复正常。如果不清楚自己血压的高低，但有严重的头痛、颈项不适、失眠、眩晕、水肿等症状，应在妊娠前认真检查自己的血压。

心脏病

妊娠时因子宫增大压迫心脏而增加心脏的负担，患心脏病的人，在妊娠时会进一步加重心脏的负担，随着妊娠的进展可能引起心力衰竭。如果心脏病患者症状不重，日常生活没有妨碍，是可以妊娠分娩的，但其妊娠危险性高于普通健康人，应选择有心脏病专科的医院进行产前检查及分娩，平时应接受医生的生活指导。

糖尿病

具有糖尿病遗传因素的人在遇到各种各样诱因时可能引起发病，诱因之一就是妊娠。在妊娠期发生糖尿病，随着妊娠时间的延长，糖尿病日趋严重，并影响胎儿发育。因此，凡近亲中有糖尿病患者或尿糖阳性者，要主动接受医师的检查，确诊是否患了糖尿病。如患有糖尿病应积极治疗，待病情稳定后，在医生指导下再怀孕。

肝病

妊娠会增加肝脏的负担，有肝功能障碍的患者，肝脏负担进一步加重，会造成病情恶化，引起严重妊娠呕吐，甚至发生妊娠中毒症而最终不得不进行人工流产。如果病情不太严重，只要严格按照医生的指示采用适当的治疗后是可以妊娠、分娩的。患过肝病的人在妊娠前或妊娠后要向医生说明，接受血液及尿液化验检查。

阴道炎

阴道炎大多由念珠菌感染而引起，如果不加治疗就进行分娩，在产道中会造成婴儿感染，使婴儿患鹅口疮，症状为在口腔黏膜及舌下生白膜。念珠菌感染时，阴道分泌白色豆腐渣样的白带，外阴奇痒，阴道口周围有红色湿疹，如出现这些症状，就应接受医生检查，在妊娠前彻底治愈。

急性传染病

一方患有传染性疾病，如流感、风疹、病毒性脑炎、传染性肝炎等，都易造成胎儿畸形，也可使病情加重，必须治愈后再怀孕。

痔疮

女性由于妊娠，机体分泌的激素易使血管壁的平滑肌松弛，增大的子宫压迫腹腔的血管，这样会使怀孕的妇女原有的痔疮严重或出现新的痔疮。因此原来有痔疮的女性，在怀孕前应积极治疗痔疮。

孕前做好疫苗接种

每个准备做妈妈的人都希望在孕育宝宝的十个月里平平安安，不受疾病的侵扰。虽然加强锻炼、增强机体抵抗力是根本的解决之道，但针对某些传染疾病，最直接、最有效的办法就是注射疫苗。

 风疹疫苗

　　风疹病毒可以通过呼吸道传播，如果女性感染上风疹，怀孕后有25%的可能出现先兆流产、早产、胎死宫内等严重后果。也可能会导致胎儿出生后出现先天性畸形，例如先天性心脏病、先天性耳聋等。因此，最好的预防办法就是在怀孕前注射风疹疫苗。

　　风疹疫苗至少应在孕前3个月予以注射，因为注射后大约需要3个月的时间人体内才会产生抗体。疫苗注射有效率在98%左右，可以达到终身免疫。目前，国内使用最多的是风疹、麻疹、腮腺炎三项疫苗，称为麻风腮疫苗，即注射一次疫苗可同时预防这3项疾病。但如果女性对风疹病毒已经具有自然免疫力，则无须接种风疹疫苗。

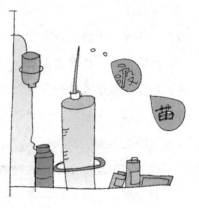

 乙肝疫苗

　　我国是乙型肝炎的高发地区，被乙肝病毒感染的人群高达10%。母婴垂直传播是乙型肝炎的重要传播途径之一。一旦传染给孩子，他们中的85%～90%就会发展成慢性乙肝病毒携带者，其中25%在成年后会转化成肝硬化或肝癌，因此应及早预防。

　　乙肝疫苗应按照0、1、6的程序注射。即从第1针算起，在此后1个月时注射第2针，6个月时注射第3针。加上注射后产生抗体需要的时间，至少应该在孕前9个月进行注射，免疫率可达95%以上，免疫有效期在7年以上。如果有必要，可在注射疫苗后五六年时加强注射一次。一般注射3针需要4支疫苗，高危人群（身边有乙肝患者）可加大注射量，一般需要6支疫苗。

　　这两项疫苗在注射之前都应该进行检查，确保被注射人没有感染风疹和乙肝病毒。

准爸爸的孕前检查

从医学角度讲，在优生优育的问题上，男女所承担的风险是相同的。不少男性过于自信，总认为自己身体棒得很，不愿意到医院检查，殊不知，比如无精子症等疾病自身并不一定有不适感觉。而且现代生活中的环境污染、应酬频繁、缺少运动等已经对男性的生育能力造成了很严重的威胁，最常见的就是喝酒、抽烟、蒸桑拿。男性泌尿生殖系统的病症对下一代的健康影响极大，因此，男性的育前检查必不可少。准爸爸应做的检查包括以下几项。

精液分析：检查精液量、颜色、黏稠度、pH 及精子密度、活动率、形态等，从而了解精液的受孕能力，预知精子是否有活力及是否少精、弱精。

肝功能：了解肝功能是否受损。是否有闭塞性黄疸、急（慢）性肝炎、肝癌等肝脏疾病的初期症状。

内分泌激素：了解体内性激素水平。

肾功能：了解肾脏是否有受损、是否有急（慢）性肾炎、尿毒症等疾病。

体格检查：了解是否有阴茎、附睾、睾丸、前列腺、精索及精索静脉等疾病。

血脂：了解是否患有高脂血症。

血常规18 项：了解血型，有无病毒感染、白血病、组织坏死、败血症、营养不良、贫血等。

尿常规：了解泌尿系统是否有感染及其他泌尿系统疾病。

血糖：了解是否患有糖尿病等。

便常规：检验粪便中有无红细胞、白细胞及虫卵等。

谨防准妈妈与胎儿血型不合

母体和胎儿血型不合主要是指 Rh 因子不合和 ABO 血型不合两种。这两种血型不合可引起溶血，由此产生的胆红素进入脑内即可导致脑神经细胞受损。这样的患儿出生后，大都在较短时间内出现溶血性贫血、脾肿大、重度黄疸，并伴有躯体强直痉挛。即使幸运存活，也多伴有各种精神发育不全和严重痴呆，造成家庭悲剧，加重社会负担。

母体和胎儿血型不合主要有两种原因：

（1）Rh 因子不合。正常人的红细胞中含有 Rh 因子者称 Rh 阳性，不含此种因子者称 Rh 因子阴性。倘若 Rh 阳性的男子与 Rh 阴性的女方婚配结合，孕育后代时可能发生 Rh 因子不合。

（2）ABO 血型不合。目前在我国大多为此种原因所造成，而且母体几乎为 O 型，其胎儿为 A 型、B 型或 AB 型。这种血型不合溶血症的症状轻，加之易漏诊等因素，确诊者不多。

母体与胎儿血型不合引起胎儿溶血，造成其神经受损，是由胎儿的血液通过胎盘绒毛膜与母体的血液进行气体和物质交换导致的。在这一过程中，倘若胎儿得自父母遗传的显性抗原恰为母亲体内所缺少的，那么此种抗原进入母体后可刺激母体产生免疫抗体。由于母体的此种抗体不断进入胎儿血循环与胎儿体内的抗原相遇，即可造成胎儿的红细胞被破坏。

鉴于母体与胎儿血型不合有碍后代健康成长，因此切不可忽视预防工作。

（1）加强女性孕期及婴幼儿的保健工作。孕期不要滥服化学药品和毒性药物；要注意避免接触有毒有害气体、受污染环境以及防止各种感染、有害射线、中毒、产伤等致畸致突变的因素。

同时，对下述高危人群应加以监护：

❶低龄与高龄怀孕者（通常泛指 16 周岁以下和 40 周岁以上）；

❷既往生过不足月胎儿或不明原因的死胎者、生过有严重疾患的宝宝或缺氧症新生儿者；

❸有胎盘剥离史或多次流产者；

❹血色素在 8 克以下，此次妊娠有阴道流血现象者。

（2）禁止近亲婚配。

（3）严格婚前检查制度，开展优生优育咨询服务。同时测定男女各自的

血型和 Rh 因子（如果女方血型为 O 型，男方为 A 型、B 型或 AB 型，则婚后胎儿有可能发生 ABO 型血型不合。倘若男方为 Rh 阳性，女方为 Rh 阴性，则提示可能发生 Rh 因子不合）。

做好备孕心理准备

准备好迎接孩子了吗

孕育后代对于每一对夫妻来说，都是人生中的一件大事，是两人要共同经营的"事业"，每对计划怀孕的夫妻在做出决定前，都要冷静地考虑一些今后在孕育、养育、教育孩子等方面的实际问题，这也是为人父母对家庭、对社会应尽的责任。

孩子是否是你们双方都希望拥有的

传统思想认为男女结婚就是为了生育后代，延续种族。但在当今社会，随着社会的发展，人们文化素质的提高，越来越多的人对婚姻、爱情有了更深刻的理解，有很多的青年男女，他们不再为续"香火"而结合，而更多是出于爱而结合，所以在婚后就有可能在生育孩子的问题上产生矛盾。当然还有其他一些方面的原因，如觉得自己不够成熟，还不可能很好地教育孩子等等，这些都可能会使夫妻二人在孕育孩子这件事上产生矛盾，所以要不要孩子，夫妻双方要共同协商，彼此都愿意才行。

夫妻之间的感情是否经得起孩子的考验

要知道，有了孩子，夫妻之间就有了一个"第三者"，这个"第三者"

给他们带来的不仅是生活的负担、社会的责任，而且还要在夫妻的情感世界中掠取一部分"领地"，这势必会冲淡夫妻之间的感情。对此，夫妻二人要做出很好的选择，并且在做好为人父为人母的同时还要做好为人夫为人妻的双重角色准备。

你的家庭经济实力是否足够负担养育一个孩子

一个新生命的诞生，给家人带来欢乐的同时也带来负担，孕育孩子需要家庭经济做后盾。所以在计划孕育前，一定要考虑这一点，如果经济条件暂时跟不上，最好暂时不要计划怀孕。

此外，还有很多外在因素需要夫妻二人在计划孕育前纳入自己的考虑之中。所以年轻的父母在计划怀孕前一定要做好各方面的心理准备，只有这样才能从心里真正接受孕育子女的事实。

孩子是否会影响夫妻双方的事业

有了孩子，双方都要为孕育孩子做出贡献，这多少会消耗人的精力，尤其是女性，对孕育子女的付出要比男性多得多，有的女性为了孩子甚至放弃了自己喜欢的事业，成为专职的家庭主妇。所以在计划怀孕之前一定要考虑清楚，从实际出发，争取做到事业、孕育双丰收。

用快乐迎接怀孕的到来

对于急切想要宝宝的夫妇来说，等待是一种最残酷的考验，尤其是女性。在这个阶段，沮丧、挫败感、压力、悲伤等消极的情绪都会不约而来。没有人能够告知等待会是多久，也许只有两三个月，也许会是一年半载……毅力固然重要，但适时地让自己放下包袱，乐观地面对现实，接受考验，也是迎接未来的法宝。

不要责怪自己

如果为受孕付出了很多努力，却看不到回报，难免会有些疑虑和埋怨。

这时你必须要忍住责备自己的冲动，因为消极的想法只会使事情更糟糕。与其埋怨自己，还不如与丈夫一起找出问题的根源，是自己的健康出了问题，还是情绪紧张导致的不孕？互相鼓励和理解，只有多沟通才能了解对方的想法，避免产生不必要的心理负担。

储备相关知识

掌握一些有关生理和医学的常识，会让你的受孕更加顺利。例如每个月的易受孕期，受孕前应该做哪些检查，以及哪些药物会影响受孕等。尽可能多地了解在受孕阶段将遇到的问题，及时发现影响受孕的身体因素，必要时可以请教一下医生，因为积累知识是助你顺利度过这个阶段的最好办法。

设定一个受孕期限

90% 的受孕都是在 18 个月内完成，如果努力了 18 个月，依然没有结果，那么很可能是存在生育问题，这就需要进行治疗。当然，在怀孕这个问题上受到挫折的人不会只有你一个，大可不必因此而否定自己，努力掩藏自己的痛苦，与一些"过来人"聊一聊，说不定别人的经历对你会有所帮助。

如果确实存在生育问题，治疗费用将会是一笔很大的开销：医药费、手术费、住院费……很多夫妇都有经济上的担心，尤其是那些需要长期治疗才能有孩子的家庭。对此，可以制订一个经济计划，对自己的财政问题有一个直观的了解，做好预算。

消除不良心理

说到备孕，大家会想到健康的身体很重要，会想要吃得有营养，要锻炼身体等。备孕除了准备好健康的身体外，还要拥有一个好的心态。良好的母体环境是胎儿发育的重要保证，因此很多人在怀孕前的准备过程中，大部分精力都放在了身体的准备上，殊不知心理的准备也很重要，备孕一定要放松心态，彻底消灭掉以下三种不良心理。

求子的焦急心理

孕育一个健康、聪明的孩子，女性要付出很多努力，从备孕、怀孕、分娩直到哺育，在这一系列的过程中，离不开良好的情绪。很多人求子心切，又害怕不能正常受孕，因而压力过大，紧张焦虑。这样往往是越想要孩子就越难受孕。因为焦急的心理会影响体内的激素水平，导致身体功能发生不正常的变化，反而不利于正常受孕。

不孕的紧张心理

不孕症是女性的常见病，尽管结局仅仅是不能生育，但其病因是相当复杂的，既可能有器质性病变，也可能是功能性障碍，更有心理方面的原因。在相当一部分患者中，所重视的是器质性病变，轻视的是功能性疾病，忽略的是心理性障碍。

其实，心理障碍同样可以导致不孕，有些女性备孕很长时间都没有怀孕，于是就怀疑自己得了不孕症而十分紧张，再加上家人的压力，更是焦虑紧张。如果女性长期有紧张心理，易形成心理障碍，会加重怀孕难的情况。

讳疾忌医心理

很多人认为不孕不育症是一件很丢脸、难以启齿的事情，不敢去看医生。其实，这是一种非常错误的想法。因为不孕不育不是一种单纯的疾病，是由很多种原因导致的综合性疾病。可能是单方面的问题，也可能是男女双方面的问题。例如女性卵巢的问题、输卵管疾病、男性精液异常、男女双方性知识的缺乏、生理因素或心理因素等等。这些只有在医院经过科学系统的检查后才能更好地对症下药，只有依靠先进的现代医学对多种病因进行准确分析，针对性治疗，才可能治愈。所以，切勿讳疾忌医，这种心理只会加重不孕症。

担心自身美丽不再的心理

女性怀孕期间，准妈妈的身体会发生很大的变化：皮肤变得粗糙、身体会变得臃肿……因此，不少爱美的女性对怀孕望而却步，甚至拒绝怀孕。

其实，并非怀孕的女性就老了，靓丽的容颜、美妙的身材也并非一去不复返了。只要孕期注意保健，产后积极锻炼，很快就可以和孕前一样，拥有姣好的面容，窈窕身材，甚至更加风韵有致。而没有生育经历的女性，会比有生育经历的女性老得更快，确切地说是会提前进入更年期。女性的更年期包括月经完全停止前数年至绝经后的若干年的一段时间。女性进入更年期的早晚，与其卵巢功能的衰退程度有直接关系。一名成熟健康的女性一生中正常排卵年限大约在 30 年，而女性在妊娠期、哺乳期，卵巢会暂停排卵，直到哺乳开始后的半年后才恢复。这个阶段中，大约会有 20 个卵子延迟排出，月经周期会推迟，卵巢功能衰退时间相应推迟，更年期也就会推迟了。

婚姻状况良好且有完整生育经历的女性，更年期出现的最早年龄是 47.5 岁，较迟的 52 岁左右才进入更年期；婚姻状况良好、有正常生育能力却坚持未育的女性，更年期出现最早的年龄是 44～47 岁；没有结过婚、离异或与丈夫长期分居，且没有生育能力或从未生育的女性，更年期则会出现得更早。

惧怕孕、产痛苦的心理

孕产期的生理痛苦也是女性害怕、担忧的问题，如孕早期的妊娠反应、孕中期的胎动、孕晚期的水肿、腰腿痛等，特别是分娩时的痛苦。孕产分娩总是难免要经历一些痛苦，然而痛苦程度的感受，与个人心理状况关系密切。只要做好了思想准备，掌握一些关于妊娠、分娩和胎儿生长发育的孕育知识，充分了解妊娠和分娩过程中会出现的生理现象，就可以很好地避免不必要的紧张和恐慌，减轻痛苦程度。

准爸妈在准备要孩子之后，要以积极乐观的心态去面对孩子的到来，把莫名的忧愁抛开。在计划怀孕的日子里，夫妻俩要尽可能地放松身心，就会生出一个开朗活泼的孩子，相反，如果准爸妈整日为生活琐事烦恼，会影响未来宝宝的生理和心理健康。

如何调整备孕心态

学会去调节呼吸

快速进行浅呼吸，慢慢吸气、屏气，然后呼气，每一阶段持续 8 拍。还可以平躺在地板上，面朝上，身体自然放松，紧闭吸气，最后放松，使腹部恢复原状。正常呼吸数分钟后，再重复这一过程。

保持心态稳定

对于易动肝火的人来说，一定要注意保持心态的稳定。遇事不要急躁、不耐烦或马上发脾气，而是要保持一个清醒的头脑，全面分析自己所处的形势，继而冷静地处理问题。如果发现自己已经很难控制情绪，那么最好先深呼吸一下，或在脑海中从"1"数到"10"，给自己一个缓冲的时间，避免情绪过于激动，诱发高血压。

学会自我放松

自我放松是一种有效的预防高血压和辅助降压的方法，易动肝火的人不妨每天坚持自我放松，放松的方式可根据自己的习惯来选择。比如，可以每天抽出 10 ~ 30 分钟的时间，在安静的环境中，采取舒适的姿势放松坐下或躺下，同时闭上双眼，放慢呼吸的节律，以达到彻底放松的目的。

再如，躺在床上时，可以听一些曲调婉转、节奏舒缓的音乐，并放慢呼吸，或者静下心来倾听一些大自然的声音，如雨声、虫鸣等，以调整身心进入一个容易睡眠的状态。这样做开始可能会有些困难，不过只要坚持下去就能对改善睡眠有所帮助。

睡前勿思虑太多

大多入睡困难的人或多或少都有"心事"，即使人躺在床上，情绪仍处于紧张状态，以致肝火越烧越旺，入睡困难。所以，应当注意不要在睡前思虑过多，一旦脑海中浮现出令自己烦恼、焦虑的画面，就应当马上停止，并努力回想一些轻松、愉快的事情以冲淡烦恼。

妻子孕前孕后的精神状态直接影响未来宝宝的健康。乐观的心态、健康的心理对未来宝宝的成长大有裨益。所以，夫妇双方在决定要孩子之后，要努力调整自己的情绪，保持一种积极乐观的心态，为即将降临的孩子奠定良好的心理基础。

 保持和谐的夫妻关系

如果夫妻双方决定要孩子，则双方无论从生理、心理还是生活上都要多为对方着想。尤其是丈夫对妻子应该体贴照顾，给孕妇创造一个和谐舒适的环境，让她有平和愉快的心态，家庭生活应以妻子为中心，以利于其顺利度过孕期。生孩子不仅仅是妻子一个人的事，同样也是做丈夫应尽的职责，是整个家庭的大事。

如何消除怀孕恐惧症

如果已经确定患有怀孕恐惧症该如何消除呢？保持孕前乐观的心态十分重要，用平静的情绪来迎接自己的"好孕气"，保持畅快的心情才能孕育出一个同样乐观的小宝宝。

正确面对自己身体上的变化，身形、皮肤等的变化都会在生孩子之后恢复正常，所以你根本不用担心。准爸爸们应该多和孕妈进行互动，不要因为工作劳累就忽略了孕妈，休息时可以带孕妈出去走走，要知道准爸爸的关爱是准妈妈的重要精神支柱，可以帮助准妈妈消除恐惧的心理，以更加积极的心态来面对家庭生活。

对于生产的恐惧并不需要过多的担心，分娩时的疼痛只是暂时的，和医生密切配合，这样可以减少分娩的疼痛。进行定期的产检可以降低畸形儿的出生率，所以准妈妈们根本不用担心自己会生出畸形的宝宝，消除对怀孕和分娩的恐惧是关键部分。

另外，还有一些疑虑会让准妈妈产生恐惧心理，比如大龄产妇通常承担较大的心理压力，会担心自己的宝宝不健康，其实大龄产妇或者说高龄产妇们不需要太过担心，只要在孕期做好每一次孕检，是能及时发现问题的，根本无须给自己压力。

其实，只要准妈妈们对整个孕育过程有一个科学的了解，就不会产生各种负面情绪和压力了，消除怀孕恐惧症关键还是要靠自己，心态最关键。

 ## 准爸爸的心理顾虑

说到孕前心理准备，准妈妈往往是被关注对象，其实宝宝的降生给准爸爸们也带来了不少心理顾虑。当一个男人得知妻子怀孕时，那一瞬间他仿佛进入了一个陌生的世界。这是一个男人一生中最微妙的时刻之一，他为妻子怀孕而兴奋，为即将做爸爸而鼓舞，但同时，有一种不安甚至是几分恐惧也涌上心头。

男性的最佳生育年龄段一般也是事业的黄金时期，为了让家人生活得更好，事业会占据更多的时间和精力。而孕育孩子，则必须要花费大量的时间和精力来照顾爱妻和宝宝，留给事业的时间难免要减少。孩子出生之后，还必须把更多的精力转移到孩子的教育方面。可见，准爸爸的心理负担可不小呢。但是，家庭的和谐不仅要事业成功，拥有爱情的结晶更是为完美家庭的幸福值加分。将精力全心倾倒在事业上是为提升家庭幸福度，多花些时间在家人身上同样是在提升家庭幸福度。其实，合理安排时间，家庭事业兼顾也并不是难事。

准爸爸的另一顾虑就是妻子会"移情"。在夫妻二人世界中，女性每天的生活除了上班，大多时间倾注在家庭中、丈夫身上。一旦有了宝宝，女性的注意力就会转移到孩子身上，孩子的发育、孩子的营养、孩子的教育等等，先前享受同等待遇的丈夫，难免会很失落。

有了孩子后家里的琐事也增多了，琴棋书画、寄情山水的日子被尿布、奶瓶等代替，从前惬意、自由的二人生活，会因为孩子的介入而失去了完美感。实际上，妻子不遗余力地照顾宝宝，也是为了减少丈夫后顾之忧，减少男性在工作中为家事的烦恼。

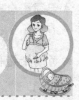

不孕不育的问题

什么是不孕不育

 不孕症

不孕症不是一种独立的疾病，而是许多疾病所造成的一种共有的症状。不孕症是指育龄夫妇婚后未采取避孕措施，有正常性生活、同居2年以上未怀孕者。

有关不孕症时限的规定世界各国尚未统一，过去称婚后同居3年以上未妊娠为不孕。近年来人们做了调查研究，发现婚后夫妇性生活正常，不采取避孕措施，一般于婚后第1年中有85%可以怀孕，到第2年末约有93%可怀孕，因此，国际妇产科联合会将不孕的时间标准定为2年，我国亦采用这一时限，这样既可避免对不孕症过早地下结论，又不致拖延治疗时间。而世界卫生组织1995年把不孕症的临床标准定为1年，美国不孕学会把不孕时限的标准也定为1年。

不孕症时限规定对统一诊断标准和疗效对比及统计、分析是很有必要的，但在处理上要根据不同实际情况区别对待，灵活掌握。如果婚后性生活已有异常，双方年龄均在30岁以上，一方年龄较大，已知一方或双方有某些疾病时，均应提前进行不孕检查，以便及早发现不孕原因，及时治疗，特别是40岁以上的妇女，卵巢功能已在减退，生育力下降，且妊娠后胎儿先天性畸形、流产、早产率均增高，因此更应提早检查，防治婚后不孕症。

不育症

不育症是指育龄夫妇长期同居，妻子虽然怀过孕，但均以流产、早产、死胎而告终，从未生产过活婴的一种症状，也就是说虽具有怀孕能力，但最终妊娠未能成功。

人们常常把结婚后不生孩子的情况统称为不育症，有人认婚后女方不孕，病因在女方时叫作不孕症，病因在男方时叫作不育症。其实这些说法均不完全正确，严格地讲，不孕症与不育症的概念是不同的，应加以区别：两者的共同之处是在一定时间内均未能获得活婴，但两者在疾病上来说还是有严格区别的。不孕症是由于精于和卵子形成障碍、受精结合或着床受阻，妻子根本不能怀孕。而不育症是指精子和卵子虽能结合，但受精卵不能顺利着床、胚胎或胎儿发育障碍而无法娩出活婴者。有时两者难以严格划分，所以往往把两者统称为不孕不育症。

不育症最常见的原因是早期流产，而导致早期流产的原因8%是由于精子、卵子或两者均有缺陷，使胚胎发育不健全或不发育，其中50%生殖细胞染色体有异常。另外，受孕后母体内分泌功能不正常，或有细菌、病毒感染，或接触有害、有毒物质等因素均是造成流产的原因。一般仅1次流产不能称为不育症，如果流产3次或以上未能得活婴者为习惯流产，才称之为不育症。

不育症一定要夫妇同去医院检查，寻找病因，要知道，有些不育症的病因是可以治愈的，如能得到医师的指导和积极配合治疗是可以生育的。

女性不孕的原因

孕育新生命是一个复杂的系统工程。女性从卵子的发育、卵子在输卵管内运行、受精、受精卵进入子宫腔着床到早期胚胎在子宫内膜上发育的漫长过程中，只要其中一个环节发生故障都必然导致女性不孕。有人把女性不孕的主要原因归纳为以下几大类。

一般原因

（1）年龄。妇女的生育能力是有一定年龄限制的，妇女生育能力最强的时期是在25~35岁；35岁以后，生育能力有不断下降的趋势；45岁以后就较少有受孕机会了。

（2）营养失调。女方营养失调引起的过度肥胖或过度消瘦，以及维生素缺乏等，都可能影响受孕。临床实践证明，有些过度肥胖或消瘦的不孕妇女，经过饮食结构调节后，体重恢复到正常状态得以受孕，这是因为营养与卵巢功能有密切关系。

（3）不良情绪。紧张、焦虑、忧愁等不良情绪都可通过神经、内分泌系统影响生育能力。有些妇女求子心切，常常不能如愿，而当丧失怀孕的信心后，又奇迹般地受孕了，这就说明了精神因素对生育机制的干扰。

（4）不良生活习惯。女方的不良生活习惯对生育的影响是显而易见的，嗜酒、吸烟、吸毒等都能造成生育能力减退或丧失。

内分泌功能失调

妇女的月经、排卵、受孕、受精卵着床、妊娠等生理现象，有赖于内分泌系统的完善。如果内分泌功能失调，会引起月经紊乱、卵子发育异常、排卵异常、黄体功能异常以及子宫内膜改变，这些都使生育缺乏基本条件。甲状腺、肾上腺、胰腺等功能失调也会妨碍生育。

发育异常

女方的发育异常也是导致不孕的直接因素，如先天性生殖系统发育不全、性染色体异常等。患有严重的先天性生殖系统发育不全如无阴道、无子宫、无卵巢等，显然不能受孕。轻度的发育不全，如处女膜闭锁、阴道横隔等，将会阻断精子与卵子相遇。

生殖系统炎症

感染严重的阴道炎患者，分泌物中大量的细菌可能吞噬精子，消耗精液中维持精子活力的能量物质，从而降低精子的活动力，缩短精子的生存时间，以致降低受孕率。同时，炎症也不利于受精卵的着床。输卵管炎症引起的输卵管阻塞是女性不孕症的重要因素。子宫内膜炎则使受精卵不易在子宫着床。

生殖系统肿瘤

妇女常见的子宫肌瘤，会阻塞输卵管入口，使宫腔变形。子宫黏膜下肌瘤会使子宫内膜变薄而不利于受精卵着床。卵巢肿瘤也会影响卵巢功能而导致不孕。

子宫位置异常

子宫是受精卵着床和胎儿生长的地方，一旦位置异常也可能影响受孕。如子宫后位、后屈等，使了宫颈口向前向卜，不利于子宫颈口与精液的更多接触，精子难于进入宫腔。

免疫性

女方体内存在精子抗体也是不孕的一个重要因素，这种抗体使精子发生凝集，失去活力，而造成不孕或者早产、自然流产。

全身因素

营养代谢疾病、闭经、假孕、精神病患者过度用药，以及过度肥胖、过度疲劳、自主神经功能失调、性交困难及全身性疾病等也可导致不孕。常见的全身性疾病有肝脏疾病、糖尿病、胃肠道疾病、血液病、各种慢性中毒等，这些疾病均为导致不孕的重要因素。

其他因素，如流产过多，会造成子宫内膜损伤，引起宫腔粘连，甚至闭锁，造成经血减少，甚至闭经而不孕。

男性不育困惑

男性生殖器官中，睾丸是创造精子的"工厂"，附睾是储存精子的"仓库"，输精管是"交通枢纽"，精索动、静脉是后勤供应的"运输线"，前列腺液是运送精子必需的"润滑剂"。如果其中某一个环节出现问题，都会影响精子的产生和运输。例如梅毒、淋病等性病会影响精子的生成、发育和活动能力，前列腺炎、精索静脉曲张、结核等疾病常常是准爸爸的不育困惑，需进行早期治疗。

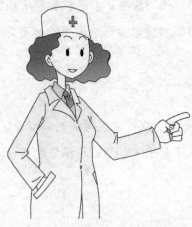

阳痿

阳痿又称为阴茎勃起功能障碍，大致分为心理性阳痿和生理性阳痿两种。对于心理性阳痿，只要患者心理调适得当，很快就会恢复。由生理疾病引起的阳痿就需配合医生的治疗。引起生理性阳痿的疾病有阴茎异常、动脉硬化、高血压、前列腺炎、肥胖等。

早泄

早泄是指性交时间很短，阴茎刚插入阴道就射精。早泄对夫妻性生活影响很大，对孕育宝宝影响也很大。早泄和阳痿一样，也分心理性和生理性两种。引起生理性早泄的疾病有尿道炎、前列腺炎等，一定要及时治疗。

精液量

关于精液量的多少，存在着个体差异。一般来讲，正常健康成年男性一次射精量为 2～7 毫升，精液呈白色或黄白色。如果少于 1 毫升，就可认定为精液过少。同样，如果一次射精超过 8 毫升，就是精液过多。生殖系统感染、结核病、淋病、睾丸功能异常、内分泌紊乱、尿道狭窄等疾病易引起精液过少；精囊炎症和垂体促性腺激素分泌亢进易导致精液过多。

睾丸病变

睾丸是产生精子的器官，无论是先天发育障碍还是后天因素引起的睾丸病变，均对孕育宝宝影响很大。儿童或少年时代受腮腺炎病毒感染，有可能导致睾丸炎，使生精功能减退或丧失。精囊、尿道球腺的细菌性感染可造成精浆量的不足或影响其质量，从而也影响受孕。再如，慢性前列腺炎，其精浆中缺乏一种由前列腺分泌的蛋白酶，使精液射出后液化延迟，影响精子在精液中的活动。精囊炎可导致血精，也能影响精子的活动和质量。淋病、结核及非特异性感染能引起双侧附睾尾部或输精管水肿，形成疤痕，造成输精管完全或部分堵塞不通，妨碍了精子的排出。

输精管梗阻形成不育

有的患者是先天性精道畸形，例如附睾发育不全、附睾丸不连接、输精管闭塞等，但是患者的体形、性征和性生活都很正常。这样的患者进行精液检查就能发现问题，精液量少，或者无精子。

生殖道感染

有的患者因为生殖道感染而使组织炎性增生，造成输精管壁增厚，管腔纤维化狭窄，使精子不能输出。炎性反应又使精子活力降低或丧失，精浆成分改变，影响精子质量。主要包括附睾炎、精囊炎及前列腺炎等。

性功能障碍导致不育

性功能障碍主要包括阳痿、早泄、逆行性射精或不射精，进而导致患者不能进行正常的性生活，致使精子不能进入女性生殖器官形成不孕不育。

呼吸道疾病导致不育

男性鞭毛异常症，此类患者在幼年时有慢性咳嗽、多痰、咳血、反复发热等症状，儿童期和青春期有慢性呼吸道疾病，导致成年后的不育。这种不育主要是精子尾部纤毛运动失常导致的，电镜下可见精子尾部纤毛结构异常。这种患者中，约有一半的人伴有内脏移位。一般在近亲婚姻生子中的发生率最高，被认为是一种常染色体隐性遗传病。还有一种是央氏（Young）综合征，主要是患者在幼年时，反复发作的鼻窦炎及肺部感染，导致睾丸体积正常，附睾头增大有囊性感。一般认为也和常染色体隐性遗传有关。

预防不孕不育要从早期做起 ● ● ● ● ● ● ● ● ●

不少不孕症都是由于青少年时期，甚至童年时期没有注意预防。腮腺炎好发于青春期，此病有20%左右可并发睾丸炎，造成睾丸曲细精管变性，生精细胞缺乏。如果单侧睾丸病变，可使精子量减少；如果双侧睾丸受损严重，则可造成少精子或无精症导致不孕。睾丸生精功能受损后治疗效果差，因此本病重在预防，要在儿童时期进行计划免疫接种腮腺炎疫苗，一旦发病应及时休息及治疗。

睾丸可影响生精功能，睾丸中的生精上皮需要在略低于体温的条件下才能正常发育，而隐睾局部温度较阴囊内的温度高，影响了睾丸的正常发育，导致睾丸不能产生精子，所以双侧隐睾可使生精功能丧失而造成不育。鉴于隐睾造成睾丸损害可出现于2岁内，早期治疗对精原细胞的发育、增殖及生精功能的效果较好。因此，父母应及早发现隐睾，在儿童1~2岁时积极用药物治疗。如果无效，应在2岁左右做睾丸固定于阴囊内的手术为好。

按计划接种卡介苗是预防结核病的重要手段。儿童、青少年一旦患了结核病，应及时积极治疗，避免结核菌侵犯生殖器官，影响今后的生殖功能，造成不孕不育，父母要从青少年时期就关心子女的性发育情况。发现不正常情况及时去医院检查，对女孩特别注意第二性征发育及月经异常情况和经期卫生；对男孩要注意保护生殖器避免受损，避免穿紧身裤等，避免接触放射线和有害、有毒物质。从幼年起注意保护性器官的正常发育，防止受损，可减少成年后不孕不育症的发生。

 不孕症如何护理 ● ● ● ● ● ● ● ● ●

我们常常将"不育""不孕"混为一谈，其实在医学上，两者的定义是有区别的。育龄夫妇婚后同居，未避孕，性生活正常，两年以上女方未受孕者称之为"不孕症"。而"不育"则是指育龄夫妇结婚同居后女方曾妊娠，但均因自然流产、早产或死产而未能获得活婴者。由男方原因造成的不育症或不孕症叫作"男性不育症"或"男性不孕症"，一般将其统称为不育症。不孕症的护理如下。

（1）从精神因素调解。女性排卵受孕过程往往受精神因素控制，在精神紧张的情况下，可导致内分泌失调、紊乱，抑制排卵。女性在心情舒畅的时候，排卵就准时，而且卵细胞的生命力也强，活动度也高。所以女性因月经失调引起不孕，不要过分担心，忧虑重重，怨这怪那，要心平气和，保持乐观，这是怀孕的基本条件，要想做到并不困难。

（2）维持正常的体重。有关专家发现女性的体重不能低于标准体重太多，否则有可能引起不孕。现代女性比较注重减肥，保持体态，这样很好，但是女性在准备受孕期间一定不要节食，要注意营养，以维持适当的体重。

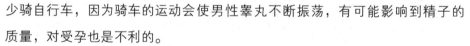

（3）尽量减少颠簸。有关专家发现，过度的运动颠簸会影响女方体内雌性激素的分泌，严格地讲，女子每周平均跑动 48 千米以上者，就会影响到女性的月经周期和排卵的正常规律性。接下来影响的就是受孕的过程。因此，女性在准备怀宝宝期间要尽量减少剧烈运动。男性也相应作些调整，要少骑自行车，因为骑车的运动会使男性睾丸不断振荡，有可能影响到精子的质量，对受孕也是不利的。

（4）小苏打冲洗阴道法。夫妇在同房前先用小苏打液灌洗阴道，这种方法可以预防女性子宫颈黏液异常。有些女性的宫颈黏液分泌异常导致宫颈口封闭，因而精子便不能进入子宫，影响到受孕。美国专家发现，用苏打水冲灌阴道，能使黏液的微孔张开。此方法比较简单、易行，安全可靠（1% 苏打液 500 毫升放在干净的盆中，坐浴或灌入阴道。浴后不再用清水冲洗即可）。

（5）适当分居。中医提倡夫妇短期分居，各自清心寡欲，以期精充血盈，交合即孕。这也是古人的验方，有些夫妇不孕便性生活频繁，其实，性生活愈频，愈难孕育。男子性交过频，其排精量和质都要下降，女性也是如此，身体内分泌功能易紊乱，这些都是不利于受孕的因素。如能短期分居或分床 1～3 日，并注意锻炼身体和增加营养，当再度同房时，女方就大有受孕的可能。

(6) 中药调经补肾法。中药调理月经，并配合补肾助阳之道，是助孕的好方法，安全、可靠、效果好，尤其是针对无生理异常，但总是经期不准、经量不足或经色不正与经质不佳的女性疗效更为显著。

(7) 戒烟酒有助于怀孕。不孕的夫妇如果有嗜好烟酒的情况，应立即戒掉。女子饮用烟酒可影响月经周期、排卵等过程，男子更是如此，烟酒可直接影响到精子的分泌发育和活动力，甚至可使生殖功能逐渐减退。因此，为了后代的健康，夫妇双方一定要重视戒烟酒的问题。

(8) 食疗助孕法。我国自古以来就流传着民间验方，食疗补肾助阳，安全方便，易接受。食疗常用于女性身体虚弱、月经不调、内分泌紊乱和男性阳痿、早泄、精液不足引起的不育症，其效果很好。

怎样防治女性免疫性不孕 ●●●●●●●●●●

女性免疫性不孕症可由抗精子抗体、抗卵透明带抗体、抗卵巢抗体、抗子宫内膜抗体等引起，但其中最常见的是精子免疫。女性生殖道和血浆中的抗精子抗体是由于生殖道感染、损伤、经期性生活，破坏了免疫抑制因素，精子作为抗原进入机体组织内，激活免疫系统而产生，因此，积极预防和治疗生殖道炎，预防生殖器损伤和积极修补损伤面，以及避免月经期或其他原因所致的阴道流血期性生活，是预防抗精子抗体产生的最有效措施。

那么造成了精子免疫不孕症怎么办呢？以下几方面的措施都有一定效果。

(1) 隔绝疗法：采用避孕套过性生活 3～6 个月，以隔绝精子抗原进入女性生殖道，避免再次刺激女性产生新的抗体，而原有体内的抗体浓度可自然逐渐下降，待抗体转阴性后，可在排卵期不用避孕套行房事，可有20%左右的妊娠机会。隔绝疗法是最基础的方法。

（2）免疫抑制疗法：肾上腺皮质激素，如泼尼松、甲泼尼龙等有抑制免疫功能的作用，可使免疫抗体的效力下降，使用此类药物治疗有1/3的患者能恢复生育。

（3）中成药知柏地黄丸、归芍地黄丸等均有一定的免疫抑制作用。

（4）如果治疗无效，可采用辅助生殖技术，做人工授精或体外受精－胚胎技术，可有20%~40%的妊娠率。需注意的是，由于免疫抗体的产生与炎症关系密切，所以一定要同时积极治疗生殖道炎症。

哪些疾病不宜受孕

为了后代的聪明健康，为了提高人口素质，婚姻法明确规定直系血亲及三代以内的旁系血亲不宜通婚，患麻风病等传染病或医学上认为不宜结婚的疾病患者应禁止结婚。下面介绍一些不宜结婚的疾病。

 心脏病

准备怀孕时，女性最好去医院检查是否患有心脏病，如有，则应慎重做出选择。因为女性在妊娠期间的血容量比妊娠前增加40%~50%，在妊娠32~34周时达最高峰。每分钟心搏量比未孕时增加20%~30%，在妊娠22~28周达高峰。

在妊娠期间随着子宫增大、膈肌升高、心脏移位，机械性地增加了心脏负担；分娩时由于子宫收缩、产妇屏气用力、腹压加大及产后子宫迅速收缩，大量血液进入血循环，均会增加心脏负担。这些情况对健康孕妇来说不成问题，但对患有心脏病的孕产妇则不然，严重时可导致孕产妇死亡。

但也并非凡患有心脏病的女性都不能怀孕，这要看所患心脏病的性质、心脏被损害的程度、心功能状况及能否进行心脏手术纠正等，具体情况由医生综合考虑后决定。

一般来说，患轻度心脏瓣膜疾病和先天性心脏病的女性如能胜任一般体力劳动，或活动后稍有心悸气短和疲劳感的，可以妊娠和分娩，但可能会出现一些问题。这类患者必须选择有心脏病专科的医院，在心脏科与产科医生的共同努力下来处理整个妊娠与分娩过程。

如果患者稍事活动就感到心悸气短，夜间不能平卧，口唇颜色发绀，呼吸困难，咳血或痰中带血丝，肝大和下肢水肿，则千万不可冒着生命危险怀孕。另外，有病毒性心肌炎的女性，应在病愈后怀孕。

肝炎病史者

科学地讲，只要是已经康复的肝炎病患者，不管曾经患的是甲肝还是乙肝，都可以怀孕，新生儿也不会有被传染肝炎的可能。但是，如果肝炎未愈，则不宜怀孕。

甲肝（急性肝炎）患者最好不要怀孕，会传染给下一代。乙肝患者，如果 HbsAg（乙肝病毒表面抗原）呈阳性的女性怀孕，传染给下一代的概率也较大，新生儿约半数 HbsAg 可能也为阳性；如果患过乙肝，但 HbsAg 已经是阴性的，下一代被传染的概率就小。一般来说，应等乙肝病情得到较好控制或上述指标转阴后才可开始妊娠。

高血压

平时血压如在 17.3/12 千帕（130/90 毫米汞柱）或以上的女性被认定为患有高血压病。这就需要去医院检查血压高的原因，若排除由于肾脏病或内分泌病所引起的高血压后，只要是确定没有明显血管病变的及处在高血压病早期的女性，一般都可以怀孕。

但高血压患者在妊娠后很容易患妊娠高血压综合征。患此病会加重血管痉挛，影响子宫血流量，使得胎盘由于缺血而功能减退，导致胎儿宫内缺氧、发育停滞，而且易产低体重儿，严重时胎儿可能会死亡。另外，由于胎盘坏死出血，可发生胎盘早期剥离，严重威胁母子生命。

患高血压病的女性妊娠后，在妊娠中期约有 1/3 的人血压可降为正常，但即使这样，也不能放松警惕。要注意休息，避免精神过度紧张；要摄取高蛋白、低盐食物；应及早进行产前检查，根据病情适当增加检查次数；及时服降压药和利尿药，使血压维持在正常水平。只有这样才能降低妊娠高血压综合征的发生率，或使发病推迟到妊娠35周以后，以减轻对胎儿的影响。通过采取以上措施才能使母子平安。

肺结核

肺结核病是结核杆菌引起的一种传染病，患者往往有持续的低热、疲劳、咳嗽、咳痰甚至咳血等慢性消耗性症状。

若处在肺结核开放期，随着咳嗽、打喷嚏等途径，很容易将疾病传染给他人。如在这个时候怀孕，会使身体许多器官的负担加重，同时早期妊娠反应也会影响患者的营养供应，而且随着腹内胎儿的生长，所需营养增加，会使孕妇变得更加虚弱，抵抗力下降，病情加重。

另外，治疗结核病的药物，如链霉素、异烟肼、利福平等都对胎儿有一定的影响，可导致胎儿先天性耳聋或畸形，甚至死胎。

因此，处于开放期的结核患者不应怀孕，必须治愈肺结核后，待调理好身体再怀孕。而过去曾患过结核病现已痊愈的女性，妊娠后一定要有足够的营养、充足的睡眠、有规律的生活及安静的环境，定期在产科及内科就诊，在医生的监护及治疗下平安度过孕产期。

癫痫病

癫痫病是一种较常见的疾病，它有多种形式，有大发作，表现为典型的癫痫抽搐及意识丧失；也有小发作，只是短时的手足抖动或突然停止正在进行的活动，呼之不应，双目凝视几秒到几十秒钟，醒时自己并无一点记忆，有时一天可发作多次。有的癫痫病可继发于脑外伤、脑炎后遗症、脑内血管性病变。

继发性癫痫患者，若病因明确，治好后可以生育，因为继发性癫痫病没有遗传性。原发性癫痫病，经过合理治疗后有60%～70%的症状可以缓解。

这类疾病有明显的遗传性，其子女中发病率高达40%，比总发病率高8~20倍。所以，原发性癫痫患者尽管临床上已治愈，也不应该生育，最好婚后即做绝育手术。

肾炎

（1）慢性肾炎伴有血压增高的女性不宜怀孕。怀孕后约有75%的患者会并发妊娠高血压综合征，而且早产及死胎发生率极高。

（2）患慢性肾炎的女性，如果肾功能未恢复正常，尿蛋白量增多，达"＋＋"或"＋＋＋"，血中尿素氮或肌酐升高，要预防发生肾衰竭。这样的患者，不宜怀孕。如果是早期妊娠，应进行人工流产。

（3）患慢性肾炎的女性，如果肾功能已基本正常，尿蛋白少量（微量或"＋"），且有一段时间的稳定期，可以怀孕。但应注意休息，增加营养，多吃含有蛋白质的食物，补充足量维生素，饮食不宜过咸。注意避免各种感染，定期检查肾功能。

（4）如果已经确认是慢性肾炎，一次妊娠后最好做绝育手术。即使第一胎不幸夭折，也不要冒险再次怀孕。临床已经证明，每怀孕一次，都会使肾炎病情加重，影响患者的身体健康。

患了不孕不育症该怎么办

引起不孕症的原因十分复杂，有的是先天性发育的问题，有的是因某些疾病引起的，有的是由于生活条件的不适宜、放射线照射、中毒等原因引起，不一而足。从不孕的机制来看，原因有可能在女方，也有可能在男方，只有通过周密的检查才能明确，有些虽经多次检查一时也查不出什么原因。因此在未弄清不孕症的原因之前，夫妻间绝不可相互指责，更不能把不孕的原因归于女方。即使弄清了原因，知道原因出在某一方，也不可对其加以指责，以免使患病的一方思想压力更大，治疗更加困难。

由于不孕症原因的复杂性，往往需长时间多方面检查才能弄清原因。治疗也绝非一蹴而就，必须耐心与医生配合，并认真接受医生的指导与治疗。生育本身是一门科学，治疗不孕症也必须持科学态度，并且要根据不同的原因有的放矢。那种不问原因，盲目治疗，甚至为迷信宣传所惑，求神问卜、乞求子嗣的做法，是极不可取的。精神紧张本身有时也可以造成不孕，因此生活起居要有节，保持心情愉快，不要为子嗣问题而过于紧张，才有利于治疗。

经过反复检查、确认不能生育的夫妇，必须冷静地面对现实。如果系男性不育而无法治疗，夫妇双方同意可以申请非夫精液授精，或考虑领养子女。千万不要盲目求医，滥用偏方，甚至求神问卜。否则，不仅白浪费钱财，还会危害人的身体健康，甚至危害社会。

怎样治疗女性不孕

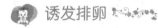 诱发排卵

氯米酚：于月经周期第 5 日起每日服 50 毫克，连服 5 日，停药后 5 ~ 11 日排卵，如果无效，剂量可增加到每日 0.1 ~ 0.15 克。

绒促性素：常与氯米酚合用，于氯米酚停药后 7 日左右加用绒促性素，每次 200 ~ 5000 国际单位，肌内注射，与卵泡发育到接近成熟时给药可促发排卵。

尿促性素：自月经期第 6 日每日肌内注射尿促性素 1 支，连用 7 日，需监视卵泡发育，一旦卵泡发育成熟即停用尿促性素。停药后 24 ~ 36 小时加用绒促性素 5000 ~ 10000 国际单位，肌内注射，促发排卵及黄体生成。

雌激素：对卵巢有一定雌激素水平的妇女，可用雌激素冲击疗法，于月经周期第 10 天左右，口服己烯雌酚 5 毫克，每 6 小时 1 次，共口服 20 毫克。如有消化道反应，可改用苯甲酸雌二醇 10 毫克，于月经期第 10 日肌内注射 1 次，连续 3 个周期。

孕激素：炔诺酮或醋酸甲羟孕酮（安宫黄体酮）每次 10 毫克，1 日口服 1 次，于月经周期第 21 日开始，连服 5 日。

雌激素＋孕激素：于月经周期第 5 天开始，每日口服炔诺酮 5 毫克和炔雌醇 0.03 毫克，连服 22 天，3 个月为 1 疗程。可激发排卵。

溴隐亭：开始时用小剂量，每次口服 1.25 毫克，1 日 2 次，7～14 日后如无明显反应即逐渐加到标准治疗量，即每次口服 2.5 毫克，1 日 2～3 次。

输卵管内注药

用于治疗输卵管阻塞所引起的不孕，输卵管内注射药物可使药物和输卵管病灶直接接触，并通过注射时产生的压力分离粘连，一般自月经干净后 3～5 日开始，隔日 1 次或每周 2 次，每周期 3～5 次为 1 疗程，2～3 疗程后休息 1 个月，以后再重复治疗。常用药液有：

庆大霉素：每次 4 万～8 万单位，溶于 20 毫升 0.9% 氯化钠注射液中。

青霉素：每次 20 万～40 万单位，溶于 20 毫升 0.9% 氯化钠注射液中。

用药前应做皮试，皮试阴性者才可用药。

链霉素：每次 1 克，溶于 20 毫升 0.9% 氯化钠注射液中。

地塞米松：每次 10～25 毫克，溶于 20 毫升 0.9% 氯化钠注射液中。

其他

宫腔粘连所引起的不孕可服用雌、孕激素周期疗法，宫颈黏液分泌少而黏稠者，可以阴道给雌激素类栓剂，或口服己烯雌酚 0.1～0.2 毫克，1 日 1 次，于月经第 5 日起连服 10 天。

因免疫因素引起的不孕可应用免疫抑制剂，首选肾上腺皮质激素。

不孕不育的防治食谱

男性不育症的饮食疗法

男子不育症的原因很多，必须经过严格的检查才能对症下药。治疗也比较复杂，配合一定的食疗也能有治疗作用。

二冬女贞子虫草汤

原料 天门冬、麦冬、女贞子各10克，冬虫夏草15克，蜂蜜30毫升。

做法 将上4味水煎取汁，加蜂蜜调服。

功效 温服，每日1剂，连用数剂。滋阴降火。适用于精液不液化所致的不育症。

参芪雀卵汤

原料 人参15克，黄芪20克，山药25克，麻雀蛋5个。

做法 将诸药水煎，去渣，放入麻雀蛋再煮片刻。

功效 温服，食雀蛋，饮汤，每日1剂，连服数日。健脾补肾。适用于精子活动力差所致的不育症。

鹿鞭巴戟天汤

原料 鹿鞭1对，巴戟天、淫羊藿各15克。

做法 将上3味共煮至鹿鞭烂熟，切碎。

功效 食鹿鞭并饮汤，每日1剂，连服数日。补肾气，健脾胃。适用于精子活动力差所致的不育症。

鹿鞭苁蓉粥

原料 鹿鞭1对，肉苁蓉、粳米各100克，葱白、花椒、精盐、味精各适量。

做法 ❶将鹿鞭去膜，洗净切细；肉苁蓉酒浸一宿，刮去皱皮，切细。

❷米洗净，加水煮粥，粥将熟时，下入鹿鞭、肉苁蓉，以及适量葱白、花椒、精盐、味精等调味食用。

功效 佐餐，连服数日。补肾壮阳，可辅助治疗不育症。

多子酒方

原料 枸杞子、桂圆肉、核桃肉各250克，白酒7000毫升，糯米酒500毫升。

做法 将上药共装细纱布袋内，扎口，入坛内，用白酒、糯米酒浸泡，封口，窖3周取出。

功效 每日2次，每次饮服50～100毫升。补肾健脾，养血脉，抗衰老。适用于脾肾两虚、面色萎黄、精神萎靡、腰膝酸软、阳痿早泄、精少不育等症。

狗鞭羊肉生精汤

原料 巴戟天、菟丝子各15克，

肉桂、肉苁蓉各 10 克，狗鞭 20 克，羊肉 100 克，花椒、生姜、料酒、味精、猪油、精盐各适量。

做法❶ 将巴戟天、菟丝子、肉苁蓉装入纱布袋内，扎好口，备用。

❷ 将狗鞭用清水发胀，洗净，用油砂炒酥，再用温水浸泡半小时，与洗净的羊肉同放沸水锅内，于水沸后相继放入花椒、生姜、料酒、肉桂，改用小火煨至七成熟，把药袋放入锅内继续炖；待狗鞭、羊肉酥烂后捞出，改刀，装碗里，加味精、精盐、猪油调好味即可。

功效 吃肉、喝汤。壮阳补肾，可辅治不育症（精子成活率低）。

固精酒

原料 枸杞子 60 克，当归 30 克，熟地 90 克，白酒 1500 克。

做法 将上药加工切碎，盛入绢袋，置于瓷制容器或其他适宜容器中，加酒封固，每日摇动数下，14 天后开封，取出药袋，澄清药液即成。

功效 每日早、晚各 1 次，每次饮服 3 小盅，不可过量。滋阴补血，适用于肝肾精血不足所致的男子不育等症。

排骨骨髓汤

原料 猪排 1000 克，猪脊髓 1 条，精盐、茴香、生姜、葱、花椒各适量。

做法 洗净入锅，加精盐、葱、花椒、茴香、生姜适量调味，小火炖汤，饮汤并食用排骨和脊髓。

功效 具有温肾助孕、填精益髓的功效，适用于肾精不足、宫寒不孕等症。

山药汤圆

原料 山药 150 克，白糖 150 克，水磨粉 250 克。

做法 山药洗净蒸熟去皮，放入大瓷碗中，加入白糖，拌成馅泥，取水磨粉做成汤圆，煮熟食用。

功效 具有补肾益精的功效。适用于肾虚精寒之症。

龙眼肉粥

原料 龙眼肉 20 克，大米 100 克。

做法 先将大米做粥，煮至半稠入龙眼肉共煮熟。

功效 每日 1 剂，分 2 次服食。治阳痿。

种玉药酒

原料 淫羊藿 250 克，干地黄、核桃肉各 120 克，枸杞子、五加皮各 60 克，白酒适量。

做法 上药切片，浸入酒中，封坛中，隔水加热至药片蒸熟，取出放凉。

功效 每次饮 100 毫升，每日 2 次。具有补肾益精的功效。适用于肾阳虚弱、肾精不足之不孕不育症。此药酒男女均可服，饮酒期间暂慎房事。

枸杞羊肾粥

原料 枸杞叶 250 克，羊肾 1 个，羊肉 100 克，葱白 40 克，精盐少许，大米 150 克。

做法 将新鲜羊肾剖洗干净，去内膜，切细，再把羊肉洗净切碎，用枸杞叶煎汁去渣，同羊肾、羊肉、葱白、大米一起煮粥，待粥熟后，加入精盐少许，稍煮即可。

功效 每日 1~2 次，温热食。治阳痿。

茯苓苁蓉粥

原料 茯苓、山药各 30 克，核桃 150 克，粳米 120 克，肉苁蓉 18 克，白糖适量。

做法 将茯苓、肉苁蓉加适量水煎煮去渣取汁，山药洗净去皮，核桃仁、粳米洗净与上药汁一并煮粥，待粥熟后加入适量白糖稍煮即可。

功效 早晚服食。治阳痿。

逍遥粥

原料 当归、柴胡、白术各 12 克，白芍、茯苓各 15 克，甘草 5 克，生姜 5 片，薄荷 6 克，粳米 100 克，白糖适量。

做法 将上述药物先用纱布包好，加水 1000 毫升煎取 500 毫升，去纱布包，再加粳米，煮成稀粥加白糖适量即可，早晚服。

功效 治阳痿。

鱼胶糯米粥

原料 鱼鳔胶 30 克，糯米 50 克。

做法 先用糯米煮粥，至半熟时放入鱼鳔胶，一同煮熟和匀。

功效 隔日服 1 次。具有补肾益精的功效，适用于肾阴亏损、精液量少、少精子症等。

麻雀生地粥

原料 麻雀 5 只，干生地 15 克，覆盆子 12 克，枸杞子 25 克，粳米 120 克，精盐、葱白、味精、料酒各适量。

做法 先将生地、覆盆子、枸杞子放砂锅内加水煎取药汁，去药渣；再将麻雀去毛及肠杂，洗净用酒炒，后同粳米、药汁煮粥，再加精盐、葱白、味精调味服食。

功效 治阳痿。

山药扁豆粥

原料 山药 60 克，扁豆 20 克，糯米 150 克，红糖 25 克。

做法 先将山药洗净，去皮，切片；再将扁豆洗净，切碎，并与洗净的糯米加适量水一同煮粥，待煮至五成熟时加入山药片，粥熟后，加入红糖即可服食。

功效 早、晚各食 1 大碗，7～10 天为 1 个疗程。治阳痿。

甲鱼银耳汤

原料 甲鱼 1 只，银耳 15 克，精盐、姜各适量。

做法 将甲鱼宰杀洗净，切块；银耳水发，与甲鱼、姜同炖，熟后加精盐调味。

功效 食甲鱼、银耳并饮汤，每日 1 剂，连用 5～7 天。滋阴降火。适用于精液不液化所致的不育症。

羊肉粥

原料 羊肉 100 克，粳米 150 克。

做法 羊肉洗净切碎成末，粳米入锅煮粥，半熟时加入羊肉末煮烂即可食用。

功效 具有温补肾阳之功效，适用于肾阳不足之遗精、阳痿、早泄等症。

女性不孕症的饮食疗法

女性不孕对于新婚夫妇来讲是一个很头疼的问题，在现实生活中存在着一部分女性患有不孕不育的病症，这对女人来讲是一件很痛苦的事情，也会严重影响夫妻两人的感情。除了要及时就诊治疗，还要配合食疗方法。

夏枯草炒猪肉丝

原料 夏枯草 300 克，猪肉 150 克，酱油、葱、姜、料酒、精盐、味精各少许，植物油适量。

做法 ❶将夏枯草择去杂物，用清水洗净，放入开水内焯一下，捞出，在凉水盆内洗净，挤干水分，待用。猪肉用清水洗净，用刀将其切成肉丝。

❷炒锅烧热，放入油，下肉丝煸炒，加入酱油、葱、姜煸炒，加入料酒、精盐和少许清水，炒至肉熟透而入味，投入夏枯草炒至熟，加入味精调味，出锅，装盘即成。

功效 散结，滋阴。

红烧乌龟肉

原料 乌龟 500 克，枸杞子 30 克，核桃 35 克，姜片、葱结、花椒、料酒、酱油、冰糖、味精各适量。

做法 ❶将核桃肉研成碎末，枸杞洗净，乌龟去头、足、龟壳、内脏，洗净，切成块。

❷锅烧热，加入植物油，烧至六成热后，放入龟肉块，反复翻炒，加入姜片、葱结、花椒、料酒、酱油、清水各适量，再加冰糖、枸杞子、核

桃肉碎末，先用旺火烧开，再改用小火煨炖，至龟肉熟烂，用味精调好味即可。

功效 滋阴补肾，补虚壮骨，养血清虚热。

干烧杞麦冬笋

原料 冬笋 50 克，枸杞子 15 克，麦门冬 10 克，野菊花 5 克，生栀子 2 克，料酒、味精、白糖、清汤、植物油各适量。

做法 ❶冬笋入油锅，低温炸成金黄色，捞出。

❷锅中加冬笋、清汤、料酒、味精、白糖、枸杞子、野菊花、生栀子、麦门冬，大火烧沸后用小火炖煮至汁干即成。

功效 滋阴清热，平肝祛风，化痰。

鳖肉滋阴汤

原料 甲鱼 800 克，生地黄 25 克，知母、百部各 10 克，地骨皮 15 克，料酒、精盐、白糖、葱、姜各少许，鸡汤、猪油各适量。

做法 ❶将甲鱼宰杀出尽血，取出内脏，去爪、尾，放入热水中浸泡，抹去白黏膜，刮尽黑衣，揭去背

壳，将甲鱼斩成块，放入清水锅中，烧开捞出洗净。

②锅中放甲鱼肉，加入鸡汤、料酒、精盐、白糖、葱、姜，用大火烧沸后，改用小火炖至六成熟。

③加入装有百部、地骨皮、生地黄、知母的纱布袋，继续炖至甲鱼肉熟烂，拣去葱、姜、药袋，淋上猪油即成。

功效 补肝肾之阴，潜敛浮阳，退虚热，通血脉。

甲鱼猪脊髓汤

原料 甲鱼700克，猪脊髓200克，骨碎补、肉苁蓉各50克，熟花生油、料酒、姜片、葱结、精盐、味精、胡椒粉各少许。

做法 ①甲鱼宰杀，沥净水，去头及内脏，洗净放入沸水中烫5分钟，刮去裙边上黑膜，除去腥味。

②剁去爪和尾，去背板、腹壳，切成块，放入蒸盆中。肉苁蓉、骨碎补装入纱布袋扎口，煎熬成药汁，料酒、猪脊髓、姜片、葱结、精盐、药汁、熟花生油、胡椒粉均匀放入蒸盆内，盖好盖，上笼蒸1小时以上至酥烂，取出加味精调味后即可。

功效 滋阴补肾，填髓补髓。

大枣猪皮脚筋汤

原料 猪皮100克，猪蹄筋30克，大枣50克。

做法 ①猪皮刮去皮下脂肪，洗净，切片；猪脚筋用清水浸软，洗净，切小段；大枣，洗净。

②把全部用料一起放入锅内，加清水适量，大火煮沸后，小火煮1小时，调味即可。

功效 滋阴润燥，利咽除烦。

银耳鸭舌汤

原料 银耳20克，鸭舌40克，黄瓜15克，鸭汤、料酒、精盐各适量。

做法 ①银耳放入温水泡发后择去黄根，洗净，撕成小块；鸭舌在七成开的热水中烫一下，撕去舌上的皮膜，用清水洗净，再放入沸水锅中煮30分钟即熟，捞出用冷水浸泡。

②然后从鸭舌根部抽去舌内的脆骨，用清水洗去舌心里的如同骨髓一样的油脂，捞出，沥干水分。黄瓜洗净后，横着切片。

③将鸭汤、料酒、精盐少许，放入汤锅内，大火煮沸，下入鸭舌，煮

沸后，下入银耳焯一下，随即将鸭舌和银耳捞入汤盆中，同时放入味精和黄瓜片。

❹另将锅放大火上，倒入剩余鸡鸭汤、料酒及精盐适量，煮沸，再倒入盛鸭舌银耳的汤盆中即成。

功效 滋阴，润肺，养胃。

黑豆莲藕鸡汤

原料 母鸡1000克，黑豆15克，莲藕500克，大枣10克，葱、姜、料酒、精盐、味精、白胡椒粉各适量。

做法 ❶将鸡洗净去内脏，鸡爪放入鸡腹中，莲藕去皮洗净，切成块状，大枣去核，洗净，姜切片，葱切段。

❷将水泡过的黑豆放入锅里大火干炒，至黑豆皮裂开后立刻放入清水里洗去浮皮，捞出备用。

❸鸡放入开水锅里加入料酒焯去腥味，与葱段、姜片、黑豆、大枣、藕块以及适量的精盐、味精、白胡椒粉一起放入锅里，用大火煮，开锅后改用小火炖2个小时即可食用。

功效 健脾益胃，滋阴养血。

黑鱼冬瓜汤

原料 黑鱼500克，冬瓜250克，料酒、精盐、葱花、味精各适量。

做法 ❶黑鱼留鳞去内脏洗净，切块，放在爆香姜片的温油中略煎。

❷倒入料酒，加少许水焖煮30分钟，加入冬瓜片，冬瓜片熟后，撒上葱花、精盐和味精即成。

功效 补虚养生。

海蜇马蹄汤

原料 海蜇100克，荸荠250克，蒜、葱、姜各适量，精盐、料酒、胡椒粉各少许。

做法 ❶海蜇洗净，切细丝；荸荠洗净，去皮，切薄片。

❷大蒜剁成蓉，葱、姜洗净后分别切成段、片备用。

❸砂锅中注入清水适量，放入海蜇、荸荠、蒜蓉、精盐、料酒、姜片、葱段，煮至海蜇、荸荠熟，拣出葱、姜，撒上胡椒粉即成。

功效 滋阴，清热化痰，开胃消食。

神秘的遗传知识

生男生女的奥秘

在精子和卵子不期而遇结合为受精卵的那一瞬间，宝宝的性别就已经被决定了，起关键作用的是性染色体。受精时，若含 X 性染色体的精子与卵子结合，受精卵为 XX 型，发育为女性；若含 Y 性染色体的精子与卵子结合，受精卵为 XY 型，发育为男性。因此，胎儿的性别完全由男性的精子决定。

尽管宝宝的性别无法进行人为操纵，但据研究发现，有一些因素还是可以对其产生一定影响的。

饮食控制

国外医学调查资料证实，X 性染色体喜欢酸性环境，Y 性染色体则喜欢碱性环境。所以，要想增大生男孩的概率，不妨多吃一些偏碱性的食物或含钾、钠多的食物，如各种鲜榨果汁、苏打饼干或根茎类食物等。若想生女孩的机会多一些，可以多吃酸性食物，如鸡蛋、牛奶（或其他奶制品）、牛肉、水产品、杏仁等。

锁定排卵日

女方掌握自己的月经周期，在接近排卵日时同房，生男孩的概率就高。若过了排卵日后再同房，则生女孩的概率就高。

备孕妈妈子宫及阴道环境的酸碱性

Y 性染色体在碱性环境中更容易存活，活力也更好；X 性染色体则比较喜欢酸性环境。因此，当备孕妈妈的阴道及子宫内环境偏碱性时，怀上男孩的概率就比较高；偏酸性时，怀女孩的概率比较高。所以，如果夫妻俩希望生女孩，可用少量干净的温开水稀释醋酸后，冲洗妇女阴道，让阴道呈酸性，反之则生男孩。

 精子到达输卵管的时间

Y 性染色体前期活力比 X 性染色体强，但耐力较差，后期活力就比较弱。如果精子能较早到达输卵管，那么含有 Y 性染色体的精子就更容易与卵子结合，生男宝宝的概率就比较高；如果精子到达时间较晚，自然怀女宝宝的概率较高。

身高的遗传

众所周知，孩子的身高是受父母身高影响的，高个子夫妇生出的孩子多数长成高个子，矮个子夫妇生出的孩子多数长成矮个子。但是如果我们仔细地观察一下，高个子夫妇的孩子绝不会都长得同父母一样高。有的比父母矮，有的和父母差不多高，有的则比父母高出了许多。同样，矮个子夫妇的孩子有的比父母高些，有的和父母差不多，有的则比父母还要矮些。一个高个子和一个矮个子所生的孩子就更是高矮不一了。怎样来解释这种现象呢？显然按照一对基因的显、隐性关系是无法解释通的，因此遗传学家认为身高是一种数量性状，是受多基因控制的，即身高是一种多基因遗传。

什么叫多基因遗传呢？多基因遗传就是指凡是有两对或两对以上的基因控制的遗传。多个基因可以位于同一对染色体的不同位点上，也可以分布到不同对的染色体位点上，但它们的效应都是相同的，多基因遗传有独立的特点。

（1）各个基因之间没有显、隐性的关系，只存在有效应和无效应的区别。

（2）有效应的基因对性状的表现有累加作用，受精卵内有效应的基因越多，性状的表现就越明显。

（3）有效应的基因对环境条件的影响有较高的敏感性。

（4）参与控制同一性状的基因越多，后代的变异幅度就越大。凡是由多基因控制的遗传性状都具有这些特点。

以身高的遗传为例，来说明多基因遗传的基本原理。假定决定身高的基因有 AA 和 BB 两对，它们的相对基因 aa 和 bb，这样在一对染色体的 A 位点上可能会出现 AA、Aa、aa 的组合，在 B 位点上则可能会有 BB、Bb 和 bb 的组合。对位点上的四个相对基因 A、a、B、b 可能会出现 9 种不同的组合。

A、B 基因是有效应的基因，a、b 是无效应的基因，若每个有效应的基因各能使身高增加一个单位，那么 AABB 增加四个单位；AABb 和 AaBB 增加三个单位；AaBb aaBB 和 AAbb 增加两个单位；Aabb 和 aaBb 增加一个单位；aabb 一个单位也不增加。如果按照孟德尔的遗传定律，子二代中有一个以上高基因的基因型之数和只有矮基因的基因型之数之比，应为 15∶1。前者中四个高基因的有 1 个，三个高基因的 4 个，两个高基因的 6 个，一个高基因的 4 个，因此这些人中表现身材有很高的、较高的、中等的、矮的四个等级，还有只带矮基因的矮个子一级，每级各相差一个单位的高度。

眼睛的遗传

 眼形

眼睛的形状与眼窝的形状、眼皮生长的方式有关系，而眼窝的形状和眼皮的生长方式都是由遗传决定的。眼睛的形状既有种族的特征，也有种族内的变异。因此，在整个人类群体中，眼睛有各式形状。双眼皮、黑色眼球、长睫毛、大眼睛都属显性遗传。

 眼睑

眼睑即眼皮，有单层和双层之分，依人种不同有变异。日本的研究资料表明，单、双眼皮的出现率随人的年龄而变化。5 岁时，人群中双眼皮者约占 20%，45 岁时约占 80%。双眼皮对单眼皮来说是显性的，也有例外。眼皮的特征性结构还有蒙古褶和内眦赘皮。两者主要存在于亚洲人中。中国人的蒙古褶要比欧洲人的厚。蒙古褶也随年龄而变化，20 岁以后逐渐消失，超过 40 岁的人很少有此褶的。内眦赘皮是隐性基因决定的，而蒙古褶则取决于一个显性基因。

另外，在人类群体中，还有一种人的上眼皮终生都在不停地生长，隔一段时间，它就把眼球遮住了，必须动手术将其割去。临床上把它叫作上睑下垂症。它是由显性基因控制的遗传性异常，只要有一个基因存在，携带者就出现上睑下垂。

眼色

人的眼色是光线在眼的不同物质上反射的结果。人的眼色有黄色、褐色、灰色、黑色、蓝色等几种颜色。从黄色到黑色之间出现不同程度的变异。黑眼对其他色是显性的。褐眼、灰眼、绿眼对蓝眼也是显性的。据国外资料显示，蓝眼同蓝眼人结婚所生孩子中，男孩多蓝眼，女孩多褐眼，似乎与性激素有关。在眼的色素形成过程中，有些学者认为有多个基因参与，但其中只有一个主要基因起决定作用。白子眼全无黑色素，是由于某个基因发生了突变，它的正常作用受到了影响。在眼色方面还有一种特殊性状，即有的人左右眼色不一，常见的是一蓝一褐。这是因为从亲代得到褐色基因和蓝色基因形成联合体的结果，或是发育早期的原始细胞中某一基因发育异常而造成的。

近视

眼的视力很容易受后天环境的影响，比如知识分子中近视较多，这与知识分子勤于读书是分不开的。但是，据研究表明，近视眼也是有一定遗传基础的，尤其是高度近视表现出极明显的家族倾向性。有学者认为，近视是一种隐性遗传。

智力的遗传

无数事实表明，一个人的聪明才智虽然不是完全由遗传决定的，但和遗传有密切关系。

优生学的创始人高尔顿曾对 600 多位科学家的孩子进行调查研究，发现他们比一般的孩子聪明，即有非凡的才智。高尔顿认为 88% 的聪明是由遗传决定的；美国学者图尔曼等曾对 1500 名智商在 140 分以上的孩子进行了长达近半个世纪的跟踪研究，他们长大以后一直保持着很高的才智，他们的子女平均智商为 128，远远超过一般孩子的平均水平；遗传学家利用双生儿研究法，发现异卵双生儿之间的智商差异是 9.9 分，而同卵双生儿的智商之间的差异仅为 5.9 分；另一位美国学者在 1923 年对 13000 名儿童做了调查，发现父亲的职业和其子女的平均智商有如下的相互关系：

大学出身及自由职业者其子女的平均智商指数是 112 分，而农民、矿工和非熟练工人子女的平均智商为 96～98 分。又据霍尔佩瑞姆对已生过一个有精神缺陷孩子的父母做的调查表明，父母智商都正常其孩子智力落后者（智商 50～85 分）占 27%；父母智力都低下（智商 70～80 分）其孩子智力落后者占 90%；父母智力都缺陷其孩子智力落后者占 96%。

由以上诸位学者的研究结果来看，智力确实是有相当遗传基础的。

常见的遗传病有哪些

正常的人体细胞是由 23 对染色体构成的，每对染色体上存在很多基因，而基因是由脱氧核糖核酸，即 DNA 组成的。当 DNA 的结构发生变异时，就会发生遗传性疾病。

地中海贫血病

地中海贫血病是我国高发生率的遗传性血液病之一。它是由于人体基因缺失或突变引起的，因此只具有遗传性而不具有传染性。地中海贫血病患者没有明显症状，只是红细胞比正常人少。所以在孕前体检时，要留意你的血常规检查，看看自己的红细胞是不是少。一般情况下这种病为隐性遗传疾病，就是父母都为携带者，下一代受影响的概率比较大，所以如果你有异常现象，也一定要让另一方做个详细的检查。从遗传的概率来说，如果夫妻双方都是地中海贫血基因携带者，其子女就会有 25% 的可能患有重型地中海贫血病，50% 的可能患有轻型地中海贫血病，另有 25% 的可能是个正常的孩子；如果只有一方是地中海贫血病基因携带者，则子女有 50% 的可能是正常小孩，还有 50% 的可能患有轻型地中海贫血病。

地中海贫血病还没有普遍的根治办法，只能靠输血和用除铁剂来治疗。目前也可以进行骨髓移植治疗，不过要找到匹配的骨髓不是一件容易的事情。并且，治疗这种病需要大量的资金投入，对于一般的家庭来说是难以承受的。所以，为了孩子的健康，为了家庭的幸福，要做孕前咨询。

先天愚型

先天愚型又称唐氏综合征，英国医生 Langdon Down 首先描述了先天愚型的临床表现，故由此命名。这是一种染色体变异引起的病变，具有一定的遗传性。先天愚型患者由于具有相同的特殊面容，因此即使非亲非故，甚至不同民族和人种的患者，看上去都像同胞兄弟姐妹。患者显著的外貌特征为：口小舌大，舌常半伸于口外，并伴流涎；鼻短而塌，面扁而圆；头小而圆、枕部多为扁平；身材矮小，四肢偏短。并且智力水平只有同龄正常人的一半或更低。即使长大后仍免不了稚气，甚至不能进行简单的学习，常常会口齿不清。

先天愚型儿产生的主要原因是父母的变异染色体遗传给了宝宝，所以要预防先天愚型儿的产生我们得注意以下几点：

（1）避免大量用药：一定要在医生指导下用药。

（2）避免接触化学物质：生活在农村的育龄妇女应做好对各种农药和一些化学物质的防护，避免直接接触。

（3）避免病毒感染：病毒感染是引起染色体断裂的原因之一，在流行性腮腺炎、水痘、麻疹等多发季节里，孕妇要避免接触这些患儿，并可用淡盐水每日漱口，这样可起到消毒防病的作用。

（4）注意个人卫生：保持个人良好的卫生习惯，增加免疫力。

（5）注意适量的体能锻炼：适当地进行体育锻炼，以增强机体的抵抗能力。另外，大龄夫妇受孕也是产生先天愚型儿的因素。因为随着年龄的增大，不管是卵子还是精子的质量都会降低，很容易造成染色体变异。所以，为了宝宝的健康，还是适龄生育好！

血友病

血友病为遗传性凝血功能障碍的出血性疾病。按照患者所缺乏的凝血因子类型，可将血友病分为甲型、乙型、丙型三种。甲型血友病患者血浆中缺乏第Ⅷ因子，乙型血友病患者血浆中缺乏第Ⅸ因子，丙型血友病患者血浆中缺乏第Ⅺ因子。

关节出血在血友病患者中是很常见的症状，最常出血的部位是膝关节、肘关节和踝关节。血液淤积到患者的关节腔后，会使关节活动受限，使其功能暂时丧失。淤积到关节腔中的血液常常需要数周时间才能逐渐被吸收，从而逐渐恢复功能。但如果关节反复出血则可导致滑膜炎和关节炎，造成关节畸形，使关节的功能很难恢复正常，因此很多血友病患者有不同程度的残疾。

由于血友病患者血浆中缺乏某种凝血因子，所以要注意保护身体，不要因意外而导致大量出血，因为血液较正常人不易凝结，过多的出血会危及生命。

目前血友病没有根治的办法，只能通过增加患者的凝血因子的活性水平，有效地消除患者的症状。其中最主要的是凝血因子疗法，从大量的血浆里提取浓缩凝血因子然后输注给患者。有此类家族史疾病的夫妇孕前需做遗传咨询。

先天性心脏病

先天性心脏病是指胚胎时期心脏和大血管发育异常，是新生儿和儿童时期最常见的心脏病。先天性心脏病的发病原因很复杂，可能是遗传因素引起的，也有可能是环境因素造成的。前者所占的比例更大一些，不过，约90%的先天性心脏病是由遗传加环境相互作用共同造成的。

先天性心脏病是一种多基因遗传病，具有一定程度的家族发病趋势，主要是由父母生殖细胞、染色体畸形所致。少数的先天性心脏病可以自然恢复，大多数随着年龄的增大，容易发生并发症，病情也逐渐加重。先天性心脏病的患儿抵抗能力差，容易生病，应该按时预防接种。最好是及早治疗，让他们能和正常人一样生活学习。

   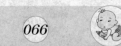

先天性聋哑

先天性聋哑分为两种，一是不具遗传性的，即因母体在孕期受环境因素影响所造成的；二是具有遗传性的，主要是由父母的致病基因传给下一代所造成的，常表现为常染色体隐性遗传，也有部分病例为常染色体显性遗传。

我们这里要讲的是具有遗传性的先天性聋哑。先天性聋哑的发病特点是患儿父母每人携带一个先天性聋哑的致病基因，按遗传概率推算他们所生子女中有 1/4 可能为聋哑，有 1/2 可能只携带一个聋哑基因，有 1/4 不携带聋哑基因。若已生过一个聋哑儿，再生子女均为聋哑者也比较多见。因此，那些怀有侥幸心理的父母还是打消念头吧。

在这里要提醒一下，现实生活中很多因为同病相怜而走到一起的聋哑夫妇，如果要考虑生育的话，首先要确认一方为非遗传性聋哑，以免悲剧重演。

只遗传给男孩的遗传病

随着科学技术的发展，人们逐渐认识到，为了提高人口质量，提高国民素质，阻断一些对人口质量影响较大的遗传病，控制性别是必须采取的有效措施。

一些遗传病种与性别有着相当密切的关系，称为伴性遗传病。如血友病，患者多半是男性；女性带有致病基因，可以把致病基因传给她的子女，儿子是显性携带者，而女儿是隐性携带者。如果胎儿是男孩最好流产，女孩则无大碍。女儿长大结婚后也只能生女孩。因为女性只是致病基因的携带者，不会发病。

目前人们已经发现的遗传病有 5000 多种，其中大约有 300 种只在男性中发病。下面介绍几种常见疾病：

（1）脆性 X 染色体病：患者都是低智能男性。

（2）红绿色盲：这种病不会危及生命。男性发病率是女性的 14 倍。

（3）血友病：因血液中缺乏凝血因子，导致创伤后出血，血液不能凝固，最终因出血多而死亡。

（4）蚕豆病：因进食蚕豆而引起的一种急性溶血型贫血。蚕豆病可发生于任何年龄，但9岁以下儿童多见。一般食用蚕豆后1~2天发病，轻者只要不吃蚕豆一周后便可自愈；重者严重贫血，皮肤发黄，肝脾肿大，尿液呈酱油色；更严重的会导致死亡。

（5）假肥大型进行性肌营养不良症：此病多在4岁左右发病，一般不超过7岁。大腿肌肉萎缩，小腿变粗而无力，走路姿态像鸭子，几年后逐渐瘫痪。多数患者在20岁左右死亡。

遗传病的预防

随着医学的发展，越来越多的遗传病被发现，虽然有一些遗传病能够得到治疗，如半乳糖血症等，但还是有许多遗传病尚无有效的治疗方法，因此，预防就成了重要的环节。

预防遗传病就是要防止患有严重遗传病的婴儿出生。目前，常通过以下手段达到这一目的：

遗传咨询

通过对患儿家庭调查、实验室检查以及结合临床特点，对患儿的疾病做出正确诊断，判断是否为遗传病，判明是新的突变产生还是遗传而来；其次要确定遗传方式；最后提出对策和方案。

产前诊断

某些遗传疾病在妊娠期就可以确诊，如神经管缺陷、染色体病等。部分代谢性疾病及性连锁遗传病可以在孕早期取绒毛检查染色体，或在妊娠前期做羊水检查，包括羊水染色体检查及生化检查等，也可以利用B超对胎儿进行检查，对检查出的异常胎儿及时进行终止妊娠。

婚前检查杂合子

若夫妻两人均为杂合子，带有致病基因但不发病。但两个杂合子结婚就可以生出一个纯合子婴儿，而通常近亲结婚这种隐性遗传病发病率较高，所以不仅要婚前检查是否有带病基因，禁止近亲结婚也能达到预防的目的。

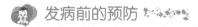 发病前的预防

有一些遗传性疾病要在特定的条件下才能发病，比如 G6PD 缺乏症患者在服用了抗疟药、解热止痛剂或进食蚕豆等之后才发生溶血。对这样的遗传病，如果能在症状出现之前，尽早检出，让患者禁服上述药和不吃蚕豆等就会终生正常，无病症出现。

对某些有遗传病家族史（包括丈夫）的孕妇，在孩子出生前采取一定的预防措施具有积极的意义。例如给临产前的孕妇服小量苯巴比妥可防止新生儿高胆红素血症；给怀孕后期的妈妈服用维生素 B_2，可防止隐性遗传型癫痫；对苯丙酮尿症或高苯丙氨酸血症的孕妇实行低苯丙氨酸饮食，可明显降低小头畸形、先天性心脏病、子宫内发育迟滞和智能发育不全患儿的出生率。

值得提出的是，在医学科学较为发达的今天，已经有许多遗传性疾病不再是不治之症，通过采用表型外科治疗、分子疗法、用药物改变代谢、去掉过多的底物，补充缺乏的产物，用维生素替补辅酶，酶合成的诱导，酶的修饰和取代，DNA 的替换等方法，消除或减轻了许多遗传病患者的痛苦，随着医学科学和遗传学的进一步发展，更多的遗传性疾病将会被征服，遗传工程将在这方面显示出它的威力。

备孕饮食营养指导

做好孕前营养储备

怀孕期间，胎宝宝在妈妈的子宫内生活大约 40 周，由一个受精卵成长发育为五官端正、脏腑齐全的个体，体重也增加到 3200 克左右。可以说，孕期

是宝宝一生中生长、发育最快的时期，当然需要很多的营养物质，而这些养分都来自准妈妈。

很多准妈妈孕前不重视对营养的合理摄取，在怀孕后为了确保胎宝宝的健康成长，才开始注意吃喝方面的挑选和营养的补给。其实，孕前的营养补给对孕期健康有着十分关键的作用。

在孕早期（1~3个月），大多准妈妈会发生恶心、呕吐、进食要求降低等早孕反应，影响营养素的正常摄入。而此时是胎宝宝发育最关键的一段时间，很多关键的器官，如心、肝、胃、肠、肾等都在这一段时间派生完结，大脑也在急速发育，对营养素的需求量也在增加，这段时间胎宝宝所需的营养主要来源于准妈妈体内贮备的营养，即孕前营养。而且，有的营养成分只能依赖母体的储备，无法即用即摄入。

所以，为了保证胎宝宝的营养需要，女性不妨从孕前就开始有意识地进行营养储备吧！

体质营养状况一般的女性。孕前3个月至半年，就要开始注意饮食调理，每天要摄入足量的优质蛋白、维生素、矿物质和适量脂肪，这些是胎宝宝生长发育的物质基础。

体质较差的女性，在怀孕前1年左右就应注意饮食调理。除上述的营养物质要足够外，还应注意营养要全面，使孕前营养达到较佳状态。

孕前叶酸补充咨询 ●●●●●●●●●●●●●●●●●●●●

不少准妈妈在怀孕前并不注意补充叶酸，根据研究指出在怀孕前开始每天服用400微克的叶酸，可降低70%的新生儿神经管缺陷（NTDs）发生概率。因此，准备怀孕的女性朋友们，应在怀孕前就开始每天服用400微克的叶酸。

什么是叶酸

叶酸也叫维生素 B_9，常见于绿叶蔬菜中。不过叶酸耐受不了高温，因此只有生吃才最有效。不喜欢吃生菜的话还可以吃粗粮，豆类和部分肉类中也含有相当多的叶酸。1941 年，一位美国科学家从菠菜叶子中提纯了叶酸，并列出了它的分子式。1946 年科学家又成功地用人工合成的办法制造出了叶酸，并开始研究它的作用机制。研究结果让科学家大吃一惊，原来这种不起眼的小分子竟然是 DNA 复制过程中必需的一种辅酶，没有它，DNA 复制就不能进行，细胞便无法分裂。可是细胞中蛋白质的合成却不受影响，于是红细胞中的蛋白质便越积越多，体积自然也就越来越大，但数量却不见增长，这就是贫血症的病因。正在发育的胎儿每天都要进行大量的细胞分裂，需要很多叶酸，孕妇体内的叶酸被大量征用，结果便造成了自身的贫血。总之，叶酸是一种水溶性维生素，因为最初是从菠菜叶子中被分离提取出来，故得名"叶酸"。叶酸最重要的功能就是制造红细胞和白细胞，一旦缺乏叶酸，会导致严重贫血，因此叶酸又被称为"造血维生素"。

孕前为何要补充叶酸

在人体内，叶酸的生理功能是促进红细胞的发育和成熟。如果叶酸缺乏，红细胞的发育会受到影响，导致巨幼红细胞贫血。在孕早期，孕妈妈体内缺乏叶酸则会导致胎宝宝出现脊柱裂或无脑等先天畸形，还可使眼、口唇、胃肠道、心血管、肾、骨骼等部位的畸形率增加。

补充叶酸是预防宝宝出生缺陷的一种重要方式，准备怀孕的女性和准妈妈都需要叶酸（包括天然叶酸和叶酸补充剂）。孕妇对叶酸的需求量比正常人高 4 倍。孕早期（怀孕 1 ~ 3 个月）是胎儿器官系统分化、胎盘形成的关键时期，细胞生长、分裂十分旺盛。此时叶酸缺乏可导致胎儿畸形、胎儿神经管发育缺陷，从而增加无脑儿、脊柱裂的发生率。另外还可引起早

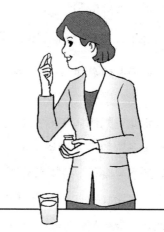

期的自然流产。到了孕中期、孕晚期，除了胎儿生长发育外，母体的血容量、乳房和胎盘的发育使得孕妇对叶酸的需要量大增。如叶酸不足，孕妇易发生胎盘早剥、妊娠高血压综合征，巨幼红细胞性贫血等；胎儿易发生宫内发育

迟缓，早产和出生低体重，而且这样的胎儿出生后的生长发育和智力发育都会受到影响。所以孕妇经常补充叶酸，可防止新生儿体重过轻、早产以及婴儿腭裂（兔唇）等先天性畸形。

孕前和孕期都要补，哪个时期最关键

胎儿期内，脑的发育最早也最为迅速；孕早期（3~6周）正是胎儿中枢神经系统生长发育的关键时期。

妊娠第4周末胚胎就形成了原始脑泡，虽然在第8周时胎儿的身长只有3厘米左右，体重也只增加2克多，但是这时候他的脑细胞增殖迅速，最易受到致畸因素的影响。如果在此关键时候补充叶酸，可使胎儿患神经管的危险减少50%~70%。

准爸爸也要补叶酸

可能怀孕或者计划要小宝宝的女性应注意每天补充叶酸，以防止小宝宝来"报到"时，自己还没做好准备，措手不及。对于计划想当爸爸的男性而言，叶酸不足会降低精液的浓度，还可能造成精子中染色体分离异常，会给未来的宝宝带来患严重疾病的极大可能性。计划中的准爸爸、准妈妈们，都不要忘记补充叶酸哦！

叶酸补多补少都不好，那该补多少

人体内叶酸总量5~6毫克，但人体不能自己合成叶酸，只能从食物中摄取，加以消化吸收。

宝宝在妈妈体内不断生长发育，妈妈的叶酸通过胎盘转运给他，随着胎盘组织与子宫的不断增长，对叶酸的需求量越来越大，如不能有意识地补充，会使叶酸水平降低。孕前女性每天需要补充0.4毫克叶酸增补剂，一天一片。如果某天漏服，第二天不能加倍服用。从孕前3个月吃到怀孕后3个月即可。

此外还要严格控制每日的服用量，不可服用市面上的大剂量叶酸片（每片含叶酸5毫克），以免对孕妈妈和胎宝宝产生不良影响。市售大剂量叶酸剂主要用于维生素 B_{12} 缺乏引起的巨幼红细胞性贫血，属于治疗用药，并非预防用药。

食补叶酸讲究多，不小心就让叶酸溜走了

含叶酸的食物很多，但由于叶酸遇光、遇热就不稳定，容易失去活性，所以人体真正能从食物中获得的叶酸并不多。如：蔬菜贮藏 2～3 天后叶酸损失 50%～70%；煲汤等烹饪方法会使食物中的叶酸损失 50%～95%；盐水浸泡过的蔬菜，叶酸也会大量流失。

因此，孕妈们要改变一些烹制习惯，尽可能减少叶酸流失，还要加强富含叶酸食物的摄入，必要时可补充叶酸制剂、叶酸片、多维元素片。

富含叶酸的食物

水果：樱桃、桃、李、杨梅、海棠、酸枣、石榴、葡萄、橘子、猕猴桃、草莓等。多吃这些水果既可以补充足够的叶酸，同时还可以增进食欲。富含叶酸的其他食物有：动物肝脏、肾脏、鱼、蛋、豆制品、坚果、绿色蔬菜等。但是，叶酸在高温烹煮时会被破坏，因此，要注意这些食物烹煮的时间不宜过长，温度不宜过高。

特别注意

（1）长期服用叶酸会干扰孕妈妈的锌代谢，锌一旦摄入不足，就会影响胎儿的发育。

（2）孕妈妈最好能在医生的指导下服用叶酸制剂。

（3）曾经生下过神经管缺陷婴儿的女性朋友，再次怀孕时最好到医院检查，并遵医嘱增加每日的叶酸服用量，直至孕后 12 周。

（4）怀孕前长期服用避孕药、抗惊厥药等，可能干扰叶酸等维生素的代谢。计划怀孕的女性最好在孕前 6 个月停止用药，并补充叶酸等维生素。

孕前营养与优生

当今社会，年轻的夫妻都非常重视优生优育，特别是注意科学膳食和胎教，力求为胎宝宝发育提供均衡的营养，为智力发育打下基础。然而，他们只在怀孕期间注重这两个方面，却忽视了孕前的饮食。营养准备应当从准备

怀孕前就开始调整，如果等到怀孕后才把膳食营养和膳食行为提上议事日程，准妈妈和胎宝宝可能会付出代价，同时也会影响到胎宝宝的发育。所以，在怀孕前就要调整饮食结构，保证营养均衡摄取。

从一个直径不到0.2毫米的受精卵，发育成长为3千克重的婴儿，其营养全靠母体供给。因此，孕妇的营养对胎儿的成长至关重要。孕妇营养不足，就容易发生流产、早产、死胎或胎儿畸形，还会使胎儿发育不成熟，胎儿体重偏低，出生后易得病，死亡率高，长到上学年龄有30%表现出智力落后。要达到优生，妊娠期就必须加强营养。

大脑发育有2个高峰，妊娠的26周左右，是胎儿脑细胞增殖的第1个高峰，出生后第1年是婴儿脑细胞增殖的第2个高峰，出生后2年，大脑神经细胞总数才基本固定。故脑的生长发育，最重要的时期在孕期及出生后1年以内。在妊娠期及出生后半年到2年内，摄入大量蛋白质食品，能促进脑的发育，使婴儿更聪明。要生个健康聪明的孩子，就要加强孕妇的营养。

孕期需要给孕妇补充的营养食品：

瘦肉、蛋类、鱼、虾、肝脏、豆类及豆制品、海产品、新鲜蔬菜和时令水果等，可以改善精子和卵子的某些缺陷，提高受孕概率。

生活中一定要注意补水，这是因为身体有了充足的水分，可以帮助清除体内各种代谢物质如重金属等，增强免疫功能和抗病力。

准备怀孕及怀孕后，都应注意选用新鲜、无污染的蔬菜、瓜果及野菜，避免食用含食品添加剂、色素、防腐剂的食物。

注意在体内储存钙和铁，在孕前应多食用鱼类、牛奶、奶酪、海藻、牛肉、猪肉、鸡蛋、豆类及绿色蔬菜等，在体内储存丰富的铁和钙，以免怀孕后发生铁和钙的缺乏。

偏食、挑食容易导致某种营养素的缺乏，所以从备孕起，就要特别留意一下，每天的餐桌是否做到了营养全面，至少应包括提供大部分能量的谷物、维生素和矿物质含量丰富的蔬果、含有优质蛋白的豆类和乳类以及营养价值较高的鱼类、蛋类、肉类，另外，适当吃些坚果、菌类食物，尽量做到营养丰富。

总之，要达到优生，孕期就要加强营养，孕妇的饮食要选配得当，不要偏食，要吃些易消化、刺激性少而富含营养的食物。

准爸爸日常饮食注意事项 ●●●●●●●●●●●●●

现代社会，当高科技正在为人类社会创造前所未有的财富时，也给自然环境带来了污染与破坏，尤其是对食物链的破坏可直接损害人体健康，其中最可怕的是对人类生育力的影响。如果准备要孩子，男性在饮食上要多留心，避免有害物质对自己身体造成伤害，从而影响精子健康强盛的生命力。

除了要戒烟戒酒以外，男性在日常生活中还要注意以下几点。

（1）很多人把韭菜当作壮阳食品来吃，其实韭菜的农药含量特别高，而且很难去毒，常吃韭菜对男性生育能力危害较大，男性应尽量少吃。

（2）现在长得又肥又大的茄子大多是用催生激素催化而成的，对精子的生长有害，不要多吃。虽然水果皮有丰富的营养，但果皮的农药含量也很高，所以一定要削皮吃。

（3）带皮的蔬菜吃之前也要去皮，并且洗干净再下锅。现在，很多年轻人图省事，认为经过加热后就没有问题，实际上并非如此，不论怎么加热，毒素仍会留在菜里。

（4）一般的蔬菜要先洗干净，放入清水中浸泡一段时间，然后再下锅。

（5）若要生吃蔬菜，除洗泡外，吃之前还要用沸水烫一下，这样可能破坏了一些维生素，但农药的含量少了，对人体健康比较有益。

（6）用泡沫塑料饭盒盛的热饭热菜可产生有毒物质二噁英，对人体危害特别大，对男性生育能力会产生直接影响。因此，不要用泡沫塑料饭盒盛热饭菜。

（7）为了方便，年轻人喜欢用微波炉加热饭菜。但用微波炉专用的聚乙烯饭盒盛饭菜，饭盒中的化学物质会在加热的过程中被释放出来，进入饭菜中，使食用者受其毒害。而有人用瓷器加热饭菜，其实瓷器含铅量很高，对人体也是有害的。所以，最好不要用微波炉加热饭菜。

（8）冰箱里的熟食易被细菌污染，吃之前一定要再加热一次。冰箱里的制冷剂对人体也有害，所以不要将食物长期储存在冰箱里。

（9）如今的肉类和鱼类在不同程度上都受到一定的污染，所以，不要单吃某一类食品，更不要偏食，尽量吃天然绿色食品，这样才可均衡营养。

   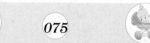

孕前食物营养详解 ● ● ● ● ● ● ● ● ● ● ● ● ● ● ●

　　父母的健康是宝宝健康的基础，丈夫有良好的营养状况，才能产生足够数量和良好质量的精子。妻子有良好的营养状况，才有可能提供胎儿发育的温床。怀孕后，准妈妈除了提供自身机体代谢和消耗所需的营养物质外，还要满足胎儿生长发育需要，并为产后哺乳做好储备。如果准妈妈营养不良，往往会导致婴儿低体重、智力低下，甚至发生先天性畸形。因此从孕前3个月开始，双方应加强营养，改掉不良饮食习惯，改善营养状态。下面来详细了解一下食物中的营养作用。

养肾食物

　　动物肾脏：动物肾脏含有丰富的蛋白质、脂肪、多种维生素及某些微量元素，有滋补强壮之功。海参可补肾益精、滋阴壮阳，富含碘、锌等微量元素，能参与调节代谢，降低血脂，所含的黏蛋白及多糖成分有降脂抗凝、促进造血功能、延缓衰老、滋养肌肤、修补组织等作用，可与枸杞子同煮粥食。此外，动物肉类、鸡蛋、动物骨髓、黑芝麻、樱桃、桑葚、山药等也有不同程度的补肾功效。

　　鸡蛋：鸡蛋是人类最好的营养来源之一，它可以为备孕妈妈提供最佳的蛋白质、氨基酸、微量元素及维生素等。

　　牛肉：牛肉含有丰富的蛋白质，其氨基酸组成接近人体需要，能帮助备孕女性提高抵抗力。中医认为，牛肉有补益中气、滋养脾胃、强健筋骨的功效，对备孕妈妈来说是非常有益的。

全麦食物

　　全麦食物含有丰富的碳水化合物、B族维生素、铁、锌等，比精米、精面含有更多的膳食纤维，能够为备孕女性补充每日所需的多种营养物质。

　　牛奶：牛奶是备孕妈妈补钙的最佳选择。牛奶中钙和磷的比例恰当，有利于吸收。同时，牛奶还是维生素D和钾的重要来源。牛奶还富含蛋白质、维生素A及B族维生素等营养成分，能够为备孕妈妈提供良好的营养储备。

奶酪：奶酪是含钙最多的奶制品，还富含磷、镁、维生素 B_{12} 等，这些营养素可以提高骨密度，预防孕期可能出现的骨质疏松，还可以增加牙齿表层的含钙量，预防龋齿。

 补血食物

女性可多吃一些含铁丰富的食物，如动物肝脏、动物血、瘦肉、豆类等，还要多吃一些富含水溶性维生素的绿叶蔬菜和水果，如番茄、柑橘、萝卜、芹菜、桃等，叶酸与维生素 B_{12} 配合能增强治疗贫血的效果，可预防恶性贫血，维生素 C 则能促进铁吸收。

豆类：豆类中的蛋白质含量高、质量好，其营养价值接近于动物性蛋白质，是最好的植物蛋白。黑豆和黄豆等还可以提供备孕妈妈所需要的膳食纤维、铁、钙、锌等微量元素。

西蓝花：西蓝花不但营养价值高，而且全面，且蛋白质、碳水化合物、维生素 C、膳食纤维、胡萝卜素及钙、钾等多种矿物质的含量也十分丰富。

西红柿：西红柿中维生素和矿物质的含量丰富，生吃鲜西红柿可以补充维生素 C，熟吃西红柿可以补充抗氧化剂。

孕前合理摄取营养素

蛋白质：胎宝宝成长的基础

可以说没有蛋白质就没有生命。胎宝宝所有组织与器官的发育，都是由千千万万蛋白质分子不断聚集而成的，并在以后的成长中不断地依赖蛋白质的滋养。

蛋白质是由 20 种氨基酸组成的物质。它对人体的生长发育和身体组织的修复是必需的。蛋白质具有促伤口愈合，产生白细胞，防止细菌侵入的特殊功能。另外，催化身体新陈代谢的酶、调节生理功能的胰岛素等的构成都离不开蛋白质的参与。母亲的蛋白质缺乏会直接导致婴儿先天缺乏蛋白质。一般来说，在怀孕前蛋白质的每日摄入量应控制在 80~85 克，如每天荤菜中有一个鸡蛋，100克鱼肉，50克畜、禽肉，再加一杯牛奶就可以满足身体蛋白质需求，以保证受精卵能正常发育。

胎宝宝处于生长最旺盛的时期，长期缺乏蛋白质，胎宝宝就会发育迟缓，体重过轻，甚至影响智力。大部分构成蛋白质的氨基酸都可以在体内自行合成。不过，有一些人体必需的氨基酸只能从食物中摄取。蛋白质有品种质量差异，最好的来源不一定是那些蛋白质含量最高的食物，是否优质取决于组成它的20种氨基酸的平衡状况。质量最好的蛋白质来源包括鸡蛋、大豆、肉类、鱼、扁豆、豌豆、玉米、西蓝花等。植物蛋白较动物蛋白不饱和脂肪酸少，且还能带来类似复合碳水化合物这样的额外有益成分。

碳水化合物：胎宝宝代谢的必需养分

人体能量的主要来源是碳水化合物即糖类物质。因其含有碳、氢、氧3种元素而得名。它提供热能，维持心脏和神经系统正常活动，节约蛋白质，并具有保肝解毒的功能。但是，不同的碳水化合物，其释放葡萄糖的速度有快慢之分，从而对血糖的影响也各不相同。快速释放葡萄糖的碳水化合物在迅速释放出能量以后，往往会出现剧烈的能量下降，从而打破能量平衡，造成血糖的忽高忽低。如小分子组成的营养价值较低的单糖，它们很容易被人体吸收并迅速渗入血管壁，其所造成的血糖迅速上升会刺激胰腺分泌大量胰岛素来加以对抗，以使血糖水平回到正常范围，这样的血糖波动对机体不利。对于人体来说，最有益的糖类为复合糖。它由于分子较大，吸收较慢，而不会引发血糖的骤然升降。复合糖存在于淀粉类食物中，如面条、全麦面包、紫米、土豆和豆类，它们是健康饮食的主流，可以长时间保持少量而稳定的能量供应。

葡萄糖是胎宝宝大脑唯一的能量来源，胎宝宝脑细胞的迅速增加和整个神经系统的发育都需要大量的葡萄糖。由于胎宝宝消耗准妈妈体内的葡萄糖较多，而碳水化合物是葡萄糖的直接来源，如果准妈妈摄入碳水化合物类食物长期不足，就不得不动用脂肪和蛋白质供能。脂肪动用过快，氧化不完全时，准妈妈易出现酮症或酮症酸中毒，若酮体进入胎宝宝体内作为主要能量来源，就会对胎宝宝的脑和神经系统有不良作用。血液酮体高的准妈妈所生婴儿常出现智力发育不良、智商低的现象。

此外，葡萄糖可预防和治疗佝偻病、软骨病，也用于身体衰弱、营养不良，但准妈妈不需要单纯补充葡萄糖制剂，重视对正常主食的摄入即可。碳水化合物类食物主要有米、面、土豆、红薯、南瓜、西瓜、梨、香蕉等。

维生素：维护生理功能的营养素

热量来自于脂肪、碳水化合物。维生素不能提供热量，但是维持我们正常的生理功能所需要的营养素。就如拥有了阳光的小树还必须从土壤里吸取养分，我们拥有了热量的身体还必须拥有维生素的营养。

这一点有时很容易被我们忽略掉。满足了食欲的我们，以为获得足够热量的同时也摄取到了足够的营养。殊不知，如果我们吃进去的是精制米面，得到的只是热量而缺少营养。

维生素的摄入就是要补充这种营养。虽然准妈妈对于蛋白质、钙、铁的需求比平时多得多，但在维生素方面，准妈妈所需的摄取量仅比平常略高。各种维生素无论是孕妈妈还是胎儿均不可或缺，否则会造成孕妇营养不良，胎儿生长发育迟缓、发育不良等症状，严重者可能会导致胎儿畸形或胎死腹中。有研究发现，在曾服用多种维生素丸的女性中，卵子四周的液体中均含有丰富的维生素 C 和维生素 E，这些液体给予卵子养分，而其中的维生素则对卵子的受精机会起重要作用。有报告显示，每天服用维生素丸的女性，怀孕的机会较没有服用的高 40%。这是由于维生素 C 和维生素 E 均有抗氧化的作用，能有效清除体内的毒素，同时它们也能促进胶原蛋白的生成，加速健康组织的生长。

而大多数维生素散存在各种食物中，因此只要保持均衡健康的饮食，胎宝宝和准妈妈就不会缺乏维生素。相反，维生素如果摄入过量，对胎宝宝的健康可能有害无益。

水：生命的源泉

水是体内重要的溶剂，各类营养素在体内的吸收和运转都离不开水。水约占人体组成的 70%。孕期内准妈妈最显见的变化就是体重的迅猛增加，由此我们不得不对占据身体重量这么大份额的物质另眼相看。我们每天会通过排尿、皮肤蒸发、呼吸、排便排出大量的水。大量经过肾分解的毒素、蛋白质代谢产生的废物随着这些水排出体外。水也通过稀释血液降低有毒物质的浓度，让肾更为轻松高效地完成解毒排毒的工作。

同时，白开水还可以降低血液中能引起准妈妈呕吐的激素的浓度。经过煮沸消毒后的白开水清洁卫生，又避免含有致病菌引发疾病，是准妈妈们补充水分的主要来源，但不要喝久沸或反复煮沸的开水。

在孕前和孕期多补充水分，除了保证额外血供应及胎宝宝羊水的供应之外，准妈妈和胎宝宝的新陈代谢也需要大量水的参与。

膳食纤维：肠胃的清道夫

并非所有的碳水化合物都可以被消化、转化为葡萄糖。不能被消化的碳水化合物被称作膳食纤维。膳食纤维并不是食物的粗渣，它可以吸收水分，增加排泄物体积，减少干硬状况，从而有利于食物快速通过消化道。膳食纤维还可以减少食物残渣在我们体内的停留时间，避免长时间停留而在体内腐烂。

另外，纤维素由于其在胃肠中占的空间较大，容易给人以饱足感，对稳定血糖水平、预防肥胖有不可缺少的作用。因此，如果准妈妈有便秘、肥胖等问题，可以通过补充纤维素来解决。

纤维素缺乏，容易导致准妈妈排便不畅，不利于肠道排出食物中的油脂，间接使身体吸收过多热量。这样不但容易使准妈妈超重，还容易引发妊娠糖尿病和妊娠高血压。

膳食纤维也有很多不同的种类，它们在我们体内执行不同的功能。有的可以和糖分子结合以减缓碳水化合物的吸收速度，有的吸收能力更为卓越，所以最好是多种食物混合摄取。燕麦、小扁豆、菜豆、水果以及轻微加工的蔬菜都含有膳食纤维。

脂肪：人体的能量仓库

脂肪是储存和供给能量的主要营养素。脂肪被人体吸收后供给的热量是等量蛋白质或碳水化合物能量的 2 倍，脂肪是人体内能量的重要贮备形式，其所含的脂肪酸是构成机体细胞组织不可缺少的物质，而且增加优质脂肪的摄入对受孕有益。

机体细胞膜、神经组织、激素的构成均离不开脂肪。脂肪还起保暖隔热，支持保护内脏、关节、各种组织，促进脂溶性维生素吸收的作用，维持人体正常的生理功能。作为热的不良导体，体表脂肪能防止体热散失，还能阻止外热传到体内，有助于维持体温恒定，支持、保护体内各种脏器以及关节等不受损伤。

卵磷脂能保障大脑细胞膜的健康及正常功能，确保脑细胞的营养输入和废物输出，保护脑细胞健康发育。对于处于大脑发育关键时期的胎宝宝及婴幼儿来说，卵磷脂是非常重要的益智营养素。

人体摄入卵磷脂后，在大脑合成乙酰胆碱。乙酰胆碱是一种重要的神经递质，负责大脑的记忆、智力和传递信息。大脑内乙酰胆碱含量越高，神经传递越快，人反应越敏锐，思维越快，记忆越牢固。胎心期和婴幼儿期是大脑形成和发育的最重要时期，卵磷脂可以促进大脑神经系统与脑容积的增长和发育，增长智力。由于人体无法自行合成卵磷脂，为了胎宝宝的健康，准妈妈在孕前就应该适量补充卵磷脂，并以从食物中摄取为主。

矿物质：影响生理功能的物质

矿物质即无机化合物中的盐类，简称无机盐，是多种自然存在的化合物及天然元素的合成，其中包括人体内的无机物。矿物质在生物细胞内占1%～1.5%，矿物质虽在人体细胞内含量较低，但其作用却不容小觑。

胎儿在母腹中，脑细胞的发育需要各种营养素的供给。孕期不可忽视微量元素对智力的影响，孕前也要做好营养储备。

钙：钙是骨骼的构成元素，是人们熟悉的一种矿物质。人体内的钙含量约为1400克，99%存在于骨骼和牙齿中，其余1%存在于软组织、细胞外液、细胞内液中，这部分钙统称为混溶钙池。它与骨头中的钙保持着平衡，骨头中的钙不断从破骨细胞中释放出来进入钙池，钙池中的钙又不断沉积到成骨细胞中，从而使骨骼不断更新。虽然人体中的钙仅占总量的1%，却担负着生命中重要的生理功能。如果血钙过低，神经肌肉兴奋就会增高，从而引起抽搐；血钙过高就会抑制神经肌肉的兴奋性。此外，钙还参与凝血过程，以及维持细胞膜的正常功能。

怀孕时母体对钙的需求量是平时的2倍。怀孕前钙摄取不足，易导致胎儿患佝偻病、抽搐症，孕期因失钙过多导致易患骨质软化症。妊娠期，胎宝宝的骨骼和牙齿会钙化，尤其是准妈妈妊娠8个月起，钙化开始加速。人一生中牙齿的健康是从胎宝宝期开始的，准妈妈必须供给胎宝宝足够的钙。另外，钙是维持神经功能及肌肉伸缩力所必需的，如果准妈妈钙不足，会发生小腿抽筋、肢体麻木、失眠等症状。

女性孕前就开始补钙，有益于孕期母体与胎儿的健康，而且钙可以在体内长期储存。因此，孕前应多吃含钙量丰富的食物，如鱼类、牛奶、虾皮等。

铁：铁是血红蛋白的重要组成成分，是人体必需的微量元素中含量最多的一种。血红蛋白主要负责向细胞输送氧气，并转运二氧化碳。膳食中的铁摄入不足或损失过多时，可引起铁缺乏甚至缺铁性贫血。

在孕期准妈妈对铁的需求量比平时增加4倍，因为准妈妈除了维持自身的需要外，还要为胎宝宝的生长提供铁，因而相对容易贫血。如果准妈妈发生较为严重的缺铁性贫血，不仅容易在分娩时发生各种并发症，对胎宝宝的影响更大，例如导致胎宝宝宫内发育迟缓、早产、死产，宝宝出生后智力发育障碍等。此外，还会影响到胎宝宝免疫系统的发育。孕期、孕前应多吃含铁量丰富的食物，如瘦肉、蛋、绿色蔬菜等。

锌：锌是人体新陈代谢不可缺少的酶的重要组成部分，为构成多种蛋白质所必需，成人体内含锌1.4～2.3克，几乎人体内所有的器官均含有锌。锌能促进人体生长发育，增加大脑的活力，促使青少年长高，提高智力。保护和修复DNA是锌的主要功能，动物的DNA水平高，因此动物体内的锌含量高于植物。过大的压力、吸烟、饮酒都会消耗锌。

缺乏锌会影响生长发育，使得身材矮小，并影响生殖系统，导致男性无精或少精。而孕妇体内锌缺乏时，会增加畸胎发生率，并会影响胎儿脑细胞的生长、发育和成熟。所以，孕前应多吃含锌的食物，如鱼类、小米、大白菜、羊肉、鸡肉、花生、牡蛎、核桃、栗子、虾皮、蘑菇等。

铜：铜元素是许多准妈妈容易忽略的微量元素，铜元素对于胎宝宝骨骼生长，红、白血细胞的发育，大脑的发育等都很重要，所以准妈妈一定要注意补充铜元素。

人体内的铜部分以血浆铜蓝蛋白的氧化酶形式存在于血浆中，这是一种多功能的氧化酶，它可促进铁在胃肠道内的吸收，进而制造血红蛋白。因此，铜参与造血过程，可影响铁的吸收、运输和利用，加速血红蛋白合成。如果准妈妈体内铜含量过低，会造成胎宝宝体内缺铜，影响胎宝宝新陈代谢中某些酶的活性及铁的吸收、运转，造成胎宝宝缺铜性贫血。准妈妈如果严重缺铜，还可影响胚胎的正常分化及胎宝宝的发育，如会削弱羊膜的厚度和韧性，导致羊膜早破，引起流产、低体重儿、发育不良或胎宝宝感染等各种异常现象。此外，铜也是大脑神经递质的重要成分，如果铜摄取不足，可致神经系统失调、大脑功能障碍，表现为胎宝宝的大脑萎缩、大脑皮层变薄、心血管异常、大脑血管弯曲扩张。

铜的摄取量过多会引起胃肠紊乱等不良反应，因此，准妈妈每天的摄入量最好不要超过 3 毫克。含铜丰富的食物有动物心肝肾、牡蛎、鱼类、瘦肉、豆类、芝麻、大白菜、萝卜苗、虾、海蜇、蛋黄、葡萄干等。

碘：碘是人体合成甲状腺激素最重要的原料，如果准妈妈缺碘，可能会导致宝宝出生后生长缓慢、身材矮小，甚至反应迟钝、智力低下。因为孕早期的准妈妈有孕吐反应，且食欲低下，容易造成体内碘流失。因此，准妈妈在孕前适当地增加含碘丰富的食物非常必要。

人体内的碘存在于甲状腺中，而甲状腺可以控制人体代谢，促进人体生长发育，促进大脑皮质及交感神经兴奋，是维持人体正常新陈代谢的重要物质，但甲状腺又受碘的制约。准妈妈如果缺碘不仅给自身造成了危害，还会影响胎宝宝，使胎宝宝生长缓慢，甚至生长停滞。更重要的是，碘也会直接影响胎宝宝神经组织的发育，特别是对胎宝宝大脑皮质中主管语言、听觉部分的分化和发育有直接影响。在胚胎 3～5 个月的时候，神经组织分化旺盛，若此时缺碘严重，就会影响胎宝宝脑皮质发育，使脑重量减轻，从而生出智力低下儿、聋哑儿或痴呆儿。此外，还可能生出身材矮小、小头、低耳位等异常儿。

怀孕期间准妈妈对碘的摄入量比平常多 30%～100%，175～200 微克才能满足身体的需求。含碘高的食品有海带、紫菜、鲜带鱼、干贝、淡菜、海参、海蜇、龙虾等海产品。需要注意的是，大量使用含碘的调料如碘盐对于妊娠期的准妈妈来说并不适合。

安心怀孕40周百科全书

孕前饮食调养因人而异

受孕前3个月，夫妻双方都要加强营养，以制造出健康优良的精子和卵细胞，为优良胎儿的形成和孕育提供良好的物质基础。在饮食中要多加一些动物蛋白质、矿物质和维生素含量丰富的食品。孕前夫妻可根据自己家庭、季节等情况，有选择地科学安排好一日三餐，并注意多吃水果，经过一段时间的健体养神，双方体内储存了充分的营养，身体健康，精力充沛，定会为优生打下坚实的物质基础。

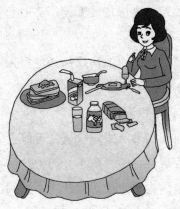

（1）肥胖型人的饮食原则。若是期望生一个健康优良的宝宝，请在妊娠前不要过胖。若你已是肥胖的体形，请按照以下饮食建议尽快采取措施，减轻体重。

食物残留在体内成为不必要的东西，会增加胃肠负担，所以应避免饮食过量。要细嚼慢咽，不要因肚子饿而狼吞虎咽，以免在不知不觉中增加进食量。

可多吃的食物：荞麦、萝卜、土豆、南瓜、竹笋、海藻类、大芥菜、木耳、豆腐、水果、蔬菜汁、生鱼片、醋拌菜、酸梅、柠檬、橘子类等。

应少吃的食物：油腻的食物，如油炸类、肥肉、奶油等。

尽量避免吃的食物：甜食，如砂糖、点心类；锅巴、烤鱼、烤肉；辣椒、胡椒、咖喱、葱、火腿、香肠。

（2）不易受孕型人的饮食原则。夫妻同居较长时间，虽不避孕，但仍不能妊娠，还有的夫妻受孕后在妊娠前的3个月便流产了，反复多次，对这类体质的女性，在妊娠前注意饮食的调整是十分必要的。

有效的食物：童子鸡、鹿鞭、益母草、当归、枸杞、鸡肝、菟丝子、鹌鹑、姜、虾、韭菜、苁蓉、陈皮、鹿筋、灵芝、鹿肾、熟地、鹿茸、紫河车、白木耳、鹿角、蛤蚧、红参、茴香、黄花、茯苓、羊肉。

避免吃的食物：刺激性的食物，辛辣的食物，冷的食物。

（3）素食型人的饮食原则。如果孕妇是一个素食主义者，甚至严格至不喝或不吃任何奶类制品，那么日常饮食必须确保能吸收均衡而充足的营养素，以供母体及胎儿发育所需。基本上，要从植物性食品中获得平衡足够的蛋白质、维生素及矿物质，只要将各类食物的特有营养搭配着吃，力求均衡，也是一种可行的饮食方式。以下的饮食建议对素食者孕前、孕中都极有帮助。

食物中有互补的植物蛋白质，只要菜式力求变化，相互搭配，也可以得到全部所需的氨基酸。譬如在吃米面食品时（如米、麦、玉米），应兼吃脱水豆类、豌豆或一些硬壳果的果仁；煮食新鲜蔬菜时，也可加入少许芝麻、果仁或蘑菇来弥补欠缺的氨基酸。

素食孕妇在补充钙质、铁质、维生素 D 及维生素 B_2 方面尤需注意，由于不能喝牛奶及吃鸡蛋，更要多吃海藻类食物、花生、核桃及各类新鲜蔬果，以补充钙及各种维生素。可晒太阳从而获得大量维生素 D，但维生素 B_{12} 的吸收却难以解决，因为它只存在于动物性食品中，虽然身体需要量极小，但缺乏的话便容易导致贫血。补铁更是关键，因为植物性食物中的铁质相当少，即使绿叶蔬菜及豆类也是如此，而且当中还含有妨碍胎儿吸收铁质的物质，所以吃得太少，作用不大，必须大量进食如海藻、麦片、菠菜、芹菜等食物。

要备孕，海产品不可少

许多中年男性经常会感觉体力不支、精力不济，通常会补充一些复合维生素或者微量元素。其实，自然的食物相对于人工合成的药品，其安全性和可靠性都要好。尤其补充一些对男性健康有明显作用的有益元素，不仅可以增强男性体质，还可以对男性疾病的治疗起到较好的辅助作用。

准备要孩子的男性，要多吃一些"活力素"，使妻子更易受孕。这些"活力素"中，最好的就是海产品。在妻子准备怀孕前两三个月，丈夫不妨每天都吃一点，对强壮精子以及增加它们的活跃性非常有好处。

海产品比如海参、墨鱼、章鱼等中富含的精氨酸是精子形成的必要成分，这种成分只能从食物中摄取。海产品还含有丰富的矿物质和微量元素，尤其

是锌和硒对男性生殖系统的正常结构和功能的维护有着重要作用。微量元素锌、硒都可以促进精子活动力，因此，在日常的食物中应该多摄入锌、硒含量高的食品。

另外，海产品还有很好的滋补作用。专家提醒一些准备怀孕的家庭，日常不妨多吃以下几种海产品。

（1）海参有壮阳、益气、通肠润燥、止血消炎等功效，经常食用，对肾虚引起的遗尿、性功能减退等颇有益处。海参可以做成海参粥、海参鸡汤等。

（2）虾有补肾壮阳的功能，尤以淡水活虾的壮阳益精作用最强。

（3）带鱼有壮阳益精、补益五脏之功效，对气血不足、食少乏力、皮肤干燥、阳痿，均有调治作用。

（4）鳗鱼能补虚壮阳、除风湿、强筋骨、调节血糖。对性功能减退、糖尿病、虚劳阳痿、风湿、筋骨软等，均有调治之效。

（5）海藻类食品的含碘量为食品之冠。碘缺乏不仅会造成神经系统、听觉器官、甲状腺发育的缺陷或畸形，还可导致性功能衰退、性欲降低。因此，要经常食用一些海藻类食物，如海带、裙带菜等。

（6）金枪鱼含有大量肌红蛋白和细胞色素等色素蛋白，其脂肪酸大多为不饱和脂肪酸，具有降低血压、胆固醇以及防治心血管病等功能。此外，金枪鱼还能补虚壮阳、除风湿、强筋骨、调节血糖。

孕前饮食禁忌 ●●●●●●●●●●●●●●●●●

忌常吃高糖食物

常吃高糖食物，会使人体吸收糖分过量，这样可刺激人体内胰岛素水平升高，使体内的热能、蛋白质、脂肪、糖类代谢出现紊乱，引起糖耐量降低，血糖升高，甚至成为潜在的糖尿病患者。孕前夫妻双方尤其是妻子，经常食用高糖食物常常可引起糖代谢紊乱，如果孕前体内血糖含量较高，在孕期极易出现妊娠期糖尿病，不仅会危害母体的健康，还会影响胎儿的健康发育和成长。另外，常食高糖食物还容易引起体重增加，同时容易引起蛀牙，对怀孕不利。

   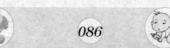

忌饮咖啡

研究表明，咖啡对受孕有直接影响，每天喝 1 杯以上咖啡的育龄女性怀孕的可能性是不喝咖啡者的一半。准备怀孕的女性最好不要过多摄入咖啡。一些国外专家研究后认为，咖啡因作为一种能够影响女性生理变化的物质，可以在一定程度上改变

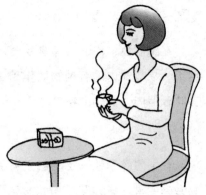

女性体内雌、孕激素的比例，从而间接抑制受精卵在子宫内的着床和发育，体内大量沉积的咖啡因还会降低精子和卵子的质量，减少受孕的成功率。另外，喝咖啡过多，还会降低机体对铁质的吸收，而备孕期间需要大量的铁营养素。

忌过食辛辣食物

过食辛辣食物可以导致正常人的消耗功能紊乱，出现胃部不适、消化不良、便秘等症状甚至发生痔疮。尤其是想怀孕的夫妻，孕前吃辛辣的食物，会出现消化不良，必定影响营养素的吸收，一旦出现便秘、痔疮，身体不适，精神不悦等状况，对受孕非常不利，所以在孕前 3 个月要忌过食辛辣食物。

忌饮可乐饮料

在对市场上出售的三种不同配方的可口可乐饮料进行了杀伤精子的实验后，得出的结论是，育龄男子饮用可乐饮料，会直接伤害精子，影响生育能力。若受损伤的精子与卵子结合，就可能导致胎儿畸形或先天不足。医学家们将成活的精子加入一定量的可乐饮料中，过 1 分钟后测定精子的成活率，结果表明，新型配方的可乐饮料能杀死 58% 的精子，而早期配方的可乐饮料可杀死全部精子。专家们对育龄女性饮用可乐饮料也提出了忠告，奉劝她们少饮或不饮为佳。因为多数可乐饮料都含有咖啡因，很容易通过胎盘的吸收进入胎儿体内，危及胎儿的大脑、心脏等重要器官，会使胎儿畸形或患先天性痴呆。另外，可可、茶叶、巧克力等食品中，均含有咖啡因，对孕育非常不利，因此，最好不摄入。

忌吃腌制食品

在腌制鱼、肉、菜等食物时，容易产生亚硝酸盐，它在体内酶的催化作用下，易与体内的各种物质作用生成亚硝酸胺类的致癌物质。腌制食品虽然美味，但内含亚硝酸精盐、苯并芘等，对身体有害。

忌生吃水产品

如果想怀孕就一定要避免各种各样的感染，其中最容易被忽视也最不容易做到的是注意调整一些饮食习惯，比如吃生鱼片、生蚝等。因为这些生的水产品中细菌和有害微生物能导致流产或死胎。

忌快餐

快餐的营养成分有欠均衡。快餐中含有太多的饱和脂肪酸，容易导致胆固醇过高，危害心脑血管健康，这样就增加了受孕的不利因素。而且，多数快餐的调味料中都含有大量盐分，对肾脏没有益处，而肾健康才有助于受孕。

忌食罐头食品

很多人都喜欢食用罐头食品，虽然罐头食品口味多、味道好，但在制作过程中会加入一定量的添加剂，如人工合成色素、香精、防腐剂等。尽管这些添加剂对成人影响不大，但对备孕的女性来说，食入过多则对健康不利，易导致畸胎和流产。另外，罐头食品经高温处理后，食物中的维生素和其他营养成分都已受到一定程度的破坏，营养价值不高，因此，计划怀孕的女性应尽量避免食用此类食品。

不要常吃微波炉加热的食品

微波炉加热油脂类食品时，首先破坏的是亚麻酸和亚油酸，而这两样都是人体必需而又最缺乏的优质脂肪酸。这对孕前脂肪的摄入会有影响，不利于孕育健康宝宝。

不能常吃方便面

方便面是方便食品，为了利于保存，会含有一定的化学物质，对备孕不利，且营养不全面。作为临时充饥的食品尚可，但不可作为主食长期食用，以免造成营养缺乏，影响健康受孕的成功概率。

 不要常吃豆腐

常吃豆腐不利于人类生育。科学家在大豆中发现的一种植物化学物质可能对精子有害，会影响男性的生育能力。

备孕食谱推荐

杜仲猪腰汤

[原料] 猪腰 1 对，桑寄生、杜仲各 30 克，清水适量，精盐少许。

[做法] ❶猪腰剖开去筋络，洗净切块。

❷桑寄生和杜仲用清水洗净后，与猪腰一起放入锅中，加水 7～8 碗，煮沸后转小火，熬至 3～4 碗，调味，分 2 次饮用。

[功效] 本品可壮腰健肾，缓解腰酸背痛等症。

羊腰杜仲五味汤

[原料] 羊腰 1 对，杜仲 15 克，五味子 6 克，葱、姜片、清水各适量，精盐少许。

[做法] ❶将羊腰洗净去臊腺脂膜，切碎放入砂锅内，杜仲、五味子用纱布包好，一起放入锅内。

❷放入葱与姜片，加清水适量，用大火烧沸后，改用小火炖至羊腰熟透，加入精盐，稍煮即成。

[功效] 本品补肝肾，强筋骨，温阳固精。适用于肝肾虚寒引起的腰膝酸痛、筋骨无力、胎动不安、阳痿、遗精、高血压等症。

芝麻粥

[原料] 芝麻 50 克，粳米 100 克，蜂蜜 50 毫升，清水 1000 毫升。

[做法] ❶将粳米与芝麻分别用清水淘洗干净，放入锅内煮沸，先大火后小火，熬成粥状。

②调入蜂蜜，拌匀即可食用。

功效 本品补益肝肾，养血补血，润肠通便。适宜缓解孕期肝肾阴虚，身体虚弱，头晕目眩，贫血，肠燥便秘，四肢麻痹等症。

薏米红豆粥

原料 红豆300克，薏米50克，冰糖、清水各适量。

做法 ①红豆用清水浸泡过夜，不过时间不宜太长，否则会发芽。

②泡好的红豆，用清水过滤一下；锅中倒水，倒入薏米，开火煮至半熟，加入红豆。

③薏米和红豆都煮熟后，依据个人口味加入冰糖，煮至融化即可。

功效 本品健脾胃，利小便。适用于妊娠水肿及慢性肾炎水肿、小便不利。

当归黄瓜肉丝

原料 鲜嫩黄瓜750克，熟瘦猪肉丝100克，当归3克，白糖、醋、姜丝、食用油、开水各适量，精盐少许。

做法 ①将黄瓜洗净去两头，切成3厘米长的粗条待用。

②当归洗净切片，用开水煮熟，捞出放凉，沥干水；将食用油放入锅中热至八成热，放入当归片，出香味后去渣留油。

③将黄瓜条、生姜丝、熟猪肉丝放入盆中，倒入当归油、白糖、醋、精盐拌匀则可食用。

功效 本品具有滋阴润燥、清热利湿、减肥健美之功效。

清炖牛肉

原料 牛排骨肉500克，青蒜丝5克，植物油20毫升，料酒、胡椒粉、葱段、姜块、沸水各适量，精盐、味精各少许。

做法 ①牛排骨肉洗净，切成小方块，放入沸水锅内煮一下，捞出放入清水内漂洗。

②炒锅置大火上，放入植物油烧热，下牛肉块、葱段、姜块煸透，倒入砂锅内，加清水（以浸过牛肉为度）、料酒适量，开锅后用小火炖至牛肉酥烂时，加入精盐、味精、胡椒粉，撒入青蒜丝即可。

功效 此菜具有益脾胃、补气血、除湿气、消水肿、强筋骨等作用。

猪肉芦笋卷

原料 猪肉、芦笋、料酒、姜、蒜末、精盐、咖啡粉、黑胡椒粉各适量。

做法 ❶用料酒、姜、蒜末把猪肉片腌制 10～15 分钟。芦笋洗净，去根去皮，切成长短适中的段。

❷用腌好的猪肉包住芦笋段。

❸把包好的卷撒上咖喱粉、精盐和黑胡椒粉，放入烤箱中烤 7 分钟左右即可。

功效 芦笋的叶酸含量很高，备孕女性常吃可以补充叶酸。

红烧带鱼

原料 带鱼 400 克，大料 1 粒。葱段 3 段，食用油、料酒、酱油、醋、精盐、糖、姜片、蒜瓣、葱段、大料、水各适量。

做法 ❶将带鱼去头、尾、鳞、鳃和内脏，洗净、控干水分后切段。锅中食用油烧至七成热，将带鱼煎至金黄色捞出，倒出多余的油。

❷锅中留少许油，放入大料、葱段、姜片和蒜瓣炸香，淋入少许醋，将带鱼段放入锅中，加入酱油、糖、料酒、精盐和适量水（水面与带鱼面平），用大火烧开，再改用小火烧至汤汁浓稠即可出锅。

功效 带鱼富含优质蛋白质与不饱和脂肪酸。备孕妈妈多吃带鱼有滋补强壮、和中开胃及养肝补血的功效。

三色鸡丝

原料 鸡胸肉 250 克，黄瓜、胡萝卜、金针菇各 50 克，蛋清 1 个，姜丝 5 克，精盐、料酒、鸡精、高汤、水淀粉、植物油各适量。

做法 ❶将鸡胸肉洗净切丝，用蛋清、水淀粉和少量精盐、料酒腌渍 15 分钟。

❷将金针菇洗净，放入沸水中汆烫后过一遍冷水，捞出控干；将黄瓜和胡萝卜洗净、去皮，切成丝备用。

❸锅内加入植物油，烧至六成热，下入姜丝、鸡丝炒散，再加入黄瓜丝、胡萝卜丝、金针菇和适量高汤，翻炒均匀。

❹加入精盐和鸡精调味，即可出锅。

功效 可以补充优质蛋白质、叶酸、维生素C及大量的钾和铁，为孕期打好营养基础。

安心怀孕40周 百科全书

香菇烧菜花

原料 菜花300克，水发香菇100克，葱末、姜末、蒜末各适量，料酒1小匙，精盐适量，鸡精少许。

做法 ❶将菜花洗净，掰成小朵；香菇去蒂，洗净，切成片。

❷油锅烧热，先爆香葱末、姜末、蒜末，再下菜花煸炒。

❸然后把香菇放入一起炒，加精盐、料酒、鸡精，并加入少量泡香菇的原汤，炒熟即成。

功效 这道菜性味甘平，具有益气、补虚、健胃的作用。香菇中的麦角固醇在阳光照射下又能转化为维生素D，能有效促进体内钙的吸收，非常适宜于需要很多钙元素的孕妇食用。

西红柿炒鸡蛋

原料 西红柿250克，鸡蛋1个，植物油25克，白糖、食精盐、水淀粉各适量。

做法 ❶西红柿洗净去蒂后，切成象眼块；鸡蛋打入碗内，加入适量精盐搅匀，用热油炒散盛出。

❷将油倒入锅内，油热后投入西红柿和炒散的鸡蛋，搅炒均匀后加入白糖、精盐再炒几下，然后用水淀粉勾芡即成。

功效 鸡蛋香嫩，味鲜醇厚，营养丰富，能增进食欲，帮助消化，最宜佐餐。从孕前准备到产褥期，西红柿炒鸡蛋都是孕妈妈的营养美食。

红菇绿虾

原料 虾300克，香菇、青红椒各25克，葱、姜各15克，精盐1小匙，白糖1/2小匙，白酒1小匙，淀粉适量。

做法 ❶将虾洗净后，放入白酒、淀粉、精盐、姜片腌10分钟；青红椒、香菇切成块。

❷锅内加入少许植物油烧热，放入虾，炒变色后盛出；放入葱煸香，加入香菇、青红椒翻炒，再倒入虾翻炒，调味出锅即可。

功效 虾营养丰富，蛋白质含量是鱼、蛋、奶的几倍到几十倍；还富含钾、碘、镁、磷等矿物质及维生素A、氨茶碱等，对身体虚弱者及病后需要调养的人是极好的食物。香菇是高蛋白、低脂肪的菌类食物，含多糖、多种氨基酸和多种维生素，体质虚弱者宜常食香菇。

红烧鸡腿

原料 鸡腿 4 只，精盐、咖喱粉各少许，色拉油 3 大匙，奶油 1 大匙，马铃薯 2 个，植物油 2 匙，胡萝卜 1 个，水 2/3 杯，精盐少许。

做法 ① 鸡腿撒盐和咖喱粉，用手擦均匀。

② 在平底锅内放入色拉油、奶油加热，放入鸡腿，表面朝下用中火煎至变色，再翻面，另一面用同法煎，减弱火候，加盖把鸡腿煎熟。

③ 将炸过的马铃薯薄片铺在盘子上，在马铃薯薄片上排码鸡腿，与用奶油、水、精盐煮成有光泽而切成枕形的胡萝卜一起食用。

功效 色泽红润，香甜可口。蛋白质含量尤为丰富，还含有糖、维生素及多种矿物质。

素炒三鲜

原料 竹笋 250 克，芥菜 100 克，水发香菇 50 克，麻油、精盐、味精各适量。

做法 ① 将竹笋切成丝，放入沸水锅里烫一烫，入凉水过凉，沥干水分，待用。

② 将水发香菇切去老蒂，清水洗净，切成丝，待用。

③ 将芥菜择去杂质，清水洗净，切成末，待用。

④ 把炒锅洗净，置于旺火上，起油锅，下入竹笋丝、香菇丝，煸炒数十下，加少许清水，大火煮沸后，转用小火焖煮 3 ~ 5 分钟，下入芥菜末，炒 15 分钟，调味勾芡淋上麻油即可食用。

功效 素炒三鲜是食素者的上佳食谱，内含蛋白质、脂肪、糖类、钙、磷、铁、维生素 B_2 和维生素 B_3 等成分，既营养美味又增强食欲。

烧腐竹

原料 干腐竹 150 克，玉兰片、口蘑片各少许，料酒、酱油、味精、香油、植物油、葱、姜末、水淀粉各适量，精盐、白糖、高汤各少许。

做法 ① 将干腐竹用水发透，挤去水分，切成斜刀寸段。

② 锅内放油烧至六七成热时，先以葱、姜末炝锅，随即烹上料酒，放酱油、精盐、味精、白糖，加少许高汤，将腐竹段、玉兰片、口蘑片下锅同烧。

③ 中火烧一会儿，待汤汁进入腐竹后，稍勾薄芡，淋上香油即可。

功效 本菜富含蛋白质及多种矿物质，非常适合孕前准妈妈食用，且孕后也可适当食用。

里脊菱肉

原料 猪里脊肉 100 克，鲜菱角 500 克，水淀粉 30 克，素油、精盐、味精、葱花、黄酒各适量。

做法 ❶菱角切片，里脊肉切片，用黄酒、精盐、淀粉上浆稍微腌一下。

❷开油锅，油温六成热时投入里脊肉片炒匀出锅，锅留底油，放进菱片稍炒，再下里脊肉片、黄酒、葱花、精盐、味精炒匀，再用水淀粉勾芡即可。

功效 营养丰富，尤其是本菜肴中使用的菱角，可益气健脾，补人体后天之本，增强人体对营养物质的消化吸收能力，怀孕前食之，有益于优生。

小窝头

原料 细玉米面 650 克，黄豆粉 150 克，白糖、小苏打、水各适量。

做法 ❶将玉米面、黄豆粉、白糖放入盆内拌和均匀，逐次加入温水

350 毫升及小苏打，边加水边揉和。揉匀后，用手蘸凉水，将面团搓条，分成小剂，并把每个小剂捏成小窝头，使其内外光滑，似宝塔形。

❷将做好的窝头摆在笼屉上，放进烧开的水锅内，盖严锅盖，用大火蒸 15 分钟即熟。

功效 小窝头色泽金黄，暄软香甜，含有蛋白质和钙、铁、烟酸等多种营养素，营养美味可增强胃肠动力。

桂花馒头

原料 面粉 500 克，鸡蛋 300 克，白糖 100 克，桂花 30 克，青红丝、香油各适量。

做法 ❶面粉入笼蒸熟，晾凉擀开。将鸡蛋打入盆内，加上白糖，用几根筷子朝一个方向不停搅打，再加入熟面粉和桂花，用筷子拌匀。

❷将小瓷碗逐个洗净擦干，抹上一层香油，放进一点青红丝，再将搅好的面糊倒入（大半碗即可），上笼用大火蒸熟，取出扣在盘内即可。

功效 本馒头含丰富的蛋白质、糖类、维生素 A、维生素 B_1、维生素 B_2 及多种矿物质。早餐食用，补充营养和能量。

鲫鱼菠菜豆腐汤

原料 鲫鱼、菠菜各 400 克，豆腐 200 克，姜 4 克，精盐 3 克。

做法 ❶鲫鱼洗净；菠菜根洗净，切段，豆腐洗净切块。将鲫鱼煎至微黄，锅内加适量水，入豆腐同煮。

❷煲半小时后，放入菠菜，生姜滚 3 分钟，最后下调料即成。

功效 健脾利湿、补气养血、消脂养颜。

桂圆大枣阿胶汤

原料 大枣、桂圆各 10 克，阿胶 5 克，蜂蜜适量。

做法 ❶将阿胶打碎，备用。在汤锅内放入大枣、阿胶、桂圆，倒入蜂蜜，加适量的水（要刚好没过大枣）。

❷用大火煮 2 小时左右，即可食用。

功效 适用于气血虚弱、月经量少、贫血等症。

提前做足"幸孕"准备

 ## 孕前要有良好的居住环境

当夫妻决定承担做父母的责任时，定会陶醉在十分美好的憧憬之中。但仅仅这样做是不够的，还要脚踏实地地干些实际的事。为准妈妈、产妇、婴儿提供一个舒适温暖的"窝"，才会使准妈妈顺利度过妊娠、分娩的过程。任何人都离不开衣食住行的问题，准妈妈及将来出世的婴儿更要注意这个问题。

好的居住环境不仅有利于身体健康，也会使人心情愉悦，而且对精子和卵子的健康以及它们成功结合、受精卵在子宫内着床和之后胎儿的成长

都是非常有益的。

理想的居住环境是孕育后代必不可少的条件，不论是宽敞舒适的住房还是狭小拥挤的住房，最首要的是解决阳光照射和室内保温的问题。

要选择向阳的房间做卧室，最好是有充足的阳光，光线柔和，亮度适中，通风良好。居室要相对宽敞一些，不可放过多家具和物品，室内宽敞，会使人心情宽松平和，利于情绪的调整。清洁卫生有利于身体健康。

（1）住在阴暗的房间内，孕妇及将来出生的孩子得不到阳光的照射，身体中钙的吸收就会受到影响，进而影响孕、产妇及孩子的骨骼发育。由于没有阳光，室内阴暗潮湿，还会增加产妇的产后病，如关节疾患等。另外，在阴暗湿冷的室温中换尿布，还会增加婴儿患感冒等疾患的可能。所以，保持室内阳光充足是十分重要的。如果住房条件不好，应尽可能减少室外高大树木对室内阳光照射的影响，同时将玻璃窗擦洗干净，增加采光度。冬季的住房更要解决保温问题，具体做法是增设取暖设施，维修好房屋等。

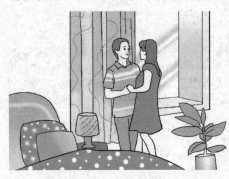

（2）居室的布置应协调。房间的色彩应与家具的色彩相互配合，居室的色彩具有强烈的心理暗示作用：白色给人以清洁朴素、坦率、纯真的感觉，蓝色给人以安宁、冷静、深邃的感觉。这两种颜色都可以使人的神经松弛，体力和精力得到很好的恢复。房间中各种色彩的合理搭配，可以使紧张劳累了一天的孕妇回到家后尽快地消除疲劳。而选择孕妇喜爱的颜色、图案来装饰居室，更可使孕妇心情舒畅、精神愉悦，有利于腹中小生命的发育。

（3）居住的环境应远离嘈杂。环境过于嘈杂不利于孕妇休息，也不利于婴儿的生长发育和产妇恢复，所以应尽量选择宁静的居住环境。另外，孩子出生后，可能需要保姆或祖父母的照顾，因此，房子是否有足够的空间，也是应该考虑的。

（4）居室中要有适宜的温度和湿度，有利于女性的休息。一般，温度保持在 20～22℃，湿度保持在 40%～50%，温湿度太高或太低会使人感到身体不舒适，影响工作和生活，出现烦躁、不安等情绪，同样会影响健康及排卵，不利于受孕。

（5）床铺要放在远离窗户和相对背光的地方，卧具要舒适、卫生，不要睡在过软的床上。被褥床单等要选用全棉的。枕头内的填充品和枕头的高低要适宜，一般夏季用蚕沙或茶叶枕芯，冬季选用蒲绒、木棉枕头，荞麦皮枕芯无论冬夏都适合。居室要经常开窗通风，保证空气新鲜，尽量少用空调，居室内摆放几盆绿叶植物，既可增添绿意，还可净化空气。

 ## 孕前必要的经济准备

迎接宝宝的到来是一件很开心的事情，但是在计划怀孕的过程中，有一些现实的问题和令人担心的问题会让未来的爸爸妈妈感到不安。如果你是在担心现今的财政状况适不适合要一个孩子，那么就必须在怀孕前考虑下面这些事情。

孕期的生活费用

怀孕期间花费最大的是生活费用。从怀孕开始，就要调剂饮食，以满足孕妇身体对营养物质的需求。这就要求在计划怀孕时将这部分开支考虑在内。

怀孕使女性的身体外形发生改变，过去的衣服已经不能穿了，这就需要购置孕妇装、保护孕妇和胎儿的腹带等。还要购买孕妇专用的化妆品，在计划孕期费用时，应适当考虑这些方面的开支。

怀孕后的医疗、生产费用

在孕产期，为保证胎儿和孕妇的安全，同时为生产做必要的准备，例行的产前检查是不能免的。怀孕期间，有可能会出现许多意想不到的事情，如前置胎盘、早产等。在做费用计划时，应将这些可能出现的意外考虑在内。

为了保证母婴安全，孕妇应在医院分娩，因此应考虑到分娩时的手术费用、住院费用以及新生儿出生后的费用。

在计划孕期和生产的费用时，应适当地准备宽绰一些，以备不时之需。

相关的书籍和磁带

怀孕前还应准备一些胎教音乐唱片、磁带等。音乐能够陶冶性情、加强修养、增进健康和激发想象力，因此，胎教音乐对于促进孕妇和胎儿的身心健康具有不可低估的作用。另外，还应该准备一些指导孕产期保健的书籍，以帮助孕妇科学正确地认识生命诞生的过程，实现优生优育。在做预算时，要考虑这方面的支出。

防止室内污染

现代化的生活给人们带来了方便，同时也产生了很多问题，其中家居环境污染带来的危害是不容忽视的，因室内污染造成的流产、早产、畸形儿的报道，让很多打算怀孕的夫妻忧心忡忡。所以在怀孕之前，一定要想办法避免。

现代人居家越来越注重房屋装修，为了住得舒适，绝大多数人在入住新居前要进行精心装修，但住得舒心却不一定住得健康，尤其是准备怀孕的年轻夫妇，装修前一定要三思而行。

家装带来的污染对优生是一个很大的威胁，据了解，家居污染有害物的来源主要是：装修材料和家具，有害物质主要是由涂料和家具释放出来的甲醛、苯、氨气、氢气所致的化学污染，还有由装修材料释放出来的电磁辐射等造成的物理因素的污染。另外，新装修的房屋中湿度较大，易使有害物质和粉尘微粒滞留于室内，这样的环境对身体健康非常不利。因此，凡是准备要宝宝的夫妇，不要住进新装修的房子，更不能住进用劣质材料装修的房子。

 空调房必须开窗换气

炎炎夏季，大家都纷纷躲进空调房里享受冷气的吹拂。对于整天处于低温空调下，同时又穿短衣短裙的女性来说，手脚散热很快，易引起血管舒缩失调。这样的寒冷刺激很可能影响卵巢功能，使排卵发生障碍，出现月经失调或腹部疼痛，会给优生带来很大的影响。另外，长时间开空调，空气较污浊，吸入肺中有碍身心健康。所以，开启空调的房间要经常开窗换气，以确保室内外空气交换，使室外新鲜气体进入，保持室内空气的清洁。

注意卧室内的空气卫生

多数人的大部分时间是在室内度过的，其中又有 1/3 以上的时间在卧室内度过。因此，讲究卧室卫生对身体健康有着非常重要的意义。

要改善卧室空气质量，就需要注意增加通风换气的时间。早晨起床后和晚上睡觉前，应开窗通风或用排气扇换气，自然通风至少需 30 分钟，机械通风也需 15 分钟以上。另外，清洁卧室家具或地面垃圾时，宜使用湿抹布或拖把进行湿式清洁，最好不要用掸子、笤帚一类的清洁工具，避免做"灰尘搬家"的无用功。

预防家电的噪声污染。现在，各种大大小小的家用电器已经涌入了每个家庭，这些常用电器给我们的生活带来方便的背后，会不会带来不好的影响呢？没错，家电噪声污染都是潜伏在现代家庭和备孕妈妈身边的新隐患。

长期经受家电的噪声刺激，可使人出现头晕、耳鸣、疲倦、失眠、记忆力减退等症状，若备孕妈妈长期受噪声的威胁，还易发生月经不调，受孕后较易流产及早产。

控制噪声的产生，应该从自己和家人做起。在购置家用电器时，要选择质量好、噪声小的；尽量避免各种家用电器同时使用；一旦家用电器发生故障，要及时处理，因为带病工作的家用电器产生的噪声比正常工作的声音大得多；可进行室内噪声检测，然后根据污染源采取相应的措施，如果是由外界造成的噪声污染，可与有关部门联系解决。

孕期养花有讲究

在居室内摆放几盆花草，既有美化环境、增添雅兴的作用，也能调节空气，但也有很多花草会影响健康，准爸妈们要谨慎选择。

   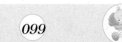

卧室内不宜摆放过多的植物

一般花卉在夜间会同人一样吸收氧气，呼出二氧化碳。因此，居室内若放花草太多，就会造成花草与人争氧气的现象，影响人体健康。

在准妈妈的居室内，不宜放松柏一类的植物，因为气温高时，松柏较浓的气味会影响到准妈妈的食欲，令其感到恶心、厌烦。另外，有一些花草含有对人体有害的物质，如五彩球、洋绣球、仙人掌、报春花等易引起接触过敏。如果孕妇的皮肤触及它们，汁液弄到皮肤上，会发生急性皮肤过敏反应，出现疼痒、皮肤水肿等症状。此外，还有一些具有浓郁香气的花草，如茉莉花、水仙、木兰、丁香等，会引起孕妇嗅觉不敏，食欲缺乏，进而出现头痛、恶心、呕吐等症状。所以，孕妇的卧室最好不要摆放花草，尤其是芳香浓郁的盆栽花。

孕期的卧室里不宜摆放的花草

水仙、玫瑰、月季、兰花、百合花、夜来香、曼陀罗、断肠草等花草含有剧毒。紫荆花、含羞草、夹竹桃等散发的物质会让人皮肤或呼吸道过敏。一品红、郁金香、万年青、虞美人、水仙花、南天竹、黄花、杜鹃等如果误服，容易中毒。

孕期要暂别宠物吗

现在很多年轻人都喜欢驯养小动物，以此来丰富自己的感情生活，尤其是以养狗和养猫者居多，这些可爱的小动物能缓解工作带来的压力，从而促进身心的健康。可以说，宠物已经成为他们生活的伴侣。但对于那些准备怀孕的女性来说，最好远离宠物，以免感染弓形虫病。

弓形虫病是一种寄生虫疾病，可以通过宠物进行传染。弓形虫可通过母体的血液、胎盘、子宫、羊水、阴道等多种途径，使胚胎或胎儿感染，从而引起流产、死胎或严重的脑、眼等部位疾患。所以怀孕前最好与自己的宠物做一个短暂的告别。

如果对自己的宠物已经有了深厚的感情，那么，一定要在怀孕前为自己和宠物做一个检查，如果体内抗弓形虫抗体为阳性，那么备孕妈妈就可以把它们留在家里，需要注意的是，应该至少每月带宠物去医院检查一次，以确保百分百安全。

孕期怎样挑选护肤品 ·······················

怀孕后皮肤容易敏感、长痘、干燥或出油。要避免这些问题，最重要的是清洁和保湿，一定要针对自己的皮肤状态选择护肤品，而且要缩短护肤流程，护肤品用得越少越好，多让皮肤处在自然呼吸的状态。

相对安全的护肤品

婴儿油、婴儿霜：婴儿护肤品一般含化学添加剂少，性质温和，刺激性低，具有基础的保湿润肤效果。

纯植物护肤品：植物护肤品用料比较天然，很少有过敏的情况发生。但市售的此类护肤品鱼龙混杂，购买时一定要用心辨别，选择正规厂家的正规品牌。

孕妇专用护肤品：这类护肤品是专门针对孕妇设计的，专业性强，安全无刺激，整个孕期都可以使用。

禁用的护肤品、化妆品

美白祛斑霜：这类化妆品中一般都含有铅和汞，长期使用会严重危害人体的神经、消化道及泌尿系统。

口红、唇彩：口红和唇彩中的羊毛脂具有很强的吸附力，能将空气中的尘埃、重金属离子及大肠杆菌之类的有害物质吸附在嘴唇黏膜上。你在喝水、吃东西时容易将这些有害物质带入体内，危害胎宝宝的健康。

指甲油：指甲油中含有高浓度的甲醛、苯二甲酸酯、钛酸酯及化学染料等有害的化学物质，很容易穿透你的指甲层，进入皮肤及血液，对胎宝宝产生不利的影响。

染发、烫发剂：染发剂大多含有硝基苯、苯胺、铅等有毒的化学物质；冷烫精容易对胎宝宝的大脑神经系统造成不良影响。

洗脸、护肤三部曲

洁面。用温水打湿面部，取少许洁面乳用水揉开，轻轻按摩面部，避开眼、唇部。洁面时间不要太长，以不超过 1 分钟为宜，然后用流动的水冲洗干净。

用毛巾将面部的多余水分轻轻压干，然后立即涂抹保湿化妆水，并用手轻轻拍打至完全吸收。涂抹乳液（干燥季节可换用乳霜），并用指腹按照从下到上、从里到外的方法轻轻打圈按摩。

孕期服饰要备好

怀孕是一生中一段特别的日子，穿得漂亮，自己心情愉快，周围的人会欣赏你，宝宝也一定为他美丽的妈妈而自豪。选择舒适合体的孕妇装，有利于你自身身体以及胎儿的生长发育，帮助你舒适安全地度过这段特别的日子。选择孕妇装时要遵循简洁明快、宽松舒适和透气的原则。

外衣

上下分身的衣服便于活动、穿脱自如，比较适合还在工作的准妈妈穿。

裤子

选择裤装时，裤腿以合身的松紧度为好，大腿和腰部应该比较宽松，以突起的腰围为准。一般来说，虽然塑身裤具有收缩腰身、腹部和臀部，美化体形的功能，但是由于其在妊娠过程中会压迫到腹部，因此最好不要穿，可代之以孕妇专用塑身裤。孕妇专用塑身裤可以使腹部保持温暖，其专业的设计也会使隆起的腹部感到舒适。孕妇专用塑身裤的优点之一是里面添加了紧腹带，在设计上可以根据腹部的大小任意调节腰身，因此从妊娠第 5 个月至分娩都可以穿。在挑选产后穿的塑身裤时，应当选择可以按照体形的恢复状态调节腹部或腰围的塑身裤。

裙子

准妈妈穿裙子不会对腹部产生压力，夏天穿着漂亮又实用。但冬天最好以裤子为主，因为穿裙子行动不便。

文胸

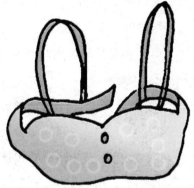

从怀孕到生产，乳房约增加到两个罩杯大，准妈妈应该在此基础上选择较为宽松的文胸，使乳房没有压迫感为宜，避免影响乳腺发育。而且，过紧的文胸还会因与皮肤摩擦而使纤维织物进入乳管，造成产后无奶或少奶。另外，怀孕期间乳房的重量增加，下围加大，最好穿软钢托的文胸，如无支持物，日益增大的乳房就会下垂，乳房内的纤维组织被破坏后很难再恢复。最后，文胸的肩带最好选宽一些的，以免勒入皮肤，韧带应该可调节，前扣型文胸便于穿脱及产后哺乳。

内裤

备孕妈妈的腹部是重点保护部位，一定不能让它受一点点委屈。所以，为了不妨碍血液循环，即使是怀孕初期，也不要选择三角紧身内裤、有收腹功能的内裤和腰部、大腿根相对较紧的内裤。可选择上口较低的迷你内裤或上口较高的大内裤，最好有一定的弹性，伸缩自如，以适应不断变大的腹部。

防护服

对于需要整天面对电脑、复印机等办公电器的怀孕女性来说，应穿上防护服。有关专家介绍，防护面料的防护性能指标一般在 20 ~ 40 分贝，个别做得比较好的可以达到 50 分贝，近距离在电脑、复印机前工作，穿着电磁防护服能起到一些防护作用，但防护服防电磁辐射能力不可能达到 100%，而且其防辐射功能是有寿命的，不能完全依靠它。

为自己选择一双舒适的鞋子 ●●●●●●●●●

对准妈妈而言，一双合适的鞋子显得格外重要。准妈妈的脚长是随着体重的变化而改变的。这就要求准妈妈的鞋子要格外合脚与舒适。选择孕妇鞋应该注意以下几个原则。

（1）挑选鞋的尺码时必须注意坐姿、站姿和走姿之间的延伸量，约比脚长多出 10 毫米。

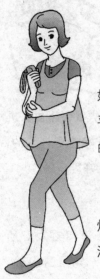

（2）选择圆头且有一定肥度、鞋面材质软硬适中的鞋子。

（3）尽量选择不系鞋带、松紧带或者有魔术贴的鞋子。

（4）要根据脚的变化随时更换鞋子，尤其在孕晚期，准妈妈的脚部可能会有水肿，理想的鞋跟高度为 15～30 毫米。平跟的鞋子虽然可以接受，但是随着体重的增加及重心后移的影响，在产后往往会有足底筋膜炎等足跟部位的不适。

（5）选择鞋底耐磨度好且止滑性较佳的鞋子。

（6）多准备几双鞋子替换，换下来的鞋子要及时放在干燥通风处。要准备雨天穿的鞋子，因为准妈妈的脚部如果受潮的话，很有可能引起感冒。

总之，准妈妈孕期的鞋子选择一定要以舒适、实用、方便为原则，暂时告别高跟鞋吧，这一切都是为了胎宝宝和你的安全。

健肾运动要常做 ●●●●●●●●●●●●●●

夫妇双方要生一个健康聪明的宝宝，在孕前一定要注意养肾，使肾中之精不断充盈。那么，如何通过运动养肾呢？

常做养肾功

（1）屈肘上举：端坐，两腿自然分开，双手屈肘侧举，手指伸直向上，与两耳平。然后，双手上举，以两肋部感觉有所牵动为度，随即复原。可连做 10 次。

    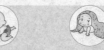

（2）抛空：端坐，左臂自然屈肘，置于腿上，右臂屈肘，手掌向上，做抛物动作 3～5 次；然后，右臂放于腿上，左手做抛空动作，与右手动作相同。每日可做 5 遍。

（3）荡腿：端坐，两腿自然下垂，先慢慢左右转动身体 3 次，然后两脚悬空，前后摆动十余次。此动作可活动腰、膝，有益肾强腰的功效。

（4）摩腰：端坐，宽衣，将腰带松开，双手相搓，以略觉发热为度；再将双手置于腰间，上下搓摩腰部，直至腰部感觉发热为止。搓摩腰部，实际上是对腰部命门、肾俞、气海俞、大肠俞等穴的自我按摩，而这些穴位大多与肾脏有关。

（5）"吹"字功：直立，双脚并拢，两手交叉上举过头，然后弯腰，双手触地，继而下蹲，双手抱膝，心中默念"吹"字音。可连续做 10 余次。本功属于"六字诀"中的"吹"字功，常做可固肾气。

气功补肾

气功是通过调节呼吸与意念的方法达到补肾强精的作用。肾虚患者应以意守丹田（脐下 3 寸）为主。练功时，体弱者宜静坐或侧卧，体强者可采用站立式、骑马式。全身放松、舌顶上腭、平心静气，意守丹田，两目微眯，呼吸缓慢匀细，吸气时收腹，呼气时腹部复原。每次 20～30 分钟为宜，选择晨起或睡前均可。

强肾保健功

（1）搓揉头皮法：肾主骨，其华在发。搓揉华发，即可疏通经络，补肾益腰。可用左右手交替轻轻揉摩头皮，早、中、晚各 1 次，可防治中年眩晕和过早白发、脱发。

（2）叩牙固齿法：肾气与牙关系密切，肾气充则牙齿坚固。经常叩上下牙齿，有益齿根，气血流畅，延迟牙齿脱落。

（3）吞津咽唾法：中医认为，唾液乃肺之外液，静坐吞津可补肺生津，而肺为水源，五行之中为金，金生水，肾为水脏，故补肺之所以补肾也。吞津咽唾之法可与叩齿或练气功相结合，每日进行次数与时间不限，多多为善。

（4）鸣天鼓耳法：其法以两手掌紧贴两耳，压紧外耳道，然后以中指和食指交替弹击后脑；耳中听见如打鼓之声，故名。每日 2 遍，每遍 30 次以上。有益于肾气上输至脑及两耳，能健脑聪耳，防治耳聋耳鸣。

有助于分娩的骨盆运动

骨盆是由骶骨和两侧髋骨构成，形状如盆，所以叫作骨盆。女性骨盆一般比男性的更宽、更轻、更浅并且更圆，这样分娩时胎儿的头和身体才易于通过。另外，在女性两边的骨盆交接处的关节也没有男性的硬，分娩时骨盆可以扩大。女性的骨盆是天生为分娩"设计"的，对于女性来说，骨盆和盆腔的运动同样非常重要。

骨盆前后运动

双脚同肩宽站好（不要穿高跟鞋），在上半身不动的情况下将脚跟提起放下。直到做到上下用力分开，上半身完全不受影响，不参与发力才算合格，如果你的头一上一下地跟着动就还没有过关。

骨盆左右运动

站立，双手各掐同侧骨盆，然后让骨盆平转，左边骨盆向前，同时右边骨盆向后，然后反过来做，反复。

需要极力避免的是单侧环绕运动，不要让一侧骨盆动得更多另一侧骨盆动得更少，或者一侧骨盆动得早另一侧骨盆动得晚，要同动。骨盆虽然只有一个，但是大多数人的骨盆运动习惯于一侧绕着另一侧运动，不习惯两侧同时运动，但是只有两侧同时动才会让上半身处于稳定状态。

如果你走路的时候头部是左右晃动的或者上下抖动的，那么赶快来学习一下这两种骨盆运动吧。

运动可防骨盆变形

从医学角度说，只有在女性绝经后晚期，骨质疏松严重或发生骨折的时候，才会发生骨盆变形。也就是说，当身体衰弱或绝经期后期，雌激素水平下降导致钙流失，出现严重骨质疏松或发生骨折时，骨盆有可能发生变形。

所以要想防止骨盆变形，防止骨质疏松是关键。而骨盆运动恰恰可以做到这一点。所以，如果你不想让你的骨盆变形，就加入到骨盆运动的行列里来吧！

哪些工种的孕妇需调岗

随着社会的不断发展，女性从事的工作比较多样，但有些岗位的女性应在考虑受孕时暂时调换工作岗位。比如下面一些工种。

医务工作者

某些科室的临床医生、护士在传染病流行期间，经常与感染各种病毒的患者密切接触，而这些病毒（主要是风疹病毒、流感病毒、巨细胞病毒等）会对胎儿造成严重危害。因此，临床医务人员在计划受孕或早孕阶段若正值病毒性传染病流行期间，最好加强自我保健，严防病毒侵害，或暂时调离这个科室。

某些特殊工种

经常接触铅、镉、汞等金属，会增加妊娠女性流产和死胎的可能性，其中甲基汞可致畸胎；铅可引起婴儿智力低下；二硫化碳、二甲苯、苯、汽油等物质可使流产率增高；氯乙烯可使婴儿先天痴呆率增高。

接触电离辐射的工种

研究结果表明，电离辐射可严重损害胎儿发育，甚至会造成畸胎、先天愚型儿和死胎。所以，接触工业生产中的放射性物质，从事电离辐射研究、电视机生产以及医疗部门的放射线工作的人员，均应暂时调离工作岗位。

高温作业、震动作业和噪声过大的工种

有研究表明，工作环境温度过高，或震动过剧，或噪声过大，均可对胎儿的生长发育造成不良影响。

密切接触化学农药的工种

已证实许多农药可危害女性及胎儿健康，引起流产、早产、胎儿畸形等。因此，从事农业类工作的女性应从准备受孕起就远离农药。

提前学习药理知识 ●●●●●●●●●●●●●●●●●●●●●●●●●●●●●●●●

当夫妻双方决定怀孕后，之前的一切避孕方式当然要抛弃了，而且，如果曾经使用药物避孕的话，还要留给身体足够的时间来代谢，把这些药物排出体外。另外，如果有可能的话尽量停用一切不必要的药物，以免药物中含的致畸成分影响受孕，让妻子的身体恢复到最佳状态，让宝宝变得更健康。

一般情况下，女性在怀孕时使用药物都应该很慎重，但孕前就不是那么重视了。在准备怀孕后孕妈妈要避免使用吗啡、红霉素、利福平、阿司匹林等药物，以免影响卵子的受精能力。激素、某些抗生素、止吐药、抗癌药、安眠药等，都会对生殖细胞产生一定程度的影响。

在计划怀孕期内需要自行服药的女性，应避免服用药物标识上有"孕妇禁忌"字样的药物。有长期服药史的女性也一定要咨询医生，明确安全停药的期限，这样才能确定安全受孕时间。

谨慎用药不仅仅针对孕妈妈，准爸爸也要严格遵守。其实，很多药物包括避孕药，均会影响精子的生存质量，甚至会引起精子的畸形；男性含有药物的精液可通过性交排入阴道，经阴道黏膜吸收后进入女性血液循环，从而影响受精卵，产生低体重儿及畸形儿。其他影响男性精子质量的药物有抗组胺药、抗癌药、咖啡因、吗啡、类固醇、利尿药、壮阳药物等，这些药物不仅可致新生儿缺陷，还可导致婴儿发育迟缓、行为异常等。

孕妈妈要提前6个月停服避孕药。那是因为在停药的前几个月，卵巢的分泌功能尚未恢复正常，子宫内膜也相对薄弱，不能给受精卵提供良好的"孕床"。因此，至少提前6个月停药，以代谢体内残留的药物，恢复卵巢功能和子宫内膜的周期。对避孕栓、避孕药等化学药物，在有了明确的怀孕计划后，一定要停止使用这种方式，以免残留的化学药物危害精子的健康。孕妈妈在孕前的准备阶段，不妨选择避孕套或阴道隔膜这种不会损害精子和卵子的质量，并且可靠性也很高的方式作为过渡，选择最优的卵子来孕育自己的宝宝。

二胎妈妈的特殊准备

随着二胎政策全面放开，不少家庭要着手备战二胎，很多家庭将搁浅许久的二胎计划又提上了日程。但是，对于女性而言，再生一个孩子不是一件小事，可能会带来不少的"麻烦"，需要做很多方面的准备，很多问题需要花精力去解决。

响应政策备战二胎妈妈们该做好那些准备呢？

做好思想准备

生二胎到底意味着什么呢？当你计划要二胎的时候，就应该想到伴随着二胎带来的"麻烦"。二胎可能会耽误你事业的发展，也可能会因为再生一个孩子而身材走样，难以恢复，还可能会从此不能在晚上睡个安稳觉。还会有更多的经济投入，更多的情感投入，更复杂的人际关系。你确定已经做好了接受这一切的思想准备了吗？

保持身体健康

如果已经做好再要一个孩子的思想准备，那就开始着手准备吧。基于第一胎的经验，准爸妈们应该都是轻车熟路。首先，要到医院进行一次全面的孕前检查，以保证生育出健康的婴儿实现优生。高龄产妇属于高危妊娠的范畴，期间会出现胎儿畸形、早产、难产等的可能性会增加，这是因为随着女性年龄的增长，卵巢逐渐衰老退变，产生的卵子老化，发生染色体畸形的机会就会增多，所以孕前检查不容忽视。其次，戒掉一切不良习惯，如熬夜、抽烟、喝酒等，保持规律的作息时间。为了让你的孩子更加健康，请坚持锻炼，以保持健康的身体状态。最后，定期做身体检查，不要因为健康问题而影响你的孩子。

二胎受孕时间

头胎分娩方式决定二胎受孕时间。第二胎分娩的时间，要根据第一次分娩的情况合理安排。第一胎顺产的话，那哺乳期结束后就可再怀孕，但综合考虑适应度等问题，建议一年后再受孕；第一胎剖腹产的话，需要两年后再考虑受孕，否则孕期有子宫破裂的风险。孕前检查合格后开始备孕。谨记在生病（感冒、发烧、头晕等）时，切勿滥用药，服药前一定要确认自己是否怀孕，确定怀孕需咨询医生后用药。

稳定家庭财务

经济基础无疑也是要二胎的必要条件。倘若你的思想和身体健康状况都已经做好了要生二胎的准备，那就看看你的家庭财务状况是否可以承受再生一个小孩所带来的影响吧。如果不能，你可能需要先解决家庭财务方面的问题。

储备教育资金

家里有孩子，教育肯定是需要重视的问题，父母们应提前做好资金准备。对于想生二胎的家庭来说，这个问题则更加需要重视，毕竟供一个孩子上学和供两个在教育资金需求上的差异可不止一点点。至于教育资金的储备方式，可以根据实际的经济情况合理储备。

安抚好"大孩子"

在"单独二胎"政策出台之后，不少父母忽视大孩子的感受，"擅自"怀了二胎，导致出现了不少的问题。所以，切记在要二胎前要和大孩子商量。此外，二胎生下来后，也要平衡好对两个孩子的关爱，不能厚此薄彼，让大孩子产生失落感。

第二篇

孕早期，新生命的缔造

孕1周 准备好了吗

奇妙的旅程开始了

宝宝发育刻度尺

　　第1周还不存在胎儿，精子和卵子分别在你和你的伴侣体内。受精卵在孕3周形成，并在孕4周完成着床，此时羊膜腔才形成，但体积很小。B超还看不到妊娠迹象。

准妈妈的变化

　　子宫是女性内生殖器中的一部分，孕育生命从子宫开始，子宫常被称为宝宝的摇篮，当受精卵经过输卵管着床于子宫后，小小的生命就将在女性子宫内开始漫长的成长。孕妈妈在此时还没有受孕，但如果观测基础体温，则会发现仍保持排卵期的较高温度而没有降低。

怀孕的早期征兆

　　自从精子与卵子相结合的那一刻起，一个新生命的孕育便悄然开始。在母腹的小世界里，新生命静静地生长，每天都会有奇妙的变化。月经突然不来了，许多备孕妈妈心中一喜。众所周知，这是处于备孕阶段的有效怀孕信号。实际上，生活中还有一些小变化可以帮助女性做出怀孕判断。越早确定怀孕，越能及早做好怀孕的准备工作，这对母子双方的健康都有好处。在怀孕早期，准妈妈的身体会发生一系列的生理变化。只要孕妈妈用心注意，你的身体就会告诉你已经怀孕了。

停经

停经是怀孕的第一信号。只要有性生活的女性都应该记住自己的月经日期，可用日历做记号。一般来说，如果停经超过1个星期，就可以怀疑已经怀孕，到医院做检查以确定是否怀孕。如果怀孕超过1个月，医生便能大致查出怀孕征象，怀孕就比较容易肯定了。有极少数女性，虽然已经怀了孕，但是在该来月经的时候，仍然行经一两次，不过，来的经血比平常要少，日期也短些，这在中医上称为"漏经"，真正原因尚不十分清楚。

呕吐

呕吐是多数孕妈妈都会经历的，有的敏感的女性在很早的时候就有可能产生孕吐。一般发生在停经40天左右，大部分孕妈妈都会出现孕吐现象，尤以早晨空腹时最为明显。多数人会有食欲缺乏、消化不良等症状，轻的感觉厌油腻，重的表现为厌食。有些孕妈妈还会突然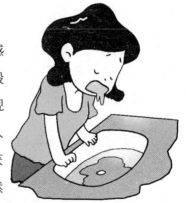特别厌恶某种气味，甚至觉得不可忍受。有些则表现出对某种食物的特别偏爱，如喜欢酸、辣的食物等。也有的孕妈妈在某一时期特别想吃某种食物，但当真正吃到时，又可能突然不想吃了。

基础体温变化

正常情况下，育龄女性的基础体温如下：月经自来潮到中期（下次月经前2周）为低体温，之后为高体温（比前段体温升高0.4℃左右）的典型双向型体温，如果后段时间的体温一直处于高温，并超过21天月经仍不来潮，则属于怀孕。假若体温高低不稳，而且悬殊较大，多属于黄体功能障碍，胎儿往往发生危险，必须及时治疗。

乳房变化

怀孕后，在雌激素和雄激素的共同刺激下，从第8周开始，孕妇的乳房逐渐增大，有发胀感，乳头有刺痛感，乳晕颜色变深、变大，并出现褐色结节，乳房皮下可见经脉扩张。这种乳房发胀不会伴有发热，也不会有其他异常现象，仅仅是一种正常的生理反应。

胃口的改变

有些孕妈妈在月经期过不久的时候（2个星期左右）就开始发生胃口的改变。常发生在早晨起床后，有恶心、泛酸、食欲缺乏、挑食等现象。有些人简直不想吃甚至要呕吐，有些人很想吃些酸味的东西。这些症状称为早孕反应，一般经过半个月至1个月就会消失。

小便增多

怀孕初期，许多孕妈妈有尿频的情形。有的每小时1次，这是子宫增大后压迫膀胱引起的。在怀孕3个月后，子宫长大并越出骨盆，症状会自然消失。这种尿频，没有尿痛、尿急的感觉，更没有疼痛的症状，与尿路感染有本质的区别。

贪睡慵懒

怀孕后因为激素分泌增加，所以，体温会稍稍增高，全身新陈代谢也较旺盛，因此容易变得贪睡、易昏睡、慵懒，此阶段应有适量的休息时间。

   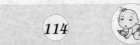

如何确定自己怀孕 ●●●●●●●●●●●●●●●●●●●●●●●●●●●●●●●●●

 早孕试纸测试法

怀疑自己怀孕后，可用市售的早孕诊断卡按说明进行自我诊断，而且在月经过期的当天或同房后一周左右就可检测，做出初步判断。

为了减少测试不准确的概率，在去卫生间进行具体操作之前，要仔细读测试卡使用说明，然后要小心谨慎地按照说明去做，遵守测试时间，5 分钟内读取结果。化学药剂时间长了就会失效，最好注意包装盒上的有效日期，不要使用过期的测试卡。

一般情况下，早孕试纸检测有两种结果：将尿液滴在试纸上的检测孔中，如仅在试纸的有色区出现一条有色带，表示未受孕；反之，如在检测区出现明显的色带，则说明是阳性，已经发生妊娠。

这种检测方法有快速、方便、灵敏、特异性高的优点，可避免与绒毛膜促性腺激素有类似结构的其他蛋白激素引起交叉反应。但是，自测早孕的女性只能将早孕试纸检测作为一种初筛检查。

虽然许多试纸都表明女性在错过经期一天后便可测试，但事实上，这是因人而异的。为了让结果可信些，最好还是在月经推迟二周后再检测，而且用早晨第一次排出的尿液检测，测出结果最可靠。如果测试结果，呈阳性但很不明显，多半是怀孕了。早孕试纸的测试结果受很多因素的影响，虽然产生阳性结果不像产生阴性结果那样误诊率高，但也有不少非怀孕因素会导致测试结果呈阳性。例如近期有过流产、卵巢肿瘤等病症，或服用一些生育类药品，都可能导致检测的失误。

因此，育龄女性出现停经，不要仅仅依靠一次早孕试纸自测来判断自己是否妊娠。为更准确一些可以在 3 天后再测一次。当然，如果怀疑自己怀孕了，最好还是去医院进行全面检查，尤其是呈弱阳性者，以便采取措施。

黄体酮测试法

如果体内孕激素突然消失，就会引起子宫出血。对于以前月经有规律，而此次月经过期，疑为早孕的女性，可以用黄体酮试验辅助诊断早孕。给受试者每日肌内注射黄体酮（即孕激素）10～20毫克，连用3～5日，如果停药后7天内不见阴道流血，则试验阳性，基本上可以确定怀孕。

宫颈黏液测试法

宫颈黏液结晶的类型，对诊断早孕有非常重要的意义。女性在怀孕后，卵巢的"月经黄体"不仅不会萎缩，反而会进一步发育为"妊娠黄体"，分泌大量孕激素。因此，宫颈液涂片测试后会显现出许多排列成行的椭圆体，医生依此可断定是怀孕现象。如果月经期过了而宫颈黏液涂片中见到的是典型羊齿叶状结晶，那就绝对不可能怀孕。

B 超检查

如果B超中发现子宫体积变大，同时子宫内壁变厚，就能确认怀孕了。在怀孕4周多时，利用B超检查能确认胎囊状态，并由此诊断出孕妈妈是正常怀孕还是宫外孕。所以，即使早孕试纸显示已怀孕，孕妈妈也要在怀孕一个多月时去医院接受B超检查。

预产期的计算方法

预产期，即孕妇预计生产的日期。由于难以准确判断孕妇受孕的时间，所以医学上规定，以末次月经的第一天开始计算，往后推280天左右即预产期，即妊娠维持40周，相当于10个月的时间。预产期一般可以通过以下方法来进行计算。

根据末次月经计算

末次月经日期的月份加9或减3，为预产期月份数；天数加7，为预产期日。例如：末次月经是 2014 年 4 月 15 日，日期 15 + 7 = 22，月份 4 - 3 = 1，预产期为 2015 年 1 月 22 日。

根据胎动日期计算

如孕妇记不清末次月经的日期，可以依据胎动日期来进行推算，一般胎动开始于怀孕后的 18 ~ 20 周。计算方法为：初产妇是胎动日加 20 周；经产妇是胎动日加 22 周。

根据基础体温曲线计算

将基础体温曲线低温段的最后一天作为排卵日，从排卵日向后推算 264 ~ 268 天，或加 38 周。

根据 B 超检查推算

医生做 B 超时，根据测得的胎头双顶间径、头臀长度及股骨长度即可估算出胎龄，并推算出预产期。

从孕吐开始的时间推算

孕吐一般出现在怀孕的第六周末，即末次月经后 42 天，向后推算至 280 天即为预产期。

根据子宫底高度大致估计

如果末次月经日期记不清，孕妇还可按子宫底高度大致估计预产期。妊娠四月末，孕妇子宫高度在肚脐与耻骨上缘当中（耻骨联合上 10 厘米）；妊娠五月末，子宫底在脐下 2 横指（耻骨上 16 ~ 17 厘米）；妊娠六月末，子宫底平肚脐（耻骨上 19 ~ 20 厘米）；妊娠七月末，子宫底在脐上三横指（耻骨上 22 ~ 23 厘米）；妊娠八月末，子宫底在剑突与脐的正中（耻骨上 24 ~ 25 厘米）；妊娠九月末，子宫底在剑突下 2 横指（耻骨上 28 ~ 30 厘米）；妊娠十月末，子宫底高度又恢复到八个月时的高度，但腹围比八个月时大。

绝大部分孕妇会根据自己的预产期做相应的安排，但其实预产期仅是一个大概时间，并不是精确的分娩日期。胎儿的分娩时间受多种因素的影响，且对于月经周期不规则的女性来说，排卵和受孕时间很难确定，只有约半数的孕妇会在预产期当天分娩。

准妈妈日常护理指南

孕妇感冒的防治

感冒是常见病、多发病，孕妇的鼻、咽、气管等呼吸道黏膜肥厚，水肿、充血，抗病能力下降，故易患感冒。患了感冒的孕妇害怕用药治疗会对胎儿产生不良影响，但又不知道在感冒早期应怎样进行调理，最终使感冒发展严重而致发烧。

在孕早期，高热影响胚胎细胞发育，对神经系统危害尤其严重，还会使死胎率增加，引起流产。因此，孕妇如果患了感冒，一方面应在产科医生的指导下合理用药；另一方面，在感冒早期，也可尝试一些不用吃药打针的方法及时治愈感冒。轻度感冒可多喝开水，注意休息、保暖，口服感冒清热冲剂或板蓝根冲剂等。感冒较重有高烧者，除一般处理外，应尽快控制体温，可用物理降温法降温。如额、颈部放置冰块等，亦可选择用药物降温。

孕妇患感冒时不要轻视，更不能随意自行用药，在选用解热镇痛剂时。要避免采用对孕妇、胎儿有明显不良影响的药物，例如阿司匹林之类的药物。可在医生指导下使用对乙酰氨基酚等解热镇痛药。中医药能很好地控制感冒病毒，同时又无毒性。

此外，孕妇一定要注意预防感冒，合理营养，增强体质，天气有冷暖变化时应注意保暖。冬春季是感冒多发季节，建议孕妇避免接触感冒患者，少去人流比较集中的地方，减少旅行出差的次数，这是避免感染流感等传染病的有效方法。

如何克服早孕反应

许多女性在妊娠期间都会发生或多或少、程度不同的妊娠反应，并出现诸多病理性或生理性的常见症状。其中大部分属于正常现象，适当休息、调节饮食或少量用药后症状便可减轻乃至消失，但有些异常的反应，如不及时诊治，可能会危及母婴健康。面对痛苦的妊娠反应，如何消除或者缓解呢？

恶心呕吐。日常饮食可采用少食多餐的办法，吃了吐，吐了还要吃。食物清淡，尽量不吃太咸、过于油腻或有特殊气味的食物；面包以及苏打饼等食物可降低孕吐的不适程度。吃完干点心后，1个小时左右再喝水。有些准妈妈对特定食物的气味相当敏感，一闻到便有想吐的感觉，例如：油烟味、油漆味、汽油味、鱼腥味等，最好敬而远之，不要接触。

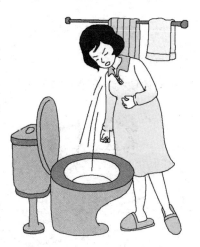

四肢无力易疲倦。疲倦感的产生，主要由于体内黄体酮水平增高，而黄体酮可起到镇静的作用。另外，妊娠早期新陈代谢速度加快，这样就可能感到非常疲惫，有时甚至控制不住自己，想要马上睡觉。适当减少运动量和工作量，怀孕初期应该充分休息。少食不易消化的食物，多补充电解质可减轻头晕及四肢无力的症状。

失眠。增大的子宫使准妈妈翻身困难，容易导致失眠。另外，害怕分娩带来的痛苦而过于紧张和恐惧等也是其常见原因。准妈妈可以在白天进行适当的锻炼，睡前散散步、听听音乐，喝杯牛奶等，学会调整好睡眠，切记不要滥用镇静剂和其他药物，以免影响胎儿智力、身体发育。每晚10点钟左右，用温水浸泡双足，促进入睡，逐渐建立身体生物钟的正常节奏。

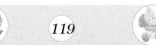

选择合适的医院 ●●●●●●●●●●●●●●●●●●●

准妈妈和胎儿的健康甚至生命都托付给了医院，所以提前选择一家可靠的医院非常重要。可以通过观察其医疗队伍、设施，以及服务和急救状态时的措施是否快速、准确、尽职尽责等来进行选择。

如何选择合适的医院

（1）选择离家近的医院。从初诊到分娩，去医院的次数是 13 ~ 15 次。妊娠 8 月、9 月的时候是一个月 2 次，末月要接受每星期 1 次定期检查。所以要选择交通便利，即使堵车也能在 1 个小时内到达的医院。

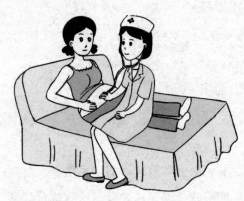

（2）选择可信度高的医院。周围朋友对医院的评价、医生和护士的亲切程度尤其是敬业程度，都是选择医院的重要依据。怀孕期间准妈妈的情绪本来就不太稳定，会对很多方面的问题感到不安，如果不能及时解决各种疑惑，准妈妈的心理负担就会加重。考虑到这些状况，建议选择能够完全信赖的医院。

（3）有固定的医生。准妈妈最好从初诊到分娩及产褥期都在同一个医院做检查，并有固定的医生。主治医生固定，一直跟踪母子健康，可以在早期发现异常症状，并采取安全的生产方式，这样可增加对医生的信赖感，有助于安心分娩。

（4）考虑自身健康状况。35 岁以上的大龄准妈妈，或是家中有遗传性疾病的准妈妈，准妈妈本身的健康不太好或胎儿有异常，就要选择综合性医院或专门医院。

（5）决定分娩方式。先观察医院是否具备无痛分娩、水中分娩、剖宫产等自己喜欢的分娩方式的设施和条件，再选择医院。

（6）其他细节部分。可以事先了解医院的各种设备，如病房是否整洁舒适、自己能否很快适应环境、医院的准备物品是否齐全，整体卫生状态是否良好等。

妇幼保健医院

专业妇幼保健院的医生面对的就诊群体相对较单一，大多数是准妈妈。因此，一些中型妇幼保健院所配置的产科医疗器械比一般大型的综合性医院更齐全，如孕期的 B 超检查、唐氏综合征筛查等，妇幼保健院在此方面的设备和专业能力无疑会比综合性医院的产科更全面。

另外，专业妇幼保健院的产科医生每天面对的就是孕期—产期—出院这一循环过程，技术实力相对比较高，医护人员的操作更为熟练；并且妇幼保健院的病房通常比综合医院的产科病房多，由于是专业的产科医院，准妈妈所得到的饮食和护理照料往往会更适宜。

综合性医院

现在许多大型的综合性医院设备齐全，各科的专业人员技术水平高，对于那些容易出现并发症的准妈妈来说，一旦出现并发症，可以及时地在综合性医院各门诊科室得到会诊和处理。所以，容易出现异常并发症的准妈妈一般都比较喜欢这种综合性医院。

怎样选择合适的医院，要根据家庭经济状况和准妈妈的身体状况决定。如果准妈妈在怀孕时出现异常或伴有严重的并发症，可以考虑选择大型的综合性医院进行检查。这类医院会为准妈妈提供合理的妊娠指导，会对其进行全面的检查，认真评估并密切注意准妈妈的病情发展情况，所以这样的准妈妈选择大型综合医院就比较理想。如果准妈妈状况一切良好，则可以选择妇幼保健医院。

总之，无论是妇幼保健院还是综合型医院最好选择二级以上的医院。

准妈妈要留意自己体重变化 ●●●●●●●●●●●●●●

　　准妈妈体重变化对胎儿的影响很大，有资料表明，准妈妈如体重增加10.9～12.3千克，新生儿死亡率很低，体重增加超过12.3千克者，新生儿难产率增加。所以，准妈妈要合理地控制和调整体重。

　　在妊娠期间，准妈妈要多摄取高热量、高蛋白的食物。妊娠末期，因母体组织间液体贮存量增多，表现为体表可凹性水肿（显性水肿）；或仅表现体重增加（隐性水肿）。怀孕晚期，准妈妈体重每周增长不应超过0.5千克，体重增长过多过快，大多因体内液体潴留过多所致。严重水肿常常是妊娠高血压综合征、低蛋白血症的初期表现，所以，准妈妈要随时注意自己体重的变化情况。

 常给电话消毒 ●●●●●●●●●●●●●●●●●●

　　黏附在电话上的细菌、病毒有上千种，很多疾病容易通过电话机来传播。有些女性打电话时总是离话筒很近，有时还一边打一边吃东西，打完电话也不去洗手，然后又去摸别的东西，包括自己的身体。这样，长年积累在电话机上的病菌，就会浩浩荡荡地进入这些女性的口腔和鼻孔中，并在此进行生长繁衍。一旦这些部位有创口，病菌就会进入身体内部，最终可能通过脐带进入宝宝体内，从而引起上呼吸道感染，胎宝宝发育不良、流产、早产等。因此，使用电话时尽量与话筒保持远一点儿的距离，并在使用后马上洗手。

 孕初期要做白带检查 ●●●●●●●●●●●●●●●

　　正常妇女阴道内有多种细菌存在而不发病，当阴道黏膜受到损伤、化学刺激或月经等血液分泌物淤积，破坏了阴道正常状态，细菌就会趁此机会大量繁殖，从而致使阴道发炎。

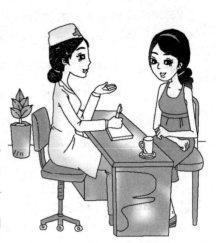

另外，阴道毛滴虫、真菌引起的阴道炎也很常见。阴道炎可以没有症状，但大多有白带增多、浓腥、臭味，外阴阴道黏膜发红，并有瘙痒、灼热、疼痛等不适。

各种阴道炎对孕妇、胎儿均有危害。阴道毛滴虫可引起泌尿道感染；真菌在阴道黏膜表面形成白膜，胎儿娩出时接触可引起真菌性口腔炎（鹅口疮），因疼痛影响吸乳，还可发展成真菌性肺炎；淋菌可迅速传染给新生儿，最常见为淋菌性眼结膜炎，如果治疗不及时可致失明。孕期阴道炎还可以使宫颈处的羊膜和绒毛膜发炎，坚韧度下降，容易使胎膜早破而引起早产、流产、胎儿宫内感染，严重时还会胎死宫内或使新生儿患败血症等，阴道伤口容易化脓、裂开或引起产褥感染。因此，孕妇早期有必要去医院检查白带情况。

正确看待 X 光检查

X射线是一种看不见摸不着的电磁波，它广泛应用于现代医疗方面，用于检测骨骼和牙齿的折损。不同的 X 射线含不同剂量的辐射，医用 X 射线含有极少量的辐射，因此被认为是无害的，然而人们总喜欢把怀孕期间出现的一些问题归咎于 X 射线。其实，无论在怀孕的哪个阶段，必要的 X 射线检查对孕妇都是安全的，因为它的照射剂量是非常低的，远低于治疗性的放射线剂量。

胎儿对放射线最敏感的时期为 8～25 周，低于 50 毫升（毫升是一种放射剂量单位）不会对胎儿造成健康影响的，若受到高于 100 毫升的照射时才可

能出现健康问题。而在进行诊断性 X 光检查时，胎儿受到的照射剂量远不会达到这个标准。

目前临床检查中，女性特别是孕妇在接受非腹盆部 X 线检查时，医护人员会使用含铅的防护衣保护女性腹盆部位，这会进一步降低胎儿受照射剂量。

所以说，诊断性的放射性检查不会给胎儿带来健康风险，更不会导致畸形。不过，虽然怀孕期间做 X 射线扫描也没什么潜在的风险，但准妈妈也要注意，尽量不做没必要的检查。在就医的时候一定要告诉医生，自己怀孕了，以便医生做更好的决定。

准妈妈心情好，宝宝更健康 ●●●●●●●●●●●●●

妊娠初期，孕妇除了有饮食障碍、呕吐、嗜睡外，还会出现情绪不稳，易激动、烦躁、发怒，感情十分脆弱，常因一点小事大哭一场，甚至对家人特别是对丈夫产生莫明其妙的厌烦感，好像谁都对不起她，怎么做都不对。这些不正常的情绪，可通过身体功能和各种内分泌激素的变化，影响胎儿。此时的丈夫应体谅到妻子情绪上的不稳定，想方设法帮助妻子摆脱初孕的不快，尽量让她开心些，而不应再惹她生气。

专家给准爸爸的建议：

（1）当妻子妊娠反应厉害，吃不好睡不好，感到很委屈，向丈夫哭诉时，丈夫一定要注意自己的一言一行，千万别吵、别气、别责备，应该用亲昵爱抚的动作来表达你对她的理解和同情。

（2）当妻子在你的爱抚下情绪稍稳定后再用语言宽慰，但千万不要讲大道理。你可以说："亲爱的，我知道你很难过，我帮助你做点啥呢？""有烦恼请你说出来，我帮助你，我永远是你的保护神。""这样哭，对咱们宝宝可不利呀！""如果我不好，我不对，请你看在孩子的份上原谅我，好吗？"这样的话，一定会让妻子很开心的。

（3）为了让妻子情绪稳定，丈夫自己首先要保持平静的心绪，不要把自己的不快，毫无保留全盘托出，更不要把外面的气撒在妻子身上，也不要把自己的脸变成"寒暑表"，一会晴一会阴。为了让妻子的情绪保持最佳，丈夫除了要有男人的阳刚之美，还要多些类似女人的温柔，经常同妻子谈心，编故事，讲笑话，扮演喜剧演员……使妻子精神生活上充满阳光，胎儿也会从中受益。

学会写妊娠日记

在十月怀胎中，准妈妈和胎宝宝都在时刻不断地发生变化，准妈妈及其家属应注意记录妊娠期发生的事情，以便为医生诊断提供依据，也为自己及家庭留下一份珍贵的记录。妊娠日记除记述准妈妈自己的情感感受之外，还要记录以下内容：

（1）末次月经日期。这一日期可以帮助医生计算预产期，并依此判断胎宝宝生长发育情况。

（2）早孕反应记录。早孕反应开始的日期及发生的程度，饮食调理的方法、进食数量，以及医生治疗的情况等。

（3）第一次胎动日期。胎动大多开始于妊娠18~20周，胎动日期可帮助计算产期和判断胎宝宝发育情况。此外，还应该记录每日胎动次数，监测胎宝宝发育。

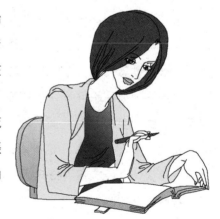

（4）阴道流血。妊娠期出现阴道流血，大多是先兆流产，也可能是异位妊娠等。应记录血色、血量及有无其他物质的排出。

（5）妊娠期患病及用药日记。要记录孕期不舒适的感觉，患病的症状，医生的诊断，服用的药物名称、剂量和服用时间。

（6）接受放射线等有毒有害物质情况。各种放射线均对胎宝宝不利，如果在孕期做过X线检查或接触过其他放射物质，均应记录照射部位、剂量和时间。如果孕期曾喷洒农药，在化学制剂污染严重的环境下工作，也应记录。

（7）胎动计数。在出现胎动以后，应记录每日胎动次数。

（8）性交情况。在妊娠期的早期和晚期是禁止性交的，在孕中期性交次数也不要过频。每次性交应有记录。

（9）体重。准妈妈要注意自己体重的变化，一方面供医生参考，另一方面根据体重变化调节饮食。

（10）检查情况。每次产前检查后，可记录检查情况和日期，记录血压、尿蛋白、血红蛋白检查结果。要记录有无水肿及宫底高度。

（11）其他情况。妊娠日记还应记录妊娠生活、工作、精神心理上的重大变化。

本周饮食营养新知

日常饮食要均衡

为什么有的妈妈生下的宝宝健康强壮，有的却体弱多病？要知道，准妈妈的饮食习惯与优生有着密切的联系，从孕前就培养健康的饮食习惯和生活方式，会帮助您得到一个健康、聪明、可爱的宝宝。

这周马上要面临怀孕，所以要注意饮食讲究，继续加强营养，多吃营养丰富的食物，但要注意均衡。食物品种应当杂一些，注意荤素搭配、粗细结合、饥饱适度、不偏食、不挑食，根据自身情况忌口，并根据个人活动量、体质及孕前体重决定摄入量和饮食重点，养成好的膳食习惯。

按照膳食宝塔的要求，一个人每天应摄入 0.6 ~ 1 千克谷类，包括米、面、高粱、玉米、燕麦等，烹调中可以把其中的两种或三种混合食用，这些谷类主要提供身体所需的碳水化合物、淀粉、蛋白质、膳食纤维、B 族维生素等；水果、蔬菜应尽量避免只选择绿色的，因为红、黄等颜色的蔬菜和深黄色的水果也都含有丰富的营养素；黄豆、豆制品、核桃、腰果等豆类、坚果类食品也是不可忽视的食物。

高蛋白食物要充足

孕早期胚胎的生长发育及母体组织的增大均需要蛋白质。孕早期是胚胎发育的关键时期，受孕前后，如果碳水化合物、脂肪供给不足，准妈妈会一直处于饥饿状态，可能会影响胎儿的智商。

同时，早期胚胎不能自身合成氨基酸，必须由母体供给，因此，母亲应从膳食中获得足够的优质蛋白质。尽量选择易消化吸收、利用率高的蛋白质，如鱼类、乳类、蛋类、肉类和豆制品，每天应保证摄取 150 克以上的主食，不少于 40 克的蛋白质供给才能满足母体和胎儿的需要。

每日补充叶酸

叶酸是怀孕初期非常重要的营养成分。准妈妈摄入叶酸不足时，容易发生贫血。怀孕期间多食叶酸，可以防治怀孕初期出现的胎宝宝神经缺损。因此，应从怀孕之前开始摄取叶酸，且因叶酸在人体内的停留时间有限，所以应该每天摄取。叶酸含量丰富的食物包括：各种水果、大豆、黄绿色蔬菜、五谷杂粮等。饮食营养均衡的情况下就可以摄取充分的叶酸。在摄取不足时，可以服用补充叶酸的保健食品或准妈妈专用维生素。

世界卫生组织推荐准妈妈每日叶酸摄入量为 0.4 微克，孕中期、孕晚期之后，每天补充 0.4 ~ 0.8 微克。叶酸不宜摄入过多，一旦过量摄入，可影响体内锌的吸收，因此，在补充叶酸的同时，注意补充锌元素。

少食多餐不可营养过剩

多数准妈妈有早孕反应，恶心、呕吐及食欲缺乏是常见的现象，适当调节饮食口味，少食多餐，多吃新鲜蔬菜和水果、豆类及豆制品和动物肝脏等。

孕前在保证营养充足的同时，准妈妈也要注意不要营养过剩。体重超重或肥胖是孕育、分娩的不利因素，也是容易导致妊娠高血压、妊娠期糖尿病等疾病的危险因素。因此，孕前的饮食应做到营养丰富但不过量，避免引起肥胖。

为保证胎宝宝的正常发育，在孕期不宜采用节食减肥措施，所以肥胖型妇女如果有怀孕计划，应在孕前通过合理的营养，配合适量的体育锻炼，尽量达到或接近理想体重。另外，钙、铁、锌、维生素 A 等营养素的补充也要适量，因为这些营养素过量也会对母婴造成危害。

总之，准妈妈从孕前就应调整饮食结构，注重平衡膳食，才能保证身体健康、精力充沛，生育一个健康、聪明的宝贝。

 ## 孕妇饮食不宜过酸 ●●●●●●●●●●●●●

妊娠早期，母体摄入的酸性药物或其他酸性物质，容易大量聚积于胎儿组织中，影响胚胎细胞的正常分裂增殖与发育生长，并易诱发遗传物质突变，导致胎儿畸形发育。妊娠后期，危害性相应小些。因此，孕妇在妊娠初期大约两周时间内，不宜摄入酸性药物、酸性饮料和过多酸性食物。

 ## 要控制食盐摄入量 ●●●●●●●●●●●●●

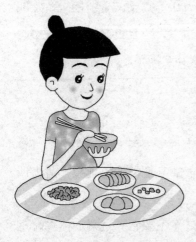

不少准妈妈在妊娠期间由于妊娠反应导致口淡无味，喜进咸食。由于准妈妈在生理上的特殊变化容易引起体内水钠潴留，因此有专家警告，过咸食物对准妈妈和胎宝宝有害。这是因为，如果进食盐分太多，会加重体内水钠潴留而出现水肿，增加心脏和肾脏的负担，对准妈妈的心、肾功能不利，会诱发妊娠高血压综合征，不利于胎宝宝生长发育。因此，准妈妈必须限制食盐摄入量。

值得注意的是，提倡准妈妈吃淡些，并不是说越淡越好。近些年，有人在食盐对身体有害的警告下开始以蒜代盐。这是一种错误的做法。研究表明，食盐对人体维持正常的生理功能有着非常重要的作用。食盐进入人体即分离成钠离子和氯离子，氯离子保持细胞及周围水的平衡，这对生命至关重要。钠离子帮助控制血的含量及血压，对于心脏和肌肉的收缩是非常重要的。同时，肾脏能够防止我们所摄入的过多食盐留在体内。当食盐过量时，肾脏就会将其过滤、排泄掉；当缺少食盐时，肾脏只排泄水而保留钠。

如果体内缺盐，甚至几乎没有盐，准妈妈就会发生肌肉痉挛、恶心，抵抗力会降低，腹中的胎儿也将深受其害。专家们指出，中等食盐摄取量是每日 4 ~ 10 克，这其中 1 ~ 2 克的食盐应来自含钠的食品，另一部分则靠我们做饭做菜时添加进去。对准妈妈来说，只要饮食稍淡些，每日食盐不超过 5 克即可。其实，为了防止水肿而进食低盐食物，导致由于味淡而影响食欲，减少了进食量，是得不偿失的。倒不如用中等量的食盐，使得食之有味，保证营养更丰富更合理。

 营养食谱推荐

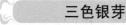**三色银芽**

原料 绿豆芽 100 克，青红椒 50 克，水发冬菇 25 克，香油 20 克，熟猪油 30 克，精盐、白糖各适量。

做法 ①将绿豆芽择洗净；青红椒去蒂、籽，洗净。

②水发冬菇去蒂洗净；将青红椒、冬菇切丝。

③锅内加清水烧开，放入绿豆芽，稍烫捞出，沥水。

④炒锅上火，放熟油烧热，入青红椒丝、冬菇丝煸炒，加精盐、糖翻炒，放盘内晾凉，再放入绿豆芽，淋上香油，食用时拌匀即可。

功效 清脆可口，富含维生素，适合孕早期女性食用。

五丝鱼

原料 鱼肉 150 克，水发香菇 6 朵，冬笋 50 克，青椒 2 段，泡红辣椒 2 段，料酒、精盐、糖、胡椒粉、味精、葱、姜、蒜、淀粉、鸡蛋各适量。

做法 ❶将鱼肉切成中粗丝，用料酒、精盐、淀粉、蛋清调匀；香菇、冬笋、青椒、泡椒切丝；葱、姜、蒜切丝；另用料酒、胡椒粉、精盐、味精、糖和淀粉加水调成芡汁，备用。

❷锅内放油烧热，先煸炒葱、姜、蒜出香味，后放入香菇丝、冬笋丝、青椒丝、泡椒和鱼丝翻炒，倒入调好的芡汁，翻炒收汁即可。

功效 色鲜味嫩，咸鲜清爽，富含蛋白质、维生素和多种矿物质，开胃健脾。

糖醋柿子椒

原料 柿子椒 500 克，香油 30 克，米醋 35 克，白糖、精盐各适量，花生油 40 毫升。

做法 ❶将柿子椒去蒂、籽，洗净，切成骨牌块。

❷移炒锅上火，放油烧热，放入柿子椒煸炒断生，加入精盐、白糖翻炒，放醋炒匀，淋香油，炒匀出锅。

功效 色鲜味美，兼有甜、酸、辣、咸多味。

口蘑烧茄子

原料 茄子 500 克，口蘑 5 克，毛豆 50 克，酱油 20 克，香油、白糖、淀粉各 10 克，精盐、醋各 2 克，味精 1 克，料酒 8 克，葱 6 克，蒜片 15 克，花生油 500 毫升。

做法 ❶茄子去皮洗净，切成 0.7 厘米厚的大片，在一面刻十字花刀，再斜刀改成象眼样块，用热油炸至呈金黄色捞出。

❷口蘑用温水泡好，洗净泥沙（留浸泡的原汁），切成薄片。

❸毛豆剥皮，放入锅内煮熟。

❹用泡口蘑的原汁、口蘑、酱油、醋、白糖、精盐、味精、料酒、水淀粉和毛豆勾兑成芡汁。

❺炒锅上火，放入花生油 10 克烧热，下葱、蒜炝锅出味，倒入芡汁，下茄子翻炒均匀，淋香油，盛入盘内即成。

功效 香味浓厚，软烂可口，含有丰富的蛋白质、脂肪、糖类、钙、磷、铁和多种维生素。中医认为，茄子味甘性寒，有散血淤、消肿止痛、止血等功效。近期研究发现，茄子所含的维生素P具有降低毛细血管脆性、防止出血、降低血中胆固醇浓度和降血压的作用。

虎皮核桃仁

原料 核桃仁500克，白糖125克，香油500毫升，精盐3克。

做法 ①将核桃仁用开水烫一下，用竹签挑去内衣皮，再用清水冲洗干净。

②锅内加入白糖和清水，投入核桃仁用小火煨，至糖汁黏稠并包在核桃仁上，离火。

③锅内放入香油，用旺火烧至四成热时，将核桃仁倒入，改用小火炸至金黄色捞出，冷却后即可。

功效 本菜香、酥、脆、甜，含有丰富的蛋白质、脂肪、碳水化合物、铁、锌、维生素B_1、维生素B_2，维生素B_3的含量也很丰富，对于胎儿大脑的发育有良好的作用。

补脑鱼头汤

原料 胖头鱼头1个，豆腐200克，枸杞子20克，精盐1大匙，料酒1小匙，姜丝、葱段各适量。

做法 ①将鱼头除去鳞、鳃，洗净，剁成块；豆腐切成块备用；枸杞子用水泡发，洗净备用。

②锅中加植物油烧热，下入葱段爆香，放入鱼头块炒几分钟，放入料酒，然后加入姜丝和适量清水（以没过鱼头为度），用大火熬煮。

③待汤呈乳白色时，加入豆腐、枸杞子和精盐，用小火煮5分钟即可。

功效 在妊娠初期饮食宜清淡，素菜应多些，以后随着孕期的增加要提倡荤素结合，蔬菜与肉、蛋合烹，并多吃一些放有绿叶菜、萝卜、胡萝卜的排骨汤，蛋汤，紫菜汤，鸡汤，鱼汤等。鱼头和豆腐都是高蛋白、低脂肪和高维生素的食品，可以健脑益智，对胎儿的大脑发育尤为有益。

胎教小课堂

什么是胎教

何谓胎教？单看字面，也许有人会认为胎即胎儿，教即教育，就是"对胎儿的教育"。我们今天说的胎教，是更深一层地去认识包含于现代科学技术体系之中的人体科学中的一个最基本的问题——优生，亦即广义的胎教。

也许你觉得有点奇怪，深居母亲腹内的胎儿对外界既看不见又摸不着，怎么能接受教育呢？是的，到目前为止，即使是最先进的科学技术手段，也无法使安居母亲子宫内的胎儿直接接受教育。中医学中广义的"心""神"，指的是人的感觉、认识、精神、情绪，与现代医学所认识的大脑皮层的功能是相通的：婴儿出生前形成的大脑旧皮层，是婴儿出生后大脑新皮层形成的基础，只有这个基础发育得好，新皮层吸收知识及形成能力、智慧的功能才得以发挥作用。大脑旧皮层发育得好，是造就孩子良好的性格、优秀的个性心理品质、良好的素质及发达的智力的决定因素。没有大脑旧皮层，人的情绪就不能稳定，接受知识的新皮层就不能充分发育并达到应有的水准。胎儿时期形成的大脑旧皮层，会使母亲和其腹内宝宝的心紧紧相连，使之能被美好的事物所感动，能够接受父母之爱。因此，我们应顺应胎儿身心发展的自然规律，为其"修路搭桥"，为他的生存发展创造一个好环境，即父母健康的身心，优美、舒适、宁静、和谐的生活环境，母亲平和、安乐的心境，使胎儿的感觉器官——大脑旧皮层受到良性的刺激，为孩子未来拥有智慧和好性情奠定基础，以便孕育出健康聪明的下一代，这就是胎教。

胎教是集优生、优育、优教于一身的学问。国内外大量实践证明，接受过良好胎教的新生儿，在听力、记忆力、性格等方面都表现出明显的优势。

正确理解胎教

常常听到一些父母抱怨："我们当初积极胎教，又是唱歌又是听音乐，忙活了半天也没有生出个神童来。"言语之间流露出对胎教的失望。

我们认为，所有父母都对孩子寄予一定的期望，这是很正常的。问题的关键在于上述这些父母对胎教抱有不切实际的奢望。要知道，胎教的目的只是使未出世的胎儿具有良好的遗传素质，为出生后的发展提供良好的条件。胎教不是孤立的，而是受诸多因素影响和控制的。每个人的身体各有差异，自身修养的水平不同，环境因素的影响不同，以及对胎教实施的程度不同等，都将导致不同的结果。你不妨仔细看看你的婴儿，他那可爱的小脸、动人的表情、机灵的神态，无处不显示出你和你爱人的长处。

实际上，只要你的孩子继承了你们夫妇双方的全部优点，并且青出于蓝而胜于蓝，就完全说明你们的胎教是成功的，你们的孩子是优秀的，为什么偏要生个神童呢？我们每个人都应从个人和家庭环境的具体情况出发，放弃对胎教的奢望，实事求是地看待胎教。这样，你就绝对不会感到失望，而只会使你和你的家庭洋溢着幸福的满足感，你胎教的产物——那个可爱的孩子，也将在甜蜜无比的气氛中幸福健康地成长。

胎教的作用

做父母的都希望自己的宝宝聪明伶俐，要达到这样的目的，年轻的准爸爸准妈妈们就要早早开始胎教了。

胎教是有意识地对胎儿进行教育，在大脑形成期给予充分的营养和适当的信息诱导发育。适宜的开发，大脑皮层的沟回相应地也会越多，孩子也就越聪明。反之，孩子出生后会表现出发育迟缓、智力低下。下面介绍几种胎教的影响。

（1）安抚情绪：安抚胎儿情绪，有助于胎儿发育后有较高的智商。

（2）刺激胎儿：刺激胎儿的感觉神经、运动神经。

（3）胎内沟通：可以直接和胎儿通过血液、心灵来沟通。

胎教的阶段

　　胎教作为一个完整的教育体系，可分为四个阶段：第一个阶段是胎教的前期准备阶段，包括心理上和物质上的准备。第二个阶段，从怀孕到孕4月。这一时期是胚胎发育、胎儿器官细胞迅速分化和形成、大脑开始初期发育的阶段。这个阶段的胎教，以保持孕妇良好的情绪为主要目标。第三个阶段，从怀孕第5个月到临产前。这个阶段，是胎儿大脑迅速发育直到比较完善的阶段。这时，胎儿不仅能接受刺激并做出反应，而且具有初步的学习能力，并能形成最初的记忆。所以，此阶段应以积极胎教为主要目标。第四个阶段，从临产到胎儿娩出。这时成熟胎儿经历产程的考验来到世间，尽管时间短暂，但对胎儿完成出生前的最后发育意义重大，影响深远。这个阶段，应以全力保护胎儿顺利降生为主要目标。

孕2周　时刻准备着

准确预测排卵期

宝宝发育刻度尺

　　当精子在其中一条输卵管与卵子见面时，受精就发生了。在受精的那一刻，胎儿的性别就已经确定。一开始，受精卵就拥有所有完整的遗传密码：23条染色体来自父亲，另外的23条来自母亲。有时两个卵子会与两个精子同时受精，这就形成异卵双胞胎；比较少见的是，1个卵子与1个精子受精，之后再分裂为两个受精卵，形成完全相像的双胞胎。

在这不过10厘米长的旅程中，细胞每天都会分裂增加一倍，所以当这一组即将形成胎儿的细胞群到达子宫时，它已经至少有16个细胞了。精子和卵子结合，形成了受精卵即"合子"，当细胞数目完成150个左右时，即产生分裂；到了受精后第5天即分为内胚叶、中胚叶、外胚叶等三个细胞群，以便担任各种不同的职责，并形成人体内的各种部分。这期间，完成了羊膜、卵黄囊、羊水腔、胚外体腔等的分化，而且内含液体。而包藏这些东西的袋状物，即称为"胎囊"，直径为1~2毫米。

另外，营养膜即将在胎盘与胎儿之间形成脐带，并且由母体摄取氧气和营养物质供给胎儿。

 ## 准妈妈的变化

准妈妈在怀孕第二周时，往往还不知道自己已经怀孕了。按照女性的生殖周期，子宫每个月都有月经周期为受孕做准备，月经来潮的第一天是月经周期的第一天。由于排卵通常发生在月经周期的第14天，所以两周后如果月经没有按时来，说明你已经怀孕两周了。

 ## 基础体温测量排卵日

早上醒后，在身体不做任何动作的情况下，用温度计测出口腔温度并将测出的体温数标在基础体温图表上。用曲线把一个月的体温数连接起来，形成曲线，由此曲线判断出是否正值排卵期。注意每日要在同一时间进行测量。

女性的基础体温是随月经周期变化的。孕激素分泌活跃时，基础体温上

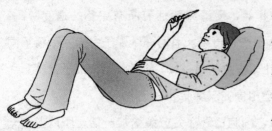

升；孕激素不分泌时，则出现低体温。正常情况下，从月经开始那一天，到排卵的那一天，由于孕激素水平较低，一直会处于低体温，一般为 36～36.5℃；排卵后，卵泡分泌孕激素，基础体温上升到高温段，一般在 36.8℃ 左右。从低温段到高温段的几日，可视为排卵期，如果在这期间性交，比较容易受孕。月经期，如果患感冒、腹泻等疾病，都有可能会影响体温。

如何提高基础体温的测量精确度？

（1）准备一支女性专用的基础体温计，熟练掌握读表的方法。

（2）每天晚上临睡前将体温计水银柱甩至 36℃ 以下，将体温计放在伸手可取到的地方。

（3）第二天清晨睡醒后，不翻身、不讲话、不起床、不活动，取体温计放在舌下测量 5 分钟，将数值记录在特制的体温表格中。

（4）每天测量的时间要固定。将每天测得的温度数记录画成曲线，连测 3 个月，以判断准确的排卵期。

准妈妈日常护理指南

细心呵护乳房

许多怀孕早期的准妈妈，乳房会出现刺痛、膨胀和瘙痒感，这也是怀孕早期的正常生理现象。从怀孕后几个星期开始，准妈妈就会觉得乳房肿胀，甚至有些疼痛，偶尔挤乳头还会有黏稠淡黄的初乳产生。并且，随着乳腺的肥大，乳房会长出类似肿块的东西。这些都是做母亲的必然经历。自受精卵着床的那一刹那，伴随着体内荷尔蒙的改变，乳房也会做出相应反应，为以后的哺乳做好准备。那么怎样缓解这些不适呢？

（1）可以采用热敷、按摩等方式来缓解乳房的不适感。

（2）每天用手轻柔地按摩乳房，促进乳腺发育。

（3）经常清洗乳头。

 ## 准妈妈要有优质睡眠

女性怀孕以后，为了给胎宝宝创造一个良好的环境，一定要保证充足的优质睡眠。每晚睡眠时间至少应保持在 8 ~ 9 个小时，午间最好也保证 1 ~ 2 个小时的睡眠，但时间不宜过长。妊娠初期，准妈妈的身体变化不大，此时胎宝宝刚刚侵入子宫内膜，不必过分强调准妈妈的睡眠姿势，可随意选择舒适的睡眠体位，侧卧位、仰卧位均可。

但应注意的是，要养成良好的睡眠习惯，早睡早起，不熬夜，以保持充沛的精力。另外，还要改变以往不良的睡眠姿势，如趴着睡觉或搂抱某件东西睡觉。因为趴着睡觉或搂抱东西睡觉可造成腹部受压，会导致胎宝宝畸形，更严重的会导致流产。一般说来，怀孕的第一个月很难察觉，因此，最好的办法是在计划怀孕前就养成良好的睡眠习惯，以免影响到胎宝宝的生长发育。

 ## 准妈妈洗澡水温要适宜

浸泡热水浴会给怀孕 3 个月以内的孕妇带来危害，这种危害会直接影响胎儿的发育，严重的会造成畸形儿、低体重儿或低能儿。

近几年的实验证明，若在 43℃ 或超过 43℃ 的热水中浸泡 15 分钟以上，可使体温超过 38℃。这种高热环境可影响胚胎的发育。由于此类实验不能用于人，国内有关专家把怀孕第 8 天的小白鼠胸、腹部均浸泡在 43 ~ 43.5℃ 水浴箱中 9 分钟，隔 6 小时再重复一次。结果发现 15% 的胎鼠发生中枢神经系统畸形，95.4% 发生骨骼畸形，死胎及吸收胎（相当于人类流产）率也增加。这说明胚胎组织受到高温作用后容易因受损而死亡，或者是组织发育停止，

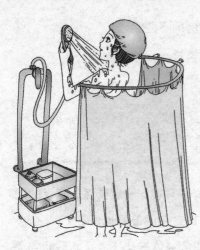

造成畸形。

那么，为什么在同样热水浴的条件下，有的孕妇受影响生出一个畸形儿，有的孕妇则不受影响呢？这是因为每个人对有害因子的敏感性不完全一样，有的人比较耐热，体温不容易上升；而有的人在外界温度还不是很高时，体温已很快上升。另外，虽然是同样的水温，但洗澡时间长短不一，怀孕时间也不尽相同，所以受影响的程度也会有差别。

有鉴于此，孕妇在孕早期，应使用温度适宜的水洗澡，水温不宜过高，尤其不要洗盆浴，洗澡时间也不宜太长。此外，应尽量避免剧烈运动或高温作业，避免感冒或其他感染性疾病的发生。一旦发热，最好用物理方法降温，如用酒精、冰水擦身。非用药不可时，应选用不影响胎儿发育的药物。

感冒后用药需慎重

妊娠后，孕妇体内的酶有一定的改变，对某些药物的代谢过程有一定的影响。药物不易解毒和排泄，可能发生蓄积性中毒。在孕早期胎宝宝器官形成时，药物对胎宝宝有一定的影响，故感冒时最好不吃药。但有些疾病本身对胎宝宝、孕妇的影响远远超过药物的影响，这时就应权衡利弊，在医生的指导下合理用药。各种抗病毒药均对胎宝宝有不良的影响，准妈妈不宜使用，若必须使用，则应在医生的指导下用。

孕期患感冒可选用以下较为安全的药物：

轻度感冒时，可选用板蓝根冲剂等纯中成药，多喝白开水，并注意休息。

感冒伴有高热、剧咳时，可选用柴胡注射液退热和纯中药止咳糖浆止咳。同时，也可采用湿毛巾冷敷，用30%左右的酒精（或白酒冲淡一倍）擦拭，这样可以起到物理降温的作用。

选对感冒药，对胎宝宝来说还是比较安全的。只是用药时一定要遵医嘱，不可盲目用药，如果药品说明书上标明是孕妇禁用的，就一定不要用。

另外，一些准妈妈在怀孕初期可能会出现头晕、嗜睡等类似感冒的症状，在没有确诊之前切忌马上服药。如果仅有上述两种症状，是不能诊断为感冒的。即使是轻度感冒，也应伴有喉咙痛、咳嗽、流鼻涕等。在不清楚是感冒还是怀孕的情况下，应及时就诊，以免出现问题。

若病情较重，如咳嗽厉害、流鼻涕不止、发高烧、痰带黄色，即使处于孕早期，也必须立刻到医院就诊，否则不仅胎宝宝难逃病菌、病毒的侵害，孕妇本身也有危险。

准妈妈怎样放松身心

准妈妈有紧张的心情是很难避免的，但是长期的精神紧张、心力交瘁很不利于宝宝的健康成长，所以准妈妈不但要休息好，还要学会主动放松身心。这样，一方面为宝宝的健康增加了砝码，另一方面，学会放松身体的大部分肌肉将对分娩大有益处。下面为你提供一些放松的方法，最好每天能做 1 ~ 2 次，每次坚持 15 分钟，但要把握好时间，最好在饭前或饭后1 小时进行。

放松时，先闭上双眼，深吸气，屏住呼吸并慢慢数到5，然后呼气。全身肌肉放松。先放松右手、右上肢、右肩，然后是左侧；随后，向外转膝，放松髋部、腹部、胸部。给身体放松时应保持深呼吸，并尽可能地把呼吸放慢而且要匀速。把精力集中在呼吸运动上，倾听自己的呼吸，还可自言自语"吸气、屏气、呼气"，这样可消除紧张不安及焦虑的情绪。双肩下垂，尽量放松眼部和前额的肌肉，这样也有助于精神的放松。

如果想放松心情，可以闭上双眼，尽可能地去想一些愉快的事情，并随着自己的意愿自由联想，如孩子的可爱笑脸、蔚蓝天空上的朵朵白云等都会使你感到平静和放松。

安心怀孕40周百科全书

 ## 准妈妈禁用电热毯 ●●●●●●●●●●●●●●●●●●●●●●●●●●

冬季，不少人睡觉时喜欢用电热毯。但一些专家研究认为，怀孕早期的女性不宜使用电热毯。使用电热毯对于正常人来说危害不大，但对于准妈妈则不然，随着围产医学研究工作的进展，关于电磁场对准妈妈会产生不良影响的探讨越来越引人注目，其中的一个问题就是准妈妈不宜睡电热毯。

准妈妈睡觉时使用电热毯可导致胎儿畸形。这是因为电热毯通电后会产生电磁场，这种电磁场可能影响母体腹中胎儿的细胞分裂，使其细胞分裂发生异常改变。胎儿的骨骼细胞对电磁场最为敏感。现代医学研究证实，胚胎的神经组织在受孕后的 15～25 天时开始发育，心脏组织于受孕后 20～40 天开始发育，四肢于受孕后 24～26 天开始发育。怀孕早期，准妈妈受到过强的电磁辐射，易导致胎儿畸形；在怀孕 4～5 个月，可能引起胎儿智力损害等。因此，准妈妈如果在这段时间内使用电热毯，最易使胎儿的大脑、神经、骨骼和心脏等重要器官组织受到不良的影响。

准爸做好准妈孕期检查的"保镖" ●●●●●●●●●●

怀孕早期检查是孕妇产前检查的一部分，从确诊怀孕起，孕妇应每半月（至少每月）到医院做 1 次检查，以便医生随时掌握情况，及时地对孕妇进行必要的健康指导，使孕妇顺利度过妊娠期和分娩期。

准爸爸陪伴准妈妈去做孕期检查，会让准妈妈感到安心和踏实，减轻心理压力。准爸爸通过参与孕期检查，不仅能清晰地感到宝宝的存在和成长，而且更能体会到妻子承受的身体负担，从而更加怜惜准妈妈，增进夫妻感情，促进家庭和睦，还可以了解准妈妈的身体变化状况，及时发现异常问题，有助于优生。

本周饮食营养新知

三餐营养要搭配合理 ●●●●●●●●●●●●●●●●●●

怀孕第一个月由于妊娠呕吐或胃口不好容易引起食欲缺乏，从而造成营养不足，影响到受精卵的正常发育。

孕早期，孕妇常常在饮食嗜好方面有不同程度的改变，如怕闻油腻味，喜食酸味食物等，所以在饮食上应注意搭配，少量多餐，少吃腥腻食品，以清淡口味为主，并注意吃适量的带酸味食品，以增进孕妇的食欲，但应避免饮浓茶、浓咖啡及可乐型饮料，白开水是最理想的饮料。许多初孕者晨起会呕吐，这常常是空腹造成的，在床头放些食物，早上醒来食用可缓解恶心症状。如频繁呕吐，则要注意补充水分，防止脱水，可多饮水或食用水果、蔬菜、牛奶、汤类等食物。

这个月孕妇应以富含蛋白质、维生素和矿物质的食物为主，少吃大鱼大肉等荤腻食品或大补之物。一般来讲，可遵循以下食谱安排一天的饮食。

早餐

主食：大米或小米粥1碗，奶油馒头两个（50克1个）。

副食：葡萄或草莓100克。

午餐

主食：米饭两小碗（生米约100克），或挂面1碗（干面条约150克）。

副食：酸辣烩菜（小白菜150克、胡萝卜50克、青椒50克），煎焖刀鱼（新鲜刀鱼约200克，葱头50克），牛奶鲫鱼汤两小碗，苹果1个（约150克）。

晚餐

主食：米饭两小碗（量与午餐相同），或小花卷两个。

   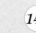

副食：鸡蛋菠菜汤两碗，香蕉两个，清炖牛腩（牛肉约150克、土豆、胡萝卜各100克），酱香菜心（菜心200克）。

 准妈妈进食要细嚼慢咽

孕早期，由于孕期反应较强，食欲缺乏，食量相对减少，这就更需要在吃东西时引起注意，尽可能地细嚼慢咽，使唾液与食物充分混合，同时也能有效地刺激消化器官，促使其进一步活跃，从而把更多的营养素吸收到体内。这对孕妇的健康和胎儿的生长发育都是有利的。

近年来还有人认为孕妇的咀嚼与胎儿的牙齿发育有密切的关系。有专家发表文章说："胎儿牙齿的质量与母亲咀嚼节奏和咀嚼练习的关系很大。"并且断言："大脑的发达与咀嚼有很大关系。"这些说法是有一定道理的。因此，如果你吃饭时习惯于"速战速决"，为了你和孩子的健康，最好从现在开始细嚼慢咽。

 多补充对大脑有益的营养素

脑是中枢神经系统的主要器官，又是高度分化的智能器官，是智力的基础。脑的生长发育主要依赖细胞数量的增加和体积的增大，脑细胞的增殖具有"一次完成"的特点。如果脑发育期营养不良，脑组织结构可产生不可逆的永久损伤，导致胎儿智力低下，甚至终身残疾。

孕早期是胎儿脑发育的关键时期，如果准妈妈蛋白质摄入不足，就可能影响到胎儿大脑神经母细胞的形成、细胞数量及神经细胞突触数量。有人测定，严重营养不良的孕妇所生婴儿的脑细胞数只有正常婴儿的80%，且常伴有智力低下及神经功能缺陷。如果出生后营养不良继续存在，则脑细胞数较正常更少，影响更严重。即使以后营养供给正常，脑组织结构和功能也不可能恢复到正常水平。因此，我们建议，准妈妈在孕早期要注意营养搭配，多补充营养素。

研究表明，对大脑有益的营养素主要有蛋白质、维生素和微量元素。平时要多吃些瘦肉、鸡蛋、鱼类、豆类，保障必要的蛋白质供给。

注意补碘

怀孕期间补充碘对胎儿脑发育有促进作用。准妈妈在日常饮食中要食用碘盐，经常吃一些富含碘的食物，如紫菜、海带、裙带菜、海参、蚶、蛤、蛏子、干贝、海蜇等，以便改善体内碘缺乏状况。

注意补锌

锌是人体多种酶的组成成分或者激活剂，主要参与脱氧核糖核酸（DNA）和蛋白质的生物合成，对胎儿尤其是胎儿大脑的发育起着不可忽视的作用，严重缺锌可引起无脑畸形等。所以，准妈妈应多摄入富含锌的食物，如牡蛎、蚌、贝、蚝、海带、黄豆、扁豆、麦芽、黑芝麻、紫菜、南瓜子、瘦肉等。

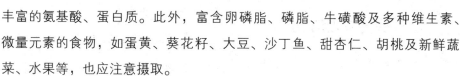

中医认为"鱼能补脑"。鱼类除富含锌外，还含有大脑细胞发育所必需的 Ω-3 廿二碳五烯酸、廿二碳六烯酸与丰富的氨基酸、蛋白质。此外，富含卵磷脂、磷脂、牛磺酸及多种维生素、微量元素的食物，如蛋黄、葵花籽、大豆、沙丁鱼、甜杏仁、胡桃及新鲜蔬菜、水果等，也应注意摄取。

注意补铁

铁是制造红细胞的必需原料，缺铁会导致贫血，严重贫血不仅会影响受孕，还会影响胎儿发育，所以准妈妈一定要注意补铁。含铁较多的食物有猪肝、黄豆、芝麻等。

补充各种维生素

高蛋白饮食可明显提高儿童的认知能力、注意力和视觉运动综合能力，而某些维生素缺乏或过多可致胚胎神经系统畸形，也会严重影响智力。如缺乏维生素 A，可致小头畸形；缺乏维生素 B$_1$、叶酸，可致神经管畸形。富含维生素的食物有新鲜瓜果和蔬菜。

 营养食谱推荐

黑芝麻粉汤

原料 黑芝麻 80 克，上等米粉 50 克，红糖适量。

做法 ❶把黑芝麻炒熟，放入研钵研碎，添水拌匀后倒入锅内，中火煮。

❷加入上等米粉和红糖，用勺子不断搅拌，煮沸后食之。

功效 含有丰富的优质蛋白质和钙、铁、锌、维生素 B$_1$。

火腿冬瓜汤

原料 冬瓜 150 克，熟火腿 25 克，葱花 20 克，精盐、味精、高汤各适量，花生油 40 克。

做法 ❶冬瓜去皮，洗净切成长方块；火腿切成片。

❷炒锅上旺火，放油，烧至五成热，放入葱花炝锅，放入冬瓜块略煸，放入高汤、精盐，盖上盖烧至冬瓜酥烂，再放入火腿片，用味精调味，出锅装汤碗内即成。此外，冬瓜皮利尿效果更好，但口感较差，可以不吃。

功效 汤白味鲜，是准妈妈缓解水肿的美味佳肴，有清热、利水、降胃火的功效。

豌豆炒虾仁

原料 虾仁 250 克，嫩豌豆（去荚）100 克，鸡汤 2 大匙，料酒 2 小匙，水淀粉 1 小匙，精盐半小匙，鸡精少许，香油适量。

做法 ❶将豌豆洗净，投入沸水锅中汆烫一下，捞出来沥干水备用；虾仁洗净备用。

❷锅内加入植物油，烧至三成热，倒入虾仁，快速用竹筷划散，稍炸片刻捞出，控干油备用。

❸锅中留少许底油烧热，倒入豌豆，大火翻炒几下，烹入料酒，加入鸡汤、精盐稍炒，放入虾仁，用水淀粉勾芡。

④加入鸡精调味，淋上香油即可。

功效 豌豆富含粗纤维，能促进大肠蠕动，保持大便通畅，起到清洁大肠的作用；虾仁可以提供丰富的蛋白质和钙质。两者搭配，可以提高身体的抵抗力和免疫力。

茭白炒鸡蛋

原料 鸡蛋 2 个，茭白 300 克，葱花、精盐、高汤各适量。

做法 ①茭白去皮洗净，切成丝备用；将鸡蛋洗净，打入碗内，加少量精盐调匀备用。

②锅内加入植物油烧热，倒入鸡蛋液，炒出蛋花。

③另起锅放油烧热，放入葱花爆香后放入茭白丝翻炒几下，加入精盐及高汤，继续翻炒，待汤汁收干、茭白熟时倒入炒好的鸡蛋，翻炒均匀即可。

功效 这道菜含有丰富的蛋白质、维生素和矿物质等营养物质，还含有

对宝宝大脑发育具有重要促进作用的 DHA 和卵磷脂。

西红柿鸡蛋汤

原料 西红柿 150 克，鸡蛋 2 个，海米 10 克，香菜 3 克，花生油、精盐、味精、香油、水各适量。

做法 ①将西红柿洗净，用沸水烫一下，剥皮，切成橘子瓣形。

②将鸡蛋打入碗内，用筷子搅匀。

③将海米用温水泡好。

④将香菜洗净，切成末。

⑤锅烧热后，倒入底油，放入精盐，待油热时，投入西红柿炒几下，加沸水，放入海米；开锅后，将鸡蛋液缓缓淋入锅内，汤沸蛋花浮起后撒入香菜末，放味精、香油，盛入大碗中即可。

功效 色泽鲜艳，汤味鲜美，微带酸味，增进食欲。本菜营养丰富，含有优质蛋白质、矿物质、多种维生素和有机酸，适宜孕妇食用。

胎教小课堂

胎教宝宝更聪慧

很多准妈妈对胎教有很大的误区，认为胎教就是多听听音乐而已。现代科学认为，胎儿的素质是可以随胎教改变的。宝宝接受过胎教和未接受胎教有很大的区别。接受过胎教的宝宝有明显的优点：不爱哭，睡眠好；学说话时间早，理解能力较强；发育好，爱与人交往；节奏感好，乐感强，喜欢听音乐；适应能力和创造力也比没有接受过胎教的宝宝强。

另外，接受胎教与没有接受胎教的宝宝智商区别很大。但说接受胎教的宝宝是"神童"就言过其实了，因为神童是良好的基因和后天教育综合影响的结果，而胎教能在一定程度上促进胎儿大脑的发育，但胎教的作用不一定就塑造出神童。

胎教有多种形式

胎教有多种形式，可分为狭义和广义两种。

广义的胎教是为了促进胎儿生理上和心理上的健康发育成长，同时也是孕产妇在孕产期有效的精神、环境、饮食、劳逸等各方面的保健措施。没有健康的母亲就没有健康的胎儿。

狭义胎教是根据胎儿各器官感觉发育成长的情况，有针对性地、积极主动地给予适当合理的信息刺激，使胎儿建立起条件反射，进而促进其大脑功能、躯体运动功能、神经系统功能和感觉功能的成熟。换言之，狭义胎教就是在胎儿成长发育的时间里，科学地提供触觉、视觉、听觉等方面的刺激，如抚摸、拍打、听音乐等，使胎儿大脑神经细胞不断增殖，各个器官功能和神经系统得到合理的开发和训练，最大限度地发掘胎儿的智力潜能，从而提高个人素质。所以胎教是临床优生学和环境优生学相结合的具体措施。

   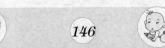

孕 3 周　新生命的开启

 妊娠进行时

 宝宝发育刻度尺······················

　　第 3 周是胎盘与羊膜开始形成的时期，宝宝与妈妈的血液循环建立了联系。此时的宝宝被称作"胚芽"。小宝宝在外形上还没有形成人的特征。胚芽表面被绒毛组织覆盖着，不久后将发育成为胎盘。在滋养层里，宝宝的胚胎开始成形，现在看起来像个椭圆形的盘子。羊膜腔在第 8 天形成，到第 12 天，宝宝的胚胎就已经达到 2000 个细胞了，第 2 周末，胚胎已有 0.2 毫米长。

 准妈妈的变化······················

　　到了这周，准妈妈才算是真正怀孕，受精卵已经进入子宫开始发育，在转移到子宫的过程中，有时会有轻微的流血现象，这属于正常现象。

 准妈妈日常护理指南

 预防感冒的生活窍门················

　　生活中，有一些小窍门对缓解感冒初期症状非常有效，准妈妈可以根据自己的实际情况实施，把感冒"扼杀在摇篮中"。

（1）盐水漱口。每天早、晚餐后用淡盐水漱口，有助于清除口腔细菌，预防感冒。

（2）勤洗手。流感季节勤洗手，特别是咳嗽或打喷嚏时以手遮口后洗手，可以清除手上的病毒，避免感染。

（3）按揉鼻翼两侧。经常按揉鼻翼外侧鼻唇沟凹陷处的迎香穴，可以使气血畅通，增强抵抗力，预防感冒。

（4）按摩风池。脖子后方大筋（斜方肌）两侧入发际的凹窝中的风池是治疗风邪的第一要穴，出现头晕、头痛、咳嗽、鼻塞、发热等症状后，用双手或单手大拇指和食指按摩，可以缓解这些症状，预防感冒。

（5）喝姜糖水。感觉要感冒时，喝一碗热的红糖姜水，然后美美地睡上一觉，可以预防感冒。

（6）略感不太舒服时，及时服用家庭中常备的一些食疗佳品。当自己觉得受"热邪"侵袭时，不妨饮用一点金银花茶、野菊花茶。

（7）孕早期预防感冒非常重要，一旦患了感冒，就一定要在医生的指导下及时用药治疗。

准妈妈勤刷牙对宝宝好处多

孕期和生产期是女性身体生理变化最明显的时期。有些女性怀孕以后，妊娠反应尚小，就是牙龈常出血，甚至偶有一觉醒来枕头上血迹斑斑，但自己毫无痛觉的情况发生。如果张嘴对镜看看，没准吓一跳。全口牙龈水肿，齿间的牙龈乳头部位还可能有紫红色、蘑菇样的增生物。只要轻轻一碰，脆软的牙龈就会破裂出血，出血量较多，且难以止住，这称为妊娠期牙龈炎，多见于妊娠早期。准妈妈如果有口腔炎症，即使只是牙龈炎也要及早治疗，因为引发牙龈炎的细菌有可能进入血液，通过胎盘感染胎儿而引起早产。

妊娠期牙龈炎将随妊娠的进展而日益加重，但产后会逐渐自行消退。孕妇要注意勤刷牙，每次进食后都要用软毛牙刷刷牙，刷时注意顺牙缝刷，尽

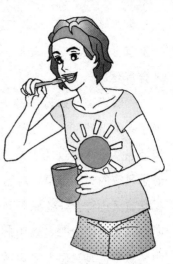

量不碰伤牙龈，不让食物碎屑残留。因为食物残渣会发酵产酸，有利于细菌生长，从而破坏牙龈上皮，加剧牙龈炎。应挑选质软、易咀嚼和易于消化的食物，以减轻牙龈负担，避免损伤。多食富含维生素C的新鲜水果和蔬菜，或口服维生素C片剂，以降低毛细血管的通透性。孕妇一定要注意口腔保健，避免造成口腔感染。

在严重牙龈炎患者中，心脏病患者的比例高于一般人。这是因为，温暖和湿润的口腔是培养细菌的温床。如果这些细菌经过牙龈上的伤口进入血液，到达心脏，就很容易引起心脏病。美国北卡罗来纳大学的研究者从这一发病机制出发，对早产儿与口腔疾病的关系进行了调查。他们在一些早产儿体内发现了与其母亲口腔细菌相对应的抗体，初步证实孕妇口腔的病菌与早产有关。在工业化国家里，死婴中有2/3是早产造成的。而早产儿中有18%可能与母亲的口腔疾病有关。所以，孕妇早晚和三餐之后用软毛牙刷勤刷牙，保持孕期口腔卫生是安胎的重要措施之一。

谨防风疹和流感

怀孕三周的时候，很多人还弄不清自己是否怀孕，所以，由于不知道已经怀孕而服药的情况很多，特别是像流感、风疹之类的小毛病，对胎儿造成直接影响。为了避免日后出现心情不安的纠结状况，有怀孕可能的女性，即使不能确认，日常也要对感冒等症状引起重视。

风疹是由风疹病毒引起的一种急性传染病，主要通过空气传播，一年四季均可发生，但以春季发病为多。主要症状是先感觉全身不适，继而出现发热、上呼吸道炎症、耳后及颈部淋巴结肿大，并有淡红色细点状丘疹迅速扩展到全身，奇痒难忍。一般2~3天迅速消退，不留痕迹。风疹的别名叫"三日麻疹"，从病名可以看出是很轻的病，几天就好了，对一般人的影响不大，但如果在怀孕 12 周内患上这种病，会使胎儿的眼睛、耳朵、心脏出现异常，严重者可能生出心脏畸形、小头畸形、白内障、耳聋等先天风疹综合征的先天异常婴儿。

一般说来，如母体被毒性强烈的病毒感染，就会胎死宫内，以至流产，绝不会生出畸形儿。但是，如果风疹病毒毒性不强，胎儿不至于死亡，但病毒容易从母体通过胎盘进入胎儿的体内，导致畸形。而且，有数据显示，孕妇患风疹的时间越早，对胎儿的不良影响越大，畸形儿的发生率越高。其中，在患有风疹综合征的先天异常儿中，母亲怀孕 4 周内患风疹的比例高达 60%，所以，这个阶段一定要引起重视。因为风疹的症状很像感冒，所以常被误以为是感冒，有时患上了风疹，不知不觉就好了。但是不管症状有多轻，也会感染胎儿，切不可粗心大意。

曾患过风疹的人，身体里产生了抗体，所以不用担心再患风疹。血清学研究表明，我国约有 90% 的育龄妇女已感染过风疹病毒，所以即使再被感染，怀孕后也不会对胎儿造成危害。只有 10% 左右的育龄妇女属于风疹易感者。

预防风疹的关键是防止与风疹患者面对面交谈，在风疹流行季节最好不要到人员密集的地方去。

除风疹外，还有各种病毒感染也应特别小心。其中以流行性感冒比较常见。流感是一种由流感病毒引起的急性呼吸道传染病，传染性很强。孕妇对疾病的抵抗力较一般人群低，是流感的易感人群。孕妇患流感后出现并发症的概率也比一般人高，尤其是孕早期患流感，流产率和胎儿畸形率都显著增加。由于孕期用药受限，所以，患了流感的人一定要去医院请医生诊断，切勿自行吃些感冒药扛过去。

流感高发的冬春季，孕妇有效的防护措施就是尽量不去公共场所，如影院、商场等人多的地方。家庭成员中若有感染，应采取适当隔离措施。

孕期发热危害大 ●●●●●●●●●●●●●●●●

在怀孕之前，准妈妈如果感冒发热，通常都是吃两片药就好了，不会放在心上。怀孕后就不同了，面对感冒和发热，准爸爸和准妈妈一定要有足够的警惕。

胎儿在母体内发育，尽管有子宫保护，但也不是安全无患，也会常常受到外界的干扰。其中，孕妇因感染而高热，可直接危害胎儿的正常发育。医学专家指出，高热是致人类先天性畸形的原因之一。

胎儿的神经细胞在孕早期繁殖旺盛，易受损伤，一次高热可使胎儿8%～10%的脑细胞受到损伤，损伤后的脑细胞由胶质细胞来充填，这些细胞无神经细胞功能，所以会表现出脑发育迟缓。高热也同时损伤其他器官，形成千奇百怪的畸形儿。

由此可知，凡是能够使孕妇体温升高的一切因素都能影响腹中胎儿，最终导致畸形胎。因此，准妈妈一旦发现体温升高应立即就医。解除高热，治疗原发病。另外，平时还应注意预防一切发热性质的疾病，以确保母婴平安。

准妈妈避免剧烈运动

这个时期，虽然还不能确认是否怀孕，但是平时就要多留意自己身体变化，避免剧烈运动和过多的家务事，同时取消比较消耗体力的旅行计划。

如果你上班的公司离家很近，就少了很多烦恼，可以坚持每天步行上下班。如果离家很远，你就要想办法使自己更加安全、更加便利地上下班。要是公司离家实在太远，不如考虑在公司附近租房子，这样就可以把路上的时间争取为休息时间，或者也可以选择搭同事的顺风车。

准妈妈禁用洗涤剂

日本学者曾经对受精卵发育障碍与环境因素的影响进行过动物试验：将浓度为2%的酒精硫酸（AS）或直链烷基磺酸盐（LAS）涂抹在已孕的小白

鼠背部，每日 2 次，连涂 3 天，在妊娠第 3 天取出受精卵检查，发现多数受精卵在输卵管内已极度变形或死亡。而未涂过 AS 或 LAS 剂的孕鼠，其受精卵已全部进入子宫且发育正常。

由此揭示，AS 或 LAS 之类的化学物质可通过哺乳动物的皮肤吸收到达输卵管。当孕妇体内此类成分达到一定浓度时，可使刚刚受精的卵细胞变形，最后导致受精卵死亡。

据有关部门测定，目前市场上销售的洗涤剂之类的物质中含 AS 或 LAS 的浓度为 20% 左右，是用于小白鼠实验的 2% 浓度的 10 倍。因此，人们必须对引起不孕的凶手——洗涤剂之类的化学物质有足够的认识。

从计划怀孕开始，女性就不要再接触洗涤剂了。衣服最好用洗衣机洗，晾晒衣物时最好戴上橡皮手套。至于吃完饭后的盘碗洗刷，最好全权交给他人。

值得注意的是，夫妻双方都查不出明显不孕症病因的患者，女方应在月经周期的后半期尽量少用或不用此类物质，以免受精卵遭破坏引起不孕。

哪些药物威胁胎儿 ●●●●●●●●●●●●●●●

这个问题如今已经引起了人们的高度关注，但是大多数人也只局限于知道"某些药物对胎儿不利，有导致畸形儿和流产的可能；若是孕期出现某种疾病，只能到医生那里去问个究竟"等。为了加深准妈妈对这方面的认识，我们特别在本周孕早期反应日益严重的情况下，较详尽地列出了对胎儿存在致畸威胁的药物，以供准妈妈参考。

（1）部分抗生素类药物。四环素可导致胎儿畸形、牙齿变黄、长骨发育不全和先天性白内障。氯霉素可导致胎儿骨骼功能抑制和新生儿肺出血、灰婴综合征、骨髓抑制（白细胞导致或再生障碍性贫血）。链霉素和卡那霉素可导致肾脏受损和先天性耳聋。磺胺类药物可导致新生儿核黄疸和高胆红素血症。利福平可导致四肢畸形、无脑儿、脑积水。

（2）镇静剂。氯氮会引起死胎、四肢畸形及发育迟缓，地西泮导致唇裂和腭裂，氯丙嗪会导致新生儿抑郁和视网膜疾病。

（3）降血糖药。格列本脲、甲苯磺丁脲、氯磺丙脲等药物在孕期间使用会导致流产、死胎和诸如先天性心脏病、唇腭裂、骨骼畸形、血小板下降等多发性畸形。建议有这方面需要的女性孕期可在医生的指导下使用胰岛素，远离降糖药物。

（4）维生素。维生素对于人体来说是必需的，也是人们熟悉的，但是孕妇服用过量会导致胎儿畸形。因而，孕期在维生素的服用量上一定要掌握好。

（5）抗癫痫药。这类药会引发胎儿早产、身体和智力发育迟缓及多发性畸形。

（6）抗甲状腺药。卡比马唑、丙硫氧嘧啶等会引起先天生甲状腺功能不全、甲状腺肿大，以及呆小病和死胎等。此外，使用放射性碘剂也会使胎儿甲状腺功能低下。

（7）部分抗生素类药物。黄体酮、睾酮之类的激素可使女婴男生化。最为常见的性激素己烯雌酚可使女婴男性化、男婴女性化、器官发育异常。肾上腺皮质激素有可能致使胎儿发生多发性畸形。

（8）部分镇吐类药物。异丙嗪、氯丙嗪、美克洛嗪、三氟拉嗪等，可导致先天性心脏病。提醒饱受孕吐折磨的准妈妈一定要谨慎，即便是中药也存在隐患。

（9）解热镇痛类药物。这类药物包括安乃近、阿司匹林、感冒通、非那西丁等，以及含有此类成分的复方制剂。这类药可导致胎儿脑积水、畸形足、软骨发育不全、先天性心脏病，影响胎儿的神经系统和肾脏发育，以及出生后的智商和注意力较同龄人低等后果。

如何识别假孕

假孕患者多为结婚2~4年仍未怀孕的女性。她们急切盼望怀孕，在强烈的精神因素影响下，会产生食欲缺乏、喜欢酸食、恶心、呕吐、腹部膨胀、乳房增大等一系列酷似早孕反应的症状和体征。怎样从医学上解释这种现象呢？

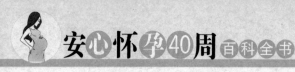

研究发现，有些女性婚后盼子心切，大脑皮层中会逐渐形成一个强烈的"盼子"兴奋灶，影响中枢神经系统的正常功能，引起下丘脑垂体功能紊乱、体内孕激素水平增高，抑制卵巢的正常排卵，最后导致停经。另一方面，停经之后，由于孕激素对脂肪代谢的影响，逐渐增多的脂肪便堆积在腹部，脂肪的沉积加上肠腔的积气，会使腹部膨胀增大。腹主动脉的搏动或肠管蠕动使患者认为这就是"胎动"。闭经、腹部增大和所谓的"胎动"让患者误以为自己有孕在身。

经过简单的检查就能识别假孕。医生要对假孕患者耐心解释，必要时做B超检查。倘若患者情绪波动较大，可令其服用谷维素、维生素 B_1、地西泮等调节自主神经紊乱与镇静的药物。

本周饮食营养新知

准妈妈要注意补充微量元素 ●●●●●●●●●●●

微量元素是生命中不可缺少的营养素，我们可以从每日的膳食中摄取。如果孕前体内矿物质储备不足，怀孕后又供给不上，则会出现微量元素缺乏的现象。因此，为了宝宝和自己的健康，准妈妈在每日的膳食中不可忽视对微量元素的补充。

碘主要存在于海带、紫菜、蛤、蚶、海蜇等食品中，是构成甲状腺素的重要成分，甲状腺素具有调节体内物质代谢的作用，可促进蛋白质、脂肪合成与分解。单纯性甲状腺肿大，母体缺碘可使儿童发生呆小病（克汀病），表现为生长迟缓、能力低下或痴呆。成人的碘摄入量是 100～1140 微克，孕妇加 15 微克，乳母加 25 微克。

镁的主要食物来源是谷类、豆类和蔬菜，为细胞内液的重要阳离子。能激活体内多种酶；可维持核酸结构的稳定性，抑制兴奋性；参与体内蛋白质合成、肌肉收缩和体温调节神经反射亢进或减退。镁缺乏会表现出肌肉震颤，手足抽搐，心跳过速，心律不齐，情绪不安，容易激动。成人的适宜摄入量是 200～300 毫克，孕妇加 25 毫克，乳母加 75 毫克。

锌的主要食物来源是动物性食物、豆类等，参与核酸和蛋白质的代谢。缺锌会导致生长迟缓；迟发性低味觉；伤口愈合迟缓。成人的适宜摄入量是 10～15 毫克，孕妇加 8 毫克，乳母加 7 毫克。

铜的主要食物来源是谷类、豆类、坚果类、肉类和蔬果，是各种含铜金属酶和含铜蛋白质的组成成分，催化血红蛋白的合成。铜缺乏会导致贫血，中性白细胞减少；生长迟缓；情绪易激动。成人的适宜摄入量是每千克体重 30 微克，儿童每千克体重 80～100 微克，孕妇、乳母应适当增加。

铬的主要食物来源是动物蛋白质（鱼除外）、谷类、豌豆、胡萝卜，可激活胰岛素，是维持葡萄糖正常代谢所必需的物质。铬缺乏可导致糖尿病及高血糖症，也是引起动脉粥样硬化的原因之一。成人的适宜摄入量是 2～25 毫克，孕妇加 5 毫克，乳母加 8 毫克。

硒的主要食物来源是谷类和海产品，是一些氧化酶的主要成分。人体的硒负荷水平与克山病有相关性。成人的适宜摄入量是 0.5 毫克，孕妇加 0.2 毫克，乳母加 0.3 毫克。

准妈妈营养要素

蛋白质

（1）供给量：在这一时期，对于准妈妈来说，蛋白质的供给不仅要充足还要优质，每天在饮食中应摄取蛋白质 60～80 克，其中应包括来自于鱼、肉、蛋、奶、豆制品等食品的优质蛋白质 40～60 克，以保证受精卵的正常发育。

（2）食物来源：应多选择易消化吸收、利用率高的优质蛋白质，多食乳类、蛋类、肉类及豆制品等。每周吃 1～2 次鱼；每天保证 1～2 个鸡蛋、250 毫升牛奶和 100～200 克肉类的摄入。

碳水化合物

准妈妈每天应摄入 150 克以上碳水化合物。如果受孕前后碳水化合物和脂肪摄入不足，准妈妈会一直处于饥饿状态，可能导致胎儿大脑发育异常，出生后智商下降。碳水化合物主要来源于蔗糖、面粉、大米、玉米、红薯、土豆、山药等粮食作物。

维生素

维生素对保证早期胚胎器官的形成和发育有重要作用。准妈妈要多摄入叶酸、维生素 C、B 族维生素等。叶酸普遍存在于有叶蔬菜、柑橘、香蕉、动物肝脏、牛肉中。富含 B 族维生素的食物有谷类、肉类、乳类及坚果等。

水和无机盐

（1）供给量：无机盐（即锌、锰、铁、铜等各种微量元素）对早期胚胎器官的形成发育有重要作用。

整个孕期内，准妈妈体内的液体将大幅增加，因此要保证摄入足够的水。每天要喝 8~10 杯水，从现在开始，要养成"杯不离手"的习惯，外出办事也别忘了带水。

（2）食物来源：含锌、锰、磷、铜高的食物有奶类、豆类、肉类、蛋类、坚果类等。

白开水、果汁、用某些植物花自制的茶饮都可以作为孕期的饮品。

调整饮食习惯

为了确保孕妇体内胎儿的健康成长，孕妇从怀孕第 1 个月起就应该调整自己的饮食习惯，具体应做到以下几点：

（1）每天清晨起床后先空腹喝一杯新鲜的白开水或矿泉水，可以起到洗涤体内器官的作用，而且对改善器官功能、防止一些疾病的发生都有很大好处。

（2）一定要吃早餐，而且要保证质量。最好有50克面包或饼干等主食，1个鸡蛋（或4~5片酱牛肉），250毫升牛奶或豆浆，少量蔬菜，还可以适当搭配果酱或蜂蜜，做到营养均衡。

准妈妈应养成良好的饮食习惯。定时用餐，三餐之间最好安排两次加餐，进食一些点心、饮料（奶、酸奶、鲜榨果汁等）、蔬菜和水果，定量用餐，不挑食，不偏食，少去外面就餐。

（3）改掉早餐吃油条的习惯。炸油条使用的明矾中含有铝，铝可通过胎盘侵入胎儿大脑，影响胎儿智力发育。

（4）三次正餐基本做到定时定量。每天应按照"三餐两点心"的方式进食。

准妈妈不宜吃松花蛋

传统的松花蛋在腌制过程中要加一些氧化铅或铜等，若长期食用，其中的铅或铜会慢慢积累而不利于身体健康。如今，松花蛋的腌制已用硫酸铜、锌等代替氧化铅，即所谓的"无铅皮蛋"。其实，"无铅皮蛋"只是铅的含量比传统炮制的皮蛋铅含量低，所以准妈妈最好少吃或不吃"无铅皮蛋"。

准妈妈不宜贪吃冷食

很多准妈妈在孕期会胃火上升，即便不是在特别热的夏天，也会想吃冰激凌、喝冰水或吃冰镇的食物来缓解燥热。但过多摄取冷食会伤及脾胃，使营养吸收受到影响，不能保证自身和胎宝宝的营养需求。而且，太多的冷刺激还会使口腔、咽喉、气管等部位的抵抗力下降，诱发上呼吸道感染。另外，冷食刺激还会引起胎宝宝躁动不安，所以孕期一定要节制冷食。

缓解妊娠反应的食疗秘方

在怀孕前期，大多数孕妇都有轻重不等的妊娠反应，常见症状有头昏、心慌、心率加快、食欲缺乏，甚至表现出明显的恶心、呕吐、偏食等。最让孕妇难以克服的是孕吐。妊娠反应是生理性反应，在一般情况下不用治疗，因此，对待妊娠反应的最好方法是适当休息和调理饮食。下面介绍几种缓解孕吐的小方法。

（1）生姜、橘皮各10克，加红糖，煮水当茶喝，可缓解孕吐。

（2）生扁豆70克，晒干研细，每次10克，米汤煮开送服，可缓解孕吐。

（3）甘蔗绞汁，加生姜末少许，作茶饮，有治疗孕妇口干、心烦、呕吐的作用。

（4）橄榄捣烂，用水煎服。可治疗妊娠早期食欲不佳、心烦、呕吐等。

（5）糯米粥，随意食用，可缓解孕吐。

（6）柚子皮煎水服，可缓解孕吐。

（7）干葡萄藤10克，用水煎服，可缓解孕吐。

水果吃得越多越好吗

水果中含有一定量的维生素、矿物质、纤维素和果酸等营养物质，对准妈妈是有好处的。不过准妈妈吃水果，也并非越多越好。

因为水果含糖，摄入过多的糖分会使准妈妈的血糖升高，增加患妊娠糖尿病的风险。多余的糖还可以通过胎盘进入胎儿体内贮存，使胎儿偏胖，出生体重增加，易使难产、产伤及手术产的概率增加。一般来说，准妈妈一天食用水果以200~400克为宜。如有血糖升高的现象，要吃得更少些。对于有并发症或体质异常的准妈妈来说，天热宜吃西瓜、秋天宜吃梨、消化不良宜选择苹果，贫血的准妈妈可以多吃猕猴桃、草莓、冬枣，便秘的准妈妈最好不要吃龙眼、荔枝、杧果等热性水果，腹泻的准妈妈注意不要吃西瓜、香蕉、柿子等凉性水果。

营养食谱推荐 ●●●●●●●●●●●●●●●●●●●●●●●●

西红柿烧豆腐

原料 西红柿 250 克，豆腐 1 块，植物油适量，白糖、酱油各少许。

做法 ❶用开水把西红柿烫一下，去皮，切成厚片。把豆腐切成 3 厘米左右的方块。

❷锅置火上，油预热，放入西红柿片翻炒片刻，把切好的豆腐块放入锅中，加酱油、白糖滚几滚，待豆腐炒透即可。

功效 此菜红白相间，色美味鲜。西红柿含有大量的维生素 C，对于骨骼、牙齿、血管、肌肉组织极为重要，并且能刺激食欲，增加对疾病的抵抗能力。此外，豆腐的营养价值也十分高。

香菇枣鸡

原料 鸡肉 300 克，水发香菇 30 克，大枣 10 个，料酒、精盐、味精、酱油、白糖、葱花、姜末、湿淀粉、香油和清汤各适量。

做法 ❶把鸡肉洗净，切片；大枣洗净，去核，切成 4 瓣；香菇洗净，切成丝。

❷把鸡肉片、香菇丝和大枣放入碗内，加入酱油、精盐、白糖、味精、葱花、姜末、料酒、清汤和湿淀粉，用手拌匀。

❸上笼蒸至鸡肉熟时取出，用筷子拨开，摊入盘内，淋入香油即可。

功效 味美鲜甜，益智健脑，养心安神，补气强身，健脾益胃。

糖醋排骨

原料 猪排骨 500 克，香油 10 毫升，白糖 50 克，醋 25 克，料酒 20 克，红糟 2 克，精盐、花生油、葱末、姜末各适量。

做法 ❶将排骨洗净，剁成 8 厘米长的块放入盆内，加入适量的精盐腌渍 4 小时左右，捞出，沥干水分。

❷将炒锅置于火上，放入花生油，烧至六成热时，放入排骨，浸炸片刻捞出，控干油。

❸炒锅置于火上，倒入花生油，下葱末、姜末炝锅，速下排骨、开水、白糖、醋、料酒，用小火煨 20 分钟左右，待肉骨能分离时，加入红糟，收

汁，淋入香油即成。

功效 排骨含钙、磷较为丰富，加醋烹调，使钙容易溶解吸收。钙和磷是胎儿发育的必需元素，所以糖醋排骨是孕早期的理想菜品。

西红柿鱼片

原料 净鱼肉150克，黄瓜1条，番茄酱50克，鸡蛋清1个，植物油、料酒、精盐、白糖、味精、清汤、淀粉各适量。

做法 ❶ 先将鱼肉洗净，切成片，用精盐、味精、蛋清和淀粉调匀入味；黄瓜切片。

❷ 锅内放油烧热，放入鱼片滑散，至鱼片呈白色时捞出，控干。

❸ 锅内留底油，加番茄酱炒出红色后，加入清汤烧沸，加精盐和白糖，再放入鱼片和黄瓜片，最后用湿淀粉勾芡收汁即可。

功效 西红柿有蔬菜中的"维生素仓库"的美称，所含维生素量多且质高，与鱼片成菜，营养十分丰富，孕妇可多食用。

酸辣猪血豆腐汤

原料 猪血250克，鸡蛋糕、鲜豆腐各100克，青豌豆50克，花椒水15克，香醋10克，白胡椒粉5克，香油、味精、精盐、湿淀粉、清汤、黄酒各适量。

做法 ❶ 将猪血、鸡蛋糕、鲜豆腐均切成1厘米粗、3厘米长的条。

❷ 锅置火上，放入清汤，加猪血、鸡蛋糕、豆腐、豌豆、花椒水、精盐、味精、香醋、黄酒，烧开后用湿淀粉勾芡，撒入白胡椒粉，淋入香油即成。

功效 豆腐、豌豆、鸡蛋营养丰富，猪血含铁多，适合孕妇食用，有利于补铁、补血。

蘑菇豆腐汤

原料 嫩豆腐500克，熟笋片25克，鲜蘑菇100克，酱油、精盐、味精、素汁汤、芝麻油、绍酒各适量。

做法 ❶ 嫩豆腐放入盆中，加绍酒，上笼用旺火蒸15分钟取出，去掉边皮，切成1.5厘米见方的小块，经沸水焯后，用漏勺捞出；将鲜蘑菇放入沸水锅中，煮1分钟，捞出，用清水漂凉，切成片。

❷ 将豆腐、笋片和精盐放入砂锅中，加素汁汤至浸没豆腐，置中火上

烧沸，改小火炖约 10 分钟，放入蘑菇片，加酱油、味精，淋上芝麻油即成。

功效 蘑菇鲜脆，豆腐松滑，汤汁清纯，味美可口。此菜含有蛋白质、多糖、钙、磷、铁、锌、铜等营养成分，可满足胚胎对各种营养素的需求。豆腐还具有宽中和胃、生津润燥、清热解毒等功效。

胎教小课堂

怡情胎教

此时是胚胎腭部发育的关键时期。导致胚胎的发育异常和新生儿腭裂或唇裂的原因之一，就是准妈妈长期情绪过度不安或焦虑。准妈妈不要认为胎儿还小，没有思考能力，并不会感受到情绪的变化，因为你和宝宝的神经系统虽然没有直接联系，但有血液物质及内分泌的交流，你的情绪变化会引起某些化学物质的变化。当准妈妈生气、焦虑、紧张不安或忧郁悲伤时，会使血中的内分泌激素浓度发生改变，胎儿会立即感受到，表现出不安和胎动增加。而且胎儿也是有记忆的，他对外界有意识的激动行为、感知体验，将会长期保留在记忆中，直到出生后。只有保持愉快、平和、稳定的心态才能为胎儿大脑的全面发展提供有利基础，从而促进胎儿记忆的发展。因此，始终保持平和、宁静、愉快和充满爱的心态，是本月胎教计划的主要内容。

准妈妈不急躁、不愤怒，情绪稳定、心情愉悦等精神状态非常有益于胎宝宝。国外研究机构观测发现，当母亲情绪不安时，胎动明显增加，最高时可达平常的 10 倍。如果胎儿长期不安，体力消耗过多，出生时体重往往比一般婴儿轻 500 ~ 1000 克。准妈妈情绪不安不仅影响胎儿的体重，也会影响胎儿的智力。

科学家在研究中还发现，准妈妈在妊娠期间的所想所闻，乃至梦中的感觉，都可以转变为内环境的变化信息，在不知不觉中传给胎儿。而恶劣的情绪必然会给胎儿带来不良影响。有研究证实，多动症患儿在胚胎期，母亲都曾有过较大情绪波动和心理困扰的过程。

不仅如此，准妈妈的情绪不安还影响胎儿的智力。这说明母亲在怀孕期间的身心健康和心理状态确实可以影响胎儿的智力发育。

准妈妈们没有必要为了胎教去看一些不喜欢的电视节目及书籍等，或者到处打听别人的意见，拼命地读有关育儿的书。其实，只要清楚地意识到自己要当母亲了，很好地控制自己的情绪就行了。只有感情丰富、情绪稳定的准妈妈，才有可能生育一个感情丰富、才智不凡的孩子。

环境胎教

年轻夫妇在准备受孕前 6 个月就可接受一些环境卫生知识，以利于优境养胎。

人类从受精卵到胚胎再到胎儿出生成为新生宝宝，大约要经历 280 天。妊娠过程中胎儿能否正常生长发育，除了与父母的遗传基因、孕育准备、营养因素有关外，还与孕妇在妊娠期间的内外环境有着密切的联系。为了保证胎儿的健康发育，母亲应该避免 6 种不利于妊娠的内外环境。

（1）多次堕胎或流产后不久即受孕。

（2）夫妻体弱、患病时受孕。

（3）不洁的性生活引起的胎儿宫内感染。

（4）放射线伤害。

（5）职业与嗜好的不良刺激。

（6）污染与噪声。

音乐胎教

怀孕第 1 个月，音乐是胎教的良好选择，必须根据怀孕的不同阶段选择不同的音乐曲目。孕早期孕妇情绪容易波动，还可能产生不利于胎儿生长发育的忧郁和焦虑情绪，因此，这个时期孕妇适宜听轻松愉快、优美动听的音乐，使准妈妈不安的心情得以缓解，精神上得到放松。

用音乐进行胎教，可以对胎儿产生良性刺激，也能调节准妈妈的身心。优美的音乐能使准妈妈精神愉悦、心情放松、心律平稳、血液循环通畅，为胎儿创造良好的环境，提供充足的营养，促进其健康成长。

在开始进行音乐胎教前，先选择让自己觉得特别放松和愉快的音乐。由于巴洛克音乐或类似巴洛克音乐的慢节拍，最接近胎儿从子宫中听到的准妈妈在休息状态的心跳声，所以专家建议采用这类音乐。要是准妈妈不喜欢古典音乐，那么任何可以令你心情放松的音乐都可以。

适合作为胎教的音乐

（1）音乐节奏和音量：用于胎教的音乐节奏不宜太快，最好是舒缓的轻音乐。过快的节奏会使准妈妈和胎儿紧张、不舒服，如摇滚乐就不适合作为胎教音乐。另外，播放音乐时音量不要太大，以70分贝为宜。

（2）音乐的音域：音域不宜过高。胎儿大脑发育尚未完善，过高音域易使胎儿无法负荷，导致脑神经损害。

（3）胎教音乐应有和谐的和声：不要有突然的巨响，否则会使胎儿受到惊吓。

（4）音乐播放时间不宜过长：5～10分钟较为合适。

1～3个月的孕早期

胎儿的器官正在逐步形成，准妈妈往往会感到不适，胃口不佳，甚至恶心呕吐。此时，可听一些抒情、优美的曲子，比如柴可夫斯基的《天鹅湖》、舒曼的《梦幻曲》等。这样可使准妈妈分散注意力，使早孕带来的不适随着优美的音乐而缓解或消除。

4～6个月的孕中期

此期间胎儿发育很快，活动增多，准妈妈可与宝宝一起听一些活泼欢乐的音乐，如圆舞曲等，对于陶冶准妈妈情操、促进胎儿发育大有益处。

7～9个月的孕晚期

胎儿已逐渐成熟，由于不久将分娩，准妈妈在欣喜之余，会感到紧张和

担心。此时，胎教音乐可选择轻松动听的曲子，如肖邦的《小夜曲》、贝多芬的《月光曲》等，使准妈妈的心灵得到安慰，心情放松，宝宝有更良好的生长环境。

选择适合的聆听方式

准妈妈从怀孕到分娩，可采用室内播放和耳机聆听的方式欣赏音乐。在欣赏时，随着乐曲的开展，准妈妈还要加入丰富的想象，在脑海中浮现各种美好事物。这是最佳欣赏音乐的状态，这些信息可通过神经系统传递给胎宝宝，让他也能一起感受音乐的魅力和美感。

胎儿最喜欢的音乐

准爸爸、准妈妈的声音是胎儿最爱听到的，因此父母的歌声对于胎儿来说是一种良好的刺激，能促进胎宝宝大脑健全发育。经常听到爸妈的声音，会使父母与胎儿之间的关系更加密切。

孕4周　悄然发生的变化

胚胎华丽着床

胎宝宝发育刻度尺

怀孕4周时的胎儿头部和躯干分开，胚胎在短短的一周时间里，体积将增长10倍，心脏开始形成，宝宝的头部开始有了一个雏形，此时会出现一个小尾巴，像小豆芽一样，将来会发育成骶骨和尾骨。

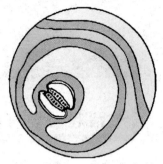

脑、脊髓等神经系统、血液等循环系统的雏形几乎都已出现。从第 3 周末开始，出现了心脏的原基，虽然还不具有心脏的外形，但已在身体内轻轻地跳动。

受精卵着床以后继续进行细胞分裂，此时它被树根状的绒毛组织包围，并经由绒毛吸收那些存储在子宫内膜上的营养成分，这个绒毛组织最后成为胎盘，对胎儿具有决定性的意义。

胎儿细胞也分为外胚叶、中胚叶及内胚叶。这些细胞最后形成不同的身体器官，最上层的外胚叶形成皮屑、毛发、手指甲、脚趾甲、大脑、脊髓和神经；中间的中胚叶形成肌肉、骨骼、泌尿系统和生殖器、心脏以及其他器官；最下层的内胚叶形成各种脏器内部的黏膜、肺和肠子以及连接这些器官的分泌腺。

准妈妈的变化

你怀孕了！尽管试纸上显示的结果还很轻微，这让你在激动之余还有些不相信，尽管你也许并没感觉到与平时有什么不同，但此时胚芽确已悄然在你的子宫里着床了。现在你的子宫内膜受到卵巢分泌的激素影响，变得肥厚松软而且富有营养，血管轻微扩张，水分充足，供给的营养充足。受精卵不断分裂，移入子宫腔后形成一个实心细胞团，称为"桑胚体"，这时的受精卵就叫胚泡。当胚泡外周的透明带消失后，它会与子宫内膜接触并埋于子宫内膜里，这就是"着床"。

这一周，大多数准妈妈还感觉不到任何异常，部分敏感的准妈妈会出现妊娠反应，出现类似感冒的症状。准妈妈可能会有轻微的不舒服，有时会感到疲劳，或在没有任何原因的情况下出现发热、发冷等症状。不过没关系，这种发热症状会慢慢自动消失。

准妈妈日常护理指南

生活起居要有规律 ●●●●●●●●●●●●●●●●●●●●●●●●●●

怀孕后，准妈妈的生活起居要有规律。应适当增加睡眠和休息时间，保持适量运动，不要过于劳累。

夜间睡眠不要少于8小时，如果条件允许的话最好午睡，即使单位没有太长的午休时间，也应在午饭后闭目养神一段时间。晚上入睡前，要认真做好个人卫生，用热水泡脚，一方面可有效缓解压力，另一方面也可在冬春寒冷季节避免感冒。下面介绍一些帮助准妈妈提高睡眠质量的方法：

（1）睡前不要看煽情故事，也不要看情节大起大落的电影或电视剧。

（2）不要饮用带有刺激性的饮料，如浓茶、咖啡等，避免大脑受此影响而过于兴奋。

（3）睡前不要深入讨论或争论问题，因为讨论会使大脑过于兴奋，难以入睡。

（4）睡前要做好准备工作，最好先上个厕所，排空膀胱，并用热水洗脚，使脑部血液下流，减少大脑皮质的兴奋。

（5）要保持卧室内干净整洁、空气清新，卧具要整洁、舒适。

准妈妈洗澡要小心 ●●●●●●●●●●●●●●●●●●●●●●●●

准妈妈在浴室里最要注意的是不要滑倒，所以，浴缸里一定要垫防滑垫。浴室的地板如果不是防滑的，也一定要垫上垫子才行。

准妈妈洗澡的时间不宜太长，10分钟左右即可，头发和身体可以分次洗，这样不会因为消耗过多的体力而产生倦怠感。香皂用完后随手放在固定的地方，不然的话，不小心踩到了可是十分危险的。洗澡时最好不要将门从里面锁上，以免发生意外时影响救护。

从怀孕的第 1 个月起，孕妇就不要再洗热水浴（指水温超过 42℃）了，因为洗澡水过热，可使孕妇体温超过正常体温，从而导致胎儿脑细胞受损，造成智力障碍、发育畸形。据调查，凡妊娠早期进行热水浴、蒸汽浴者，所生婴儿的神经管缺陷（如无脑儿、脊柱裂）比未洗热水浴或蒸汽浴者大约高 3 倍。

另外，在洗澡时，不要用力搓腹部等部位，因为这样做可能会引起流产；要注意清洗会阴部位；还要注意不要用含有刺激性化学成分的洗浴用品，最好选用天然原料制造的洗浴用品。

适应怀孕的心理准备 ●

女性怀孕期间的心理状态与情绪变化直接影响着体内胎儿的发育，影响着孩子成年后的性格、心理素质的发展。由此看来，怀孕期间女性的心理状态不仅影响着自身，而更重要的是对孩子的直接影响。如果婚后夫妻都希望尽快要孩子，双方就必须从心理和精神上做好准备，内容包括：

（1）接受怀孕期特殊的变化：其中包括形体变化、饮食变化、情绪变化、生活习惯变化以及对丈夫依赖性的增加。

（2）接受未来生活空间的变化：小生命的诞生会使夫妻双方感觉生活空间和自由度较以前变小，往往因此感到一时难以适应。

（3）接受家庭责任及应尽义务的增加：怀孕的妻子需要丈夫的理解与体贴，尤其平时妻子可以做的体力劳动，在孕期大部分都会转移到丈夫身上；孩子出生后，夫妻双方对孩子的义务与对家庭的义务都随之增加。

不论你是正在盼望着怀孕，还是你对此抱有顺其自然的想法，或是对可能发生的事情感到困惑、担忧、恐惧，甚至在你还没来得及做任何基本准备时已经怀孕，一旦怀孕成为事实，就要愉快地接受它。

准妈妈白带增多的注意事项 ●●●●●●●●●●●●●

　　因激素的关系，女性妊娠期新陈代谢旺盛，阴道分泌物也会增多。如果阴道分泌物呈乳白色或稀薄的雪花膏的颜色，气味也不强烈，则属于生理性变化，不是疾病，也不用担心。如果带下呈脓样，或带有红色，或有难闻的气味，或者混有豆腐渣样的东西，加之外阴部瘙痒，则可能是得了阴道炎，应立即去医院检查治疗。

　　准妈妈体内的雌激素随着妊娠的进展逐渐增多，促进子宫颈和子宫内膜腺体分泌会造成白带增多，特别是到妊娠后期，这是正常生理现象。为此，准妈妈应更加注意外阴的卫生。

　　（1）准妈妈每天应该用温开水清洗外阴2~3次，但不要清洗阴道内部，而且要用专用浴巾和水盆。

　　（2）准妈妈要每天更换内裤，洗净的内裤要在日光下晾晒，以利杀菌。

　　（3）准妈妈在每次排便后，要用硼酸水浸泡过的脱脂棉块，由前向后对外阴进行擦拭。

　　（4）准妈妈在洗澡时不要使用碱性大的清洗剂。

　　（5）若白带增多的同时，颜色及性状也发生变化，并有不好的味道，应立即去医院检查。因为白带增多，护理不当，可引起外阴炎和阴道炎，导致胎宝宝出生经过阴道时受感染。

 准妈妈阴道出血怎么办 ●●●●●●●●●●●●●

　　孕期阴道出血，无论发生在什么时候、量多还是量少，都应引起重视。孕中期阴道出血常见的原因有：流产、前置胎盘、胎盘早剥、宫颈糜烂、宫颈息肉等。应根据阴道出血时间、量、颜色，是否伴有腹痛等，判断造成阴道流血的真正原因，再针对病因进行治疗。

　　一般来讲，如果阴道流血量少，颜色鲜红，且在性生活时出现，多考虑为宫颈糜烂、宫颈息肉造成的出血，局部治疗或观察即可。如果阴道流血但不伴有腹痛，应考虑前置胎盘。追问病史时，患者常有刮宫史，B超检查可协助明确诊断。如果阴道流血伴有剧烈腹痛，且有腹部被碰撞的经历，则应考虑胎盘早剥。发生胎盘早剥者不能以阴道流血量多少判断病情的轻重。有时阴道流血量虽少，但患者已出现低血压、休克等严重体征，因为此时血液已淤积在宫腔内，情况十分危险，不及时抢救将危及孕妇生命。

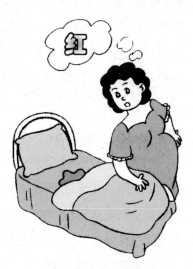

及时做早孕检查

这一周结束如果月经未至，准妈妈一定要去医院做一次早孕检查，通过初诊检查，可明确是否怀孕、怀孕天数、是否适合继续妊娠等。

检查内容

（1）体格检查：测量血压、身高、体重，检查甲状腺、心、肝、脾、肾、胰、肺、乳房等，虽然这些体格检查很平常，但是很有必要。

（2）阴道检查：也叫内诊。内诊可了解产道、子宫及附件有无异常情况，核查子宫大小与怀孕天数是否相符，有无生殖器官畸形和肿瘤等。

（3）实验室检查：进行尿液、血液的常规检查和疾病筛查，以确保准妈妈无相关疾病，确保孕育的顺利进行。

特殊咨询

如果对胎宝宝的生长发育有疑问或发现异常现象，可到医院产科进行咨询，需要进行特殊咨询的准妈妈如下。

（1）高龄（35岁以上）准妈妈。

（2）曾有过病毒感染、弓形虫感染、接受大剂量放射线照射、接触有毒有害农药或化学物质、长期服药等情况的准妈妈。

（3）已生育过先天愚型儿或其他染色体异常儿的准妈妈。有糖尿病、甲状腺功能低下、肝炎、肾炎等疾病的准妈妈。

警惕宫外孕 ●●●●●●●●●●●●●●●●●●●●●●

宫外孕也叫异位妊娠，凡受精卵在子宫以外的任何部位着床，都称为宫外孕。根据着床部位不同，有输卵管妊娠、卵巢妊娠、腹腔妊娠、宫颈妊娠及子宫残角妊娠等。异位妊娠中，以输卵管妊娠最多见，输卵管妊娠的发生部位以输卵管壶腹部最多见。

宫外孕是最常见的妇科急症之一，常常被漏诊和误诊，这就增加了潜在的危险性。比较常见的输卵管妊娠，在停经后 1~2 个月内，受精卵及绒毛组织（未来的胎盘）越来越大，从而撑破输卵管。宫外孕患者在早期与正常妊娠没有明显区别，但胚胎长大可以撑破输卵管壁或自输卵管伞端向腹腔流产，造成腹腔内出血，甚至因失血性休克威胁准妈妈的生命。所以，要尽早诊断宫外孕并及时做出相应处理。

本周饮食营养新知

摄取营养要均衡 ●●●●●●●●●●●●●●●●●●●

此时胚胎刚刚形成，饮食应精细熟烂，在主食上可多吃点大麦粉，副食调味方面以酸味为主。因为准妈妈多喜食酸，而中医认为，酸味入肝能补肝。对于辛辣燥热的食物宜少食或不食，以免影响胎气。

当准妈妈体内维生素 B_1 不足时会加重恶心呕吐。所以这时应尽量多吃含维生素 B_1 较丰富的食物，如动物的肝脏、大豆、花生等。准妈妈的肝脏运转不利时，也会发生恶心呕吐，所以准妈妈这时还应该多吃些能促进胆汁分泌的食品，如牛奶、蛋黄、柠檬。怀孕 4 周时，蛋白质对于胎儿大脑的迅速发育起着决定性的作用。

此时准妈妈的食谱应注意合理而全面，包括蛋白质、脂肪、碳水化合物、矿物质、维生素和水。蛋白质的主要来源是肉类、蛋类、奶类和鱼类。脂肪的主要来源是烹调用油和食物本身所含的油脂。碳水化合物的主要食物来源有：蔗糖、谷物（如大米、小麦、玉米、大麦、燕麦、高粱等）、水果（如甘蔗、甜瓜、西瓜、香蕉、葡萄等）、坚果、蔬菜（如胡萝卜、番薯等）等。矿物质和维生素的主要来源是：奶类、豆类、海产品、肉类、蛋类、蔬菜、水果、动物肝脏、芝麻、木耳、花生、核桃、玉米胚芽。怀孕 4 周应当适量增加热能的摄入量，比未怀孕时略有增加即可。热能主要来源于蛋白质、脂肪和碳水化合物。

继续补充叶酸

叶酸是怀孕初期非常重要的营养成分。准妈妈摄入叶酸不足时，容易发生贫血。怀孕期间多食叶酸，可以防治怀孕初期出现的胎儿神经缺损。因此，应从怀孕之前开始摄取叶酸，且因叶酸在人体内的停留时间有限，所以应该每天摄取。叶酸含量丰富的食品包括：各种水果、大豆、黄绿色蔬菜、五谷杂粮等等。饮食营养均衡的情况下就可以摄取充足的叶酸，在摄取不足时，可以服用补充叶酸的保健食品或准妈妈专用维生素。

核桃仁营养价值高

核桃仁的营养价值和药用价值都较高。核桃味甘、性温，入肾、肺、大肠经，有温肺定喘、补肾、益肝、健脑、固精强腰、壮骨的功能。其药用价值及营养价值如下。

（1）含有较多的蛋白质及人体必需的不饱和脂肪酸，这些成分皆为大脑组织细胞代谢所需的重要物质，能滋养脑细胞，补脑增智。

（2）有防止动脉硬化、降低胆固醇、增强机体抗病能力的作用。准妈妈每天坚持食用50克核桃仁即可，多吃无益。因为其油性大，多吃会使准妈妈的消化功能减弱，引起消化不良。

（3）含有大量维生素 E、磷脂，经常食用有润肌肤、乌发的作用，是理想的美容食品。

（4）对癌症患者具有镇痛、增加白细胞数量及保护肝脏的作用。准妈妈经常食用核桃仁，可促进胎宝宝骨骼、毛发和细胞的生长发育，还可预防妊娠高血压综合征的发生。

准妈妈吃鱼好处多

孕妇多吃鱼不但对自己身体有益，更重要的是，对胎儿的生长发育也非常有利。

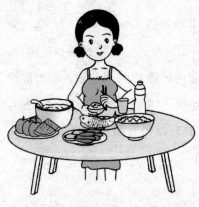

鱼类是重要的动物性食物，营养价值极高，对胎儿的脑及神经系统发育非常有益。而且，鱼肉柔软细嫩，比畜禽肉更易消化。鱼肉蛋白质含量丰富，85%～90%为人体需要的各种必需氨基酸，可利用率也较高。鱼类脂肪含量不高，但鱼类脂肪多为不饱和脂肪酸，熔点低，因此在人体的消化吸收率可达95%左右。海鱼中不饱和脂肪酸高达70%～80%，有益于胎儿大脑和神经系统的发育。鱼类含矿物质稍高于肉类，是钙的良好来源。海产鱼类的肝脏中还含有丰富的维生素 A、维生素 B 和维生素 D。

不过，近来有多项报告指出，海洋污染严重，导致许多鱼肉的汞残留足以威胁胎儿神经发育，因此专家建议，孕妇应尽量避免摄取含汞量高的鱼类，如旗鱼、方头鱼、大西洋鲔鱼、马鲛鱼等。其实大部分的鱼含汞量并不高，

   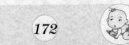

如三文鱼、沙丁鱼等，都还比较适合孕妇食用。

需要特别提醒的是，孕妇应吃鱼肉，但最好不要吃鱼油，因为鱼油会影响凝血功能，孕妇吃多后可能会增加出血概率。所以一定要记得，孕妇要多吃鱼，但不要乱吃鱼油。

 ## 忌多吃刺激性食物

有些女性怀孕后喜欢食用一些带点刺激口味的食品，如喜食辣味，爱吃川菜等。这些刺激性食物可以起到促进食欲、促进血液循环和补充人体所需的维生素、微量元素（如锌、硒）等作用，对于非孕期的人是大为有利的，但怀孕女性则不宜多吃。用少量葱、姜、蒜等刺激性食物作佐料调味，而且在制熟后食用，其辛辣性大大减弱，因而对人体的刺激也大大减轻。甜辣椒因没有辛辣之味，制熟食用无妨，但辣椒、生的葱、姜、蒜以及芥末、咖喱辛辣味过重，孕妇不宜食用。

首先，辛辣物质会随着母亲的血液循环进入胎儿体内，对胎儿造成不良影响。怀孕后大多呈现血热阳盛的状态，而这些辛辣食物从性质上说都属辛温之品，会加重血热阳盛的状态，使体内的阴津更感不足，而且使孕妇口干、心情烦躁等症状加剧，从而不利于胎儿正常发育。

其次，辛辣食物容易消耗肠道水分，使胃肠腺体分泌减少，造成肠道干燥，可能引起消化功能紊乱，如胃部不适、消化不良、便秘等，甚至产生痔疮。

八角、花椒、胡椒、桂皮、五香粉等热性调料，准妈妈如果多吃，容易消耗肠道水分，使肠胃腺体分泌减少，造成肠道干燥而发生便秘。

最后，发生便秘后，孕妇必然用力屏气解便，使腹压增加，压迫子宫内的胎儿，易造成胎动不安、早产等不良后果。

刺激性食物还会影响孕妇对胎儿的营养供给，甚至增加分娩的困难。因此妇女在计划怀孕前3～6个月就应停止吃辛辣的食物。

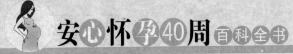
 营养食谱推荐 ●●●●●●●●●●●●●●●●●●●●●●●●●●

什锦沙拉

原料 胡萝卜1根，土豆1个，黄瓜2根，火腿3片，鸡蛋1个，糖、精盐、沙拉酱各适量。

做法❶ 将胡萝卜洗净切成丁，用开水焯一下；将土豆洗净、去皮、切片，煮10分钟后捞出压成泥；黄瓜洗净切成丁，用少许精盐腌10分钟；火腿切成小丁；鸡蛋煮熟，蛋白切丁，蛋黄压碎。

❷土豆泥拌入胡萝卜丁、黄瓜丁、火腿丁及蛋白丁，加入糖、沙拉酱拌匀，撒上碎蛋黄即成。

功效 此菜由多种原料组成，营养丰富，含有多种维生素、矿物质和蛋白质。此菜味道清淡，易消化，适合胃口不佳的孕妇食用。

香麻煎鹅脯

原料 净鹅肉500克，鸡蛋2个，干淀粉75克，白芝麻150克，米酒10毫升，精盐、植物油各适量，姜末5克，葱2根。

做法❶将鹅肉切成大片（约3毫米厚），用刀背捶松，再切成长4厘米、宽3厘米的长方形片，用精盐、米酒、姜末、葱（拍烂）腌10分钟；白芝麻洗净控干备用。

❷把腌过的鹅肉用鸡蛋、干淀粉拌匀，然后逐片粘上芝麻。

❸大火起锅下油，先将鹅肉片逐片排放在锅中，两面煎至金黄色，然后加油炸至鹅肉熟透，取出排在碟中，食时以酱汁做佐料。

功效 此菜出自《食经》，有很高的营养价值，极适合孕妇食用。

酸菜鱼

原料 草鱼1条（600～1000克），酸菜半颗，鸡蛋清1个，泡辣椒末25克，花椒10余粒，姜片、姜粒、蒜片、蒜粒、葱花、葱段各少许，料酒4小匙，淀粉1大匙，精盐、鸡精、胡椒粉、植物油各适量。

做法❶将鱼宰杀洗净，头剖开，用刀取下两扇鱼肉，斜刀改成薄片，鱼骨切成块；酸菜洗净切薄片；鸡蛋清与淀粉调成蛋清淀粉备用。

❷鱼片加精盐、姜片、葱段、料

酒腌渍片刻，再用蛋清淀粉拌匀。

❸锅置火上，放油烧至五成热，放入鱼片滑至断生捞起，锅内留底油，下花椒、酸菜、泡辣椒末、蒜片炒香，加适量清水，放入料酒、精盐、鸡精、胡椒粉熬出味，再下鱼头、鱼骨煮入味，捞起盛于盆内；再下鱼片煮1~2分钟，连鱼带汤倒入盆内，撒上姜粒、蒜粒和葱花。

❹另起锅，下少许油烧至五成热，均匀淋于盛鱼的盆内即可。

功效 鱼肉含有丰富的优质蛋白，并能供给人体必需的氨基酸、矿物质、维生素A和维生素D；而酸菜的酸味能开胃提神、增进食欲、帮助消化，还可以促进人体对铁元素的吸收，让孕早期的准妈妈有个好胃口，还能保证营养。

西红柿炒虾仁

原料 虾仁300克，西红柿250克，豌豆50克，鸡蛋清1个，水淀粉1大匙，葱末、姜末各少许，精盐、鸡精、料酒、白糖、熟油各适量。

做法 ❶虾仁洗净放碗内，加精盐、料酒抓匀，加蛋清、水淀粉上浆。

❷西红柿用热水烫后剥皮，切成直径1厘米左右的丁。

❸锅置火上，放油烧热，放入虾仁过油后捞出备用。

❹锅内留底油，加葱末、姜末炒出香味，加入西红柿丁煸炒，随即加入精盐、鸡精、白糖、虾仁，用水淀粉勾薄芡，加豌豆炒熟，淋上熟油即成。

功效 虾仁含丰富的优质蛋白质和钙质，西红柿则富含多种维生素，搭配食用可以满足身体的营养需求，酸味的西红柿还能开胃补肾，对孕早期的准妈妈颇有益处。

黄瓜银耳汤

原料 鲜嫩黄瓜100克，水发银耳50克，精盐、味精、胡椒粉、香油和水各适量。

做法 ❶将黄瓜洗净，切成1厘米见方的薄片放于盘内；银耳择洗干净。

❷锅置火上，添入适量清水，水烧开后将银耳、精盐、味精、胡椒粉入锅，再烧开后放入黄瓜片，见开后淋入香油即可。

功效 银耳脆嫩，黄瓜清香，味

美适口。含有丰富的蛋白质、碳水化合物、纤维素、钙、铁、维生素 B_2 及维生素 B_3 等，有滋补健身、润肺养胃、强壮身体和安胎的作用。

甜椒牛肉丝

原料 牛肉、甜椒各 200 克，蒜苗段 15 克，植物油 100 毫升，酱油 15 毫升，甜面酱 5 克，精盐 4 克，味精 1 克，嫩姜 25 克，淀粉 20 克，鲜汤适量。

做法 ❶ 牛肉去筋洗净，切成 0.3 厘米粗的丝，加入精盐、淀粉拌匀；将甜椒、嫩姜分别切细丝。

❷ 取碗一只，放入酱油、味精、鲜汤、淀粉，调成芡汁。

❸ 炒锅上火，放入植物油，烧至六成热，放入甜椒丝炒至断生，盛入盘内。

❹ 炒锅置火上，放入植物油少许，烧至七成热，下牛肉丝炒散，放甜面酱炒至断生，再放入甜椒丝、姜丝炒出香味，烹入芡汁，最后加入蒜苗段，翻炒均匀即成。

功效 本品含丰富的蛋白质、钙、磷、铁、锌及多种维生素。甜椒中维生素 C 的含量居各种蔬菜之首，它所含的辣椒素，能健胃、发汗，促进消化液分泌，增强肠胃蠕动，有助消化。孕妇常食，可增进食欲，并能防止便秘。

胎教小课堂

孕 1 月的胎教要点

怀孕的第 1 个月由于没有什么反应，所以很多孕妇并不知道自己怀孕是从什么时候开始的，而新生命就是在不知不觉中迅速成长发育起来的。第 1 个月，胎儿的成长速度比任何时候都快，而且胚胎各器官都在这一时期内开始发育，是胎儿生长发育的决定性阶段，也是最为重要的阶段。此时，小小的胚胎很容易受到外界不良因素的影响而出现畸形。

因此，父母一定要注意安排好妊娠第 1 个月的日常生活，如加强营养和锻炼，保持良好的情绪，避免药物、疾病、辐射等外来因素对自身和胎儿的侵害。同时，丈夫除了要保证自己有良好的状态外，还要多关心体贴妻子，为胎儿的健康发育创造一个良好的环境。

妊娠第 1 个月的胎教内容主要是音乐胎教和情绪胎教。

音乐胎教

怀孕第 1 个月，听音乐是胎教的良好选择，必须根据怀孕不同阶段选择不同的音乐曲目。孕早期，准妈妈情绪容易波动，还可能产生不利于胎儿生长发育的忧郁和焦虑情绪。因此，这个时期准妈妈适宜听轻松愉快、诙谐有趣、优美动听的音乐，使准妈妈不安的心情得以缓解，精神上得到放松。优美细致、韵律平缓、带有诗情画意的乐曲具有镇静作用；轻松、悠扬、节奏明朗、优美动听的乐曲则具有舒心的作用。准妈妈最好不要听那些节奏过于快的现代音乐，因为这类音乐节奏紧张激烈，声音刺耳嘈杂，易引起神经系统及消化系统的不良反应，可促使母体分泌一些有害物质，对准妈妈和胎儿都是不利的。

情绪胎教

《千金方·徐之才逐月养胎方》中指出："一月之时，血行痞涩，不为力事，寝必安静，无令恐畏。"也就是说，妊娠第 1 个月，血的运行尚滞涩，不要做力所不能及的劳务，睡卧须安静，不要有恐惧害怕的情绪。这里提到了保持良好情绪的重要性。孕妇在妊娠早期由于妊娠反应的影响，情绪极易波动，容易出现情绪不快、精神疲倦、烦躁不安等不良情绪，这对孕妇自身和胎儿都不利，因为此时受精卵刚刚种植在孕妇的子宫中，还很脆弱，而且此时各种器官的原形都已出现，胚胎的生长速度是惊人的，到第 1 个月月末，胚胎的体积能增长近 1 万倍，大约已经有 1 厘米。这时孕妇的血液已在小生命的血管中缓缓地流动，这时的胚胎极易受到外界因素的干扰，而导致胚胎发育异常甚至流产，所以此时孕妇一定要保持良好的心态，进行良好的情绪胎教。

和宝宝一起猜谜语

准妈妈常常感觉到疲惫，也会经常莫名其妙地烦躁。与胎宝宝一起猜猜谜语，既能分散准妈妈的注意力，又能稳定情绪，还能勾起自己的兴趣。这里给准妈妈推荐几个有趣的五官谜语，看看能猜出来几个。也可以让准爸爸一起猜猜，看能不能难住他。五官中的我：

（1）上边毛，下边毛，中间夹着个黑葡萄。

（2）两间房子一样宽，大门常开也常关，房里能客千万人，难容沙粒在里面。

（3）日日开箱子，夜夜关箱子，箱里一面小镜子，镜里一个小影子。

（4）黑线球，白线球，猜不着，看看我。

孕5周　小胚胎开始发育

开始有怀孕的感觉了

胎宝宝发育刻度尺

此时的胎宝宝仍是胚胎状态，胚胎细胞分化非常迅速，逐渐形成"三胚层"，每一层细胞都将形成身体的不同器官。在这个时期，神经系统和循环系统的基础组织最先开始分化。胎宝宝脑部形成大脑半球并迅速增大，最初的脑囊形成。心脏跳动开始出现。此时，小胚胎大约长0.6厘米，大小像苹果籽一样，外观很像个小海马。

准妈妈的变化

这个时候，一般女性还没有明显的怀孕症状，甚至不知道自己已经怀孕了，但是有些敏感的女性会出现类似感冒的症状。如果有这种症状，同时月经还没有来，就要去医院检查，不要随便吃感冒药。

准妈妈日常护理指南

注重清洁防感染

由于孕期新陈代谢旺盛，导致准妈妈大量出汗，阴道分泌物增多。因此，准妈妈要经常清洁身体，防止细菌感染。准妈妈最好在妊娠期间采用淋浴的方式，洗完后应穿棉质内裤，这样能有效防止阴道感染。准妈妈应经常清洁外阴局部皮肤，因为孕期外阴皮肤更加柔弱，皮脂腺和汗腺的分泌较体表其他部位更加旺盛。同时，由于阴道上皮细胞通透性增高，以及宫颈腺体分泌增加，白带较平日增多。阴部清洁时，不要用热水烫洗，用清水清洗即可。

职场准妈妈注意事项

（1）少做家务活。准妈妈不要想把上班的工作和下班后的家务事都干得很好。上班有些累，家务事尽可能让丈夫担负一些，摆脱一些家务劳动，如可让丈夫做些饭菜，这样准妈妈回来可稍加休息，吃个现成饭。

准妈妈工作期间，准爸爸要多分担一些家务，尤其是一些比较重的体力活和油烟大的活，一定不要让准妈妈亲自做。

（2）保证睡眠。有的准妈妈上班没有午休时间，晚上更要早点睡，保证8小时的睡眠时间，双休日要好好休息。千万不要把上班未做完的事又带到家里来做，那样太劳累了。回家后要放松休息。

（3）重视饮食营养。有工作的准妈妈比家庭准妈妈更要注意营养，不要因工作劳累或时间紧而不注意饮食营养。晚餐一般吃好没问题，早餐也不能对付，午餐不可太简单。

（4）加强定期保健。有的上班准妈妈只顾工作，不能按时到医院进行产前检查，这对保健不利。每次检查去医院半天时间，单位是会理解和照顾的。

保持室内空气清新

冬季气候寒冷，不少家庭喜欢用厚纸板或橡皮条堵塞门窗的缝隙，使室内外空气完全隔绝开来。其目的是为了保持室内温暖，可以节省取暖费用。

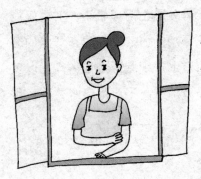

这样一来，会使整个居室内的空气变坏。一个将门窗紧闭，不通风换气的房间，就像一个充满湿气和有害气体的蒸笼。

室内空气污染的程度远远超过室外，尤其是密不通风的房间，氧气不足，在室内待的时间长了，准妈妈会感到全身不适，即会出现头晕、出汗、咽干舌燥、胸闷欲吐等症状，对胎儿的发育产生不良的影响。

给准妈妈足够的空间

一些准爸爸在准妈妈怀孕后把家务事全包下来，甚至让准妈妈请长假在家休息；在吃的方面也不惜花钱，买各种各样的高级营养品。更有甚者，因为怕准妈妈出门受凉、挤着、碰着，索性将准妈妈整天关在家中。

   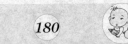

这种关爱之情是可以理解的，但是，这种过分保护对准妈妈是弊多利少。因为准妈妈需要适度的活动，这样有利于保持准妈妈良好的心理状态，缓解妊娠引起的压力。适当的锻炼还能增强体质，特别是增强腹肌和骨盆肌肉的力量，有助于以后顺利分娩。准妈妈活动过少加上过剩的营养，易导致妊娠肥胖症，这对准妈妈的健康和胎宝宝的发育都有不利影响。

准妈妈由于受妊娠等不适的影响，很容易出现情绪波动或情感障碍。这时，准爸爸一定要耐心地去了解准妈妈的内心世界，耐心倾听，给予准妈妈安慰和关怀，让她的心情舒畅起来。

当准妈妈的情绪处在焦虑、不安、恐惧时，当一点鸡毛蒜皮的事情在她的眼里成为影响宝宝一生的大事时，当她"无视"你的辛劳开始埋怨饭菜不可口时，准爸爸要清醒地知道这都是激素惹的祸，千万别迁怒于她。偶尔做个"出气筒"吧，这是准爸爸对小家庭的重要贡献之一。

 ## 本周饮食营养新知

 ### 准妈妈宜多吃补血食物

怀孕期间，准妈妈易患缺铁性贫血，因此应多吃以下补血的食物。

（1）黑木耳。黑木耳可凉血止血、益气润肺，滋阴润燥。黑木耳搭配大枣及红糖少许，经常煮食，可治疗体虚贫血，同时有效补充准妈妈的体力。

（2）大枣。补气养血的作用毋庸置疑，大枣还富含钙和铁，对缺铁性贫血的准妈妈很有效。

（3）猪肝。补血佳品。猪肝不仅含有丰富的铁、磷，还富含维生素A、维生素C等多种营养物质，是造血不可缺少的原料。

（4）猪血。含铁非常丰富，每100克含铁高达45毫克，比猪肝高2倍，比鸡蛋高18倍，比瘦肉高20倍。

准妈妈要多吃些粗粮

随着生活水平的提高，现在人们大多以大米、白面为主食，很少吃粗粮。实际上这种吃法是不太健康的。有些女性怀孕后，错误地认为精米细面营养丰富、口感好，对粗粮则不屑一顾。

人吃饭的目的并不只是为了"口福"，更重要的是为了从食物中摄取机体所需的营养素，以促进人体的正常生长发育和生理活动等。准妈妈更应考虑到宝宝发育所需要的各种营养物质，否则会因某些营养素摄入不足而使宝宝发育不良或出现畸形，以致造成流产、早产、死胎等不良后果。

人的机体需要多种营养物质，任何一种或少数几种食物都不可能包括人体所需的全部营养物质，只有多吃些蔬菜、肉食和杂粮，才能满足机体的营养需求。杂粮的营养成分比较全面，包含了大米、白面所缺乏的营养物质。

准妈妈多吃豆类身强力壮

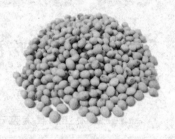

大豆蛋白质是最好的植物性优质蛋白质，含有丰富的赖氨酸。大豆油脂中含不饱和脂肪酸高达85%，其中亚油酸高达50%以上，另外，油脂中还含有较多的卵磷脂、脑磷脂，这些营养有助于胎宝宝脑及神经系统的发育，使其更聪明。除此以外，大豆中的钙含量也极高，可以促进胎宝宝的骨骼发育，而且豆类中含类黄酮、蛋白酶抑制剂等，有预防准妈妈患孕期糖尿病的作用。

营养食谱推荐

糖醋莲藕

原料 莲藕（鲜嫩）500 克，花

生油 30 毫升，香油、料酒各 5 克，白糖 35 克，米醋 10 克，精盐 1 克，花椒 10 粒，葱花少许。

做法 ① 将莲藕去节，削皮，粗节一剖两半，切成薄片，用清水漂洗干净。

② 炒锅置火上，放入花生油，烧至七成热，投入花椒，炸香后捞出，再下葱花略煸，倒入藕片翻炒，加入料酒、精盐、白糖、米醋，继续翻炒，待藕片熟，淋入香油即成。

功效 此菜含有丰富的碳水化合物、维生素C及钙、磷、铁等多种营养素。莲藕是传统止血药物，有止血、止泻的功效，有利于保胎，防止流产。

奶汁白菜

原料 大白菜 250 克，鲜牛奶 50 克，火腿 15 克，高汤 100 克，精盐、鸡精、水淀粉、香油各适量。

做法 ① 大白菜洗净，切成 4 厘米长的小段备用；火腿切成碎末备用。

② 锅中加入植物油，烧至五成热，倒入大白菜，用小火缓慢加热至白菜变干后捞出。

③ 另起锅，加入高汤、牛奶、精盐烧沸，倒入白菜烧 3 分钟左右。

④ 用水淀粉勾芡，撒入火腿末，加入鸡精，淋少许香油装盘即可。

功效 可以补虚损、润肠道、益脾胃，特别适合早期妊娠反应比较重的准妈妈们食用。

果干茄子

原料 茄子 300 克，奶油话梅、葡萄干、精盐、香油各适量。

做法 ① 选择新鲜的长条茄子，清洗干净，切除茄子的根蒂，对半切开。奶油话梅去除话梅果核，将话梅肉切成碎末，备用。

② 取一盘子，将切好的茄子依次平铺，放入盘中。

③ 蒸锅内倒入适量的清水，将装盘的茄子放入锅中。开大火蒸煮至熟后取出，用筷子将蒸熟的茄子划成细条状，撒入少许精盐，淋上香油，用筷子搅拌均匀，将切好的话梅肉和葡萄干撒在茄子上即可。

功效 此菜香味浓厚，软烂可口，含有丰富的蛋白质、脂肪、糖类、钙、磷、铁和多种维生素。

鲫鱼姜仁汤

原料 鲫鱼 1 条（约重 400 克），生姜 6 克，砂仁 15 克，猪油、精盐、味精各适量。

做法 ❶将鲫鱼去鳞，剖腹去内脏，洗净。

❷把砂仁冲洗干净，沥干，研成末，放入鱼腹内。

❸将生姜去皮，洗净，切成细丝。

❹取一炖盅，将鱼放入盅内，再加入姜丝，盖好盅盖，隔水炖2小时，加入猪油、精盐、味精调味，再稍炖片刻，出锅即成。

功效 除营养丰富外，鲫鱼还有辅助治疗子宫下垂的作用，有利安胎，可防治先兆流产和习惯性流产，对于妇女妊娠期间呕吐不止、胎动不安有较好的疗效。

胎教小课堂

提高自身素养

为了更好地承担起胎教的重任，使孕育中的胎宝宝充分感受到美的呼唤，每一个准妈妈都应从自己做起，从现在做起，努力提高自身的修养。

提高自身素质，也就是说在心理上要相信自己的力量，勇于战胜自己；在人格上要尊重自己，保护自己的尊严；在事业上要有志气，奋发向上、有所作为。

加强文化修养。文化修养给人以内心世界的美，是人生的无价之宝。可有计划地阅读一些有益于身心的文学作品、知识读物以及人物传记，品评一些精美的摄影、绘画作品，欣赏一些优美的音乐等，以获得知识的源泉。

培养健康的生活情趣，充实自身的精神生活，热爱大自然，热爱人生。

和宝宝一起绕口令

准妈妈有时间还可以练练绕口令，最好带上准爸爸一起，看谁说得准、说得快。既可以练习反应能力，也可以让自己开怀一笑。

哥哥和怪狗

哥哥挎筐过宽沟，

快过宽沟看怪狗，

先看怪狗抓筐扣，

瓜滚筐扣哥怪狗。

白果和白布

白果和白布，白果打白布，

白布包白果，白果恨白布，

白布打白果，白果打白布。

孕6周　早孕反应慢慢来了

宝宝开始心跳了

胎宝宝发育刻度尺

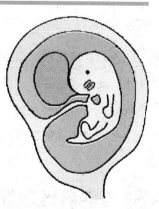

这一周胚胎长到了0.6厘米，像一颗小苹果籽那么大。主要器官包括初级的肾和心脏都已发育，神经管开始连接大脑和脊髓，原肠也开始发育。胚胎的上面和下面开始长出肢体的幼芽，这是将来宝宝的手臂和腿。日后将形成嘴巴的地方的下部，有一些小皱痕，它最终会发育成脖子和下颌。

准妈妈的变化

这个时期，由于激素刺激乳腺，准妈妈会感到乳房胀痛，乳头突出会更加明显，还会出现乳晕变深，也就是乳头周围出现一圈棕色。由于乳房的血液供应增加，可以透过皮肤看到静脉。

准妈妈日常护理指南

准妈妈变美的洗脸方法

在怀孕的最初 3 个月，准妈妈最好不要使用化妆品。对爱美的准妈妈而言，这可是一项不小的打击。现在，我们就告诉你一个不用化妆，还能保持面部美丽的好方法——洗脸。

洗脸水的最佳温度

洗脸水温度过低无法起到滋养皮肤的作用，过高又会引起毛孔张开，使皮肤松弛无力，容易出现皱纹，并使血管的弹性减弱，导致皮肤淤血、脱脂而干燥。最佳的温度是 34℃左右。

洗脸水的硬度

洗脸要用软水，而不能用硬水。软水是指河水、溪水、雨水、雪水、自来水。硬水是指井水、池塘水。因为地下的硬水富含钙、镁、铁，直接用硬水洗脸，可以使皮肤脱脂、变粗糙、毛孔增大、皱纹增多而加速皮肤衰老。硬水要通过煮沸使之软化后再用。

为准妈妈选好孕妇内裤

孕妇内裤需依怀孕时期腹围、臀围大小的改变来选购，也可购买能够调整腰围的纽扣式内裤，可适用于怀孕全期。至于款式，多以高腰、中腰为主。但有越来越多时髦的准妈妈为了搭配流行服装，也偏好选择孕妇专用的低腰内裤甚至是丁字裤，此时就得更注意保持卫生。

纯棉材质，健康保证

孕妇阴道分泌物增多，所以宜选择透气性好，吸水性强及触感柔和的纯棉质内裤。纯棉材质对皮肤无刺激，不会引发皮疹。

尽早选择专用款

怀孕初期，虽然腹部外观没有明显的变化，但自己可以明显感到腰围变粗了。这期间就应尽快将自己的内裤更换成孕妇专用内裤。大部分的孕妇专用内裤都有活动腰带的设计，方便准妈妈根据腹围的变化随时调整内裤的腰围大小，十分方便。

高腰设计可保暖

孕妇内裤裤长往往是加长的，高腰的设计可将整个腹部包裹，具有保护肚脐和保暖的作用。

另外，孕妇内裤主要分以下几种类型，准妈妈可以根据自己的需求选择内裤。

包腹式内裤

顾名思义，就是能够包覆肚子，保护孕妇的腹部，裤腰可覆盖肚脐以上部分，具有保暖效果。腰部设计之松紧带可自行调整，随怀孕不同阶段的体形自由伸缩变化，前腹部分多采用弹性材质，可包容逐渐变大的腹部，穿着更舒适。背后包臀设计，不让怀孕破坏臀部线条。当然，也有中腰及平口裤款式，方便搭配服装。

产妇专用生理裤

采用具有弹性的柔性棉，肤触良好不紧绷，分固定式和下方可开口的活动式两种。裤底自粘式开口设计，方便于产前检查及产褥期或生理期等特殊时期穿着。

 免洗棉裤

主要是在坐月子期间使用，用完即丢，是很方便的选择。若恶露变少，则可换穿一般内裤。

准妈妈忌过度冲洗阴道

很多女性为了保持局部清洁，每天清洗阴道，却反而引起严重的阴道炎症。阴道内本身就有多种细菌存在，这些菌群之间形成一定的生态平衡，这种平衡一旦被打破或被外源性病原体侵入，即可导致炎症发生。在维持阴道生态平衡的过程中，雌激素、乳酸杆菌及阴道酸性环境起着至关重要的作用。

生理情况下，雌激素使阴道上皮增生变厚，并富含糖原。糖原在阴道乳酸杆菌的作用下分解为乳酸，从而维持阴道正常的酸性环境，抑制其他病原体生长，这就是阴道自净作用。乳酸杆菌除维持阴道的酸性环境以外，其产生的过氧化氢及其他抗微生物因子可抑制或杀灭其他细菌。频繁灌洗阴道使阴道 pH 升高，不利于乳酸杆菌生长，反而使其他致病菌成为优势菌，引起炎症。

研究表明，每周冲洗阴道一次或一次以上的女性，比不清洗的女性，盆腔感染危险增加 73%。正常情况下，准妈妈没有必要做阴道冲洗，只要保持外阴清洁即可。

记下自己的怀孕日记

在怀孕的日子里，身体会发生一系列变化，这会让准妈妈深刻地体会到为人母的喜悦，当然也会增加许多担心。你会迫切地想了解很多问题，比如：

宝宝情况怎么样了，宝宝什么时候会动，怎样让宝宝更健康、更聪明，自己应该注意哪些方面，如何顺利分娩，等等。

准妈妈不仅要积极学习关于孕期及胎儿成长的相关知识，同时还应该以轻松愉快的心情，每天坚持记录属于你自己独特的怀孕日记，因为这段时间，是准妈妈与自己的宝宝以及亲友们共同度过的一段不平凡的日子，这不仅是给宝宝，也是给自己的一份特殊的礼物。

本周饮食营养新知

准妈妈没食欲怎么办

到了怀孕的第二个月，妊娠反应比较大，即使面对一桌的佳肴，也难以激起一些准妈妈的食欲，但准妈妈这时所需要的营养却在增加，如何既让准妈妈胃口大开，又使她吃得有营养呢？

为防止因早孕反应引起准妈妈营养不良，要设法促进准妈妈的食欲，在食物的选择、加工及烹调过程中，注意食物的色、香、味，使准妈妈摄入最佳的营养素。

食物色相要诱人

菜肴既要做到吸引人的视觉感官，同时还要做到清淡爽口、富有营养。如番茄、黄瓜、辣椒、鲜香菇、新鲜平菇、苹果等，它们色彩鲜艳，营养丰富，易诱发人的食欲。

食物选择有讲究

选择的食物要易消化、易吸收，同时能减轻呕吐，如烤面包、粳米或小米稀饭。干食品能减轻恶心、呕吐症状，粳米或小米稀饭能补充因恶心、呕吐失去的水分。

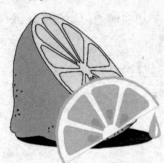 食物烹调要科学

烹调过程中，要尽量减少营养素的损失，如洗菜、淘米次数不能过多，不能切后洗菜、泡菜，不能用热水淘米。又比如蔬菜在烹调过程中应急火快炒，与动物性食物混合烹调时应加少量淀粉，对蔬菜中的维生素C有保护作用。

准妈妈宜适量吃些柠檬

柠檬是一种很受准妈妈欢迎的水果。因为它香气浓郁，能解除肉类、水产品的腥膻之气，使肉质更加细嫩。烹饪有膻腥味的食品时，可将鲜柠檬片或柠檬汁在起锅前放入锅中，以去腥除腻，同时还能促进胃中蛋白分解酶的分泌，增加胃肠蠕动，对帮助准妈妈增强食欲、吸收更多的营养具有很大的帮助。

除了柠檬酸外，柠檬还含有烟酸、苹果酸等有机酸，具有很强的杀菌作用，对提高食物的安全性也有很大的帮助。柠檬中的维生素C含量也很高，对帮助准妈妈维持体内各种组织和细胞间质的生成、保持它们正常的生理功能、预防感冒、刺激造血等生理功能都具有十分重要的作用。

由于柠檬味道极酸，并具有安胎止呕的作用，所以对怀孕早期孕吐严重的准妈妈来说，柠檬更是不可多得的止吐食物。正是由于这种特性，人们又给柠檬起了个非常女性化的名字——"益母果"。

给准妈妈常备点零食

处在孕早期的准妈妈，要本着少食多餐的饮食原则，身边常备一些小零食，满足准妈妈的营养所需。

核桃

核桃的第一大功效是补脑和健脑，另外，核桃含有的磷脂具有增强细胞活力的作用，能增强机体抵抗力，促进造血和伤口愈合。

花生

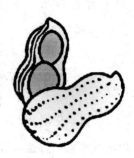

花生的营养价值可以与鸡蛋、牛奶、瘦肉相媲美，蛋白质含量高达30%左右，而且易被人体吸收，有人吃花生米时喜欢剥掉花生皮，其实这是错误的，花生米外面的红衣有补血功能，准妈妈在吃花生米时要带着红衣一起吃。

杏仁

杏仁有降气、止咳、平喘、润肠通便的功效。对于预防孕期便秘有很好的作用，但不宜一次食用过多。

榛子

榛子含有不饱和脂肪酸，并富含磷、铁、钾等矿物质，还有维生素 A，维生素 B_1、维生素 B_2、叶酸，经常吃可以明目、健脑。

营养食谱推荐

蒜泥白肉

原料 猪后腿肉 750 克，酱油 30 克，大蒜 15 克，白糖、香醋、味精各 5 克，红油 20 克，精盐适量。

做法 ❶ 猪腿肉去皮洗净，放冷水锅内，用旺火烧滚，撇去浮沫，改用小火，加盖，焖至肉酥取出，肉膘向上，置容器中自然冷却。

❷ 逆着肉纹的纹路切成 0.2 厘米厚的大薄片；蒜去皮洗净，用刀拍碎置碗中，放入精盐、糖、味精，用蒜臼将蒜捣成蒜泥，拌入酱油、香醋、红油，盛入小碟，为蘸食用的佐料。

③食用时，将肉片再放入沸水锅中汆一下，沥干水，装盆内，蘸小碟的佐料吃。

功效 含优质蛋白质、脂肪、铁、锌等营养物质。富含大蒜素，有杀菌、防癌作用。

青豆炒牛肉

原料 牛肉100克，青豆角150克，姜片1.5克，蒜蓉少许，油500克，芡汤25克，湿淀粉、精盐、胡椒粉各适量。

做法 ①将青豆角洗净切段；牛肉洗净，沥干水，按横纹切薄片。

②用油15克起锅，将青豆角放入锅中，加精盐，沸水煸至九成熟，倾在漏勺里，滤去水分。

③烧锅下余下的油，将牛肉用油烧至六成熟，倾在笊篱里。

④利用锅中余油，放入姜、蒜蓉和青豆角，翻炒数下，加入牛肉，用芡汤、湿淀粉、胡椒粉调匀打芡，加明油5克，炒匀上盘。

功效 此菜营养丰富，内含蛋白质、脂肪、胆固醇、钙、磷、铁、维生素 B_1、维生素 B_2 等，能补益虚损。

菠萝鸡胗

原料 鸡胗300克，新鲜菠萝150克（或罐装菠萝2片），青椒1个，红甜椒半个，植物油、白糖、精盐、水淀粉、醋、番茄汁、料酒、蒜片各适量。

做法 ①青椒、红甜椒洗净，去籽切块。

②鸡胗用盐擦洗干净，斜切成十字花刀，放入开水中煮3分钟，盛起沥干。

③锅内倒油烧热，爆香蒜片、鸡胗、青椒、红甜椒及菠萝，加料酒焖5分钟。

④加入由水淀粉、白糖、醋、番茄汁所调制好的芡汁勾芡，翻炒几下即可。

功效 菠萝鸡胗味道酸甜，酸味能增加胃液分泌、帮助消化、增进食欲，是“害喜”时期不可缺少的佳肴。

豆芽炒肉丝

原料 猪肉50克、冬菜10克、黄豆芽150克，食用油、酱油、精盐各适量。

做法 ①将猪肉切成细丝，冬菜

切成小段，黄豆芽择好。

❷油锅烧热后先煸肉丝，煸过暂盛出，再热余油，煸黄豆芽，煸几下后可加少量水，将熟时即放入冬菜同炒，最后加入煸过的肉丝，并倒入酱油、精盐，用旺火炒熟即成。

功效 本菜肴中的黄豆芽用量多，其营养价值与黄豆类似。在妊娠早期，孕妇极需蛋白质，若蛋白质供应不足，可引起胎儿生长缓慢、身体过小。此菜可以滋润肌肤，提供丰富的蛋白质。

湿拌面

原料 面条 300 克，黄瓜丝、白肉丝、酱油、芝麻酱各 20 克，咸香椿 10 克，鸡汤 50 克，醋 5 克，香油、精盐各少许。

做法 ❶芝麻酱加少许精盐和水烧开；香椿切末；把酱油、醋、鸡汤、香油放入小碗内兑成汁。

❷面条煮熟后过温水，挑入碗内，依次放入黄瓜丝和白肉丝，将香椿末放在最上面，浇入芝麻酱和兑好

的汁即成。

功效 此面含有丰富的蛋白质、碳水化合物、脂肪、钙、磷、铁、锌、维生素 B_1、维生素 B_2、维生素 C、维生素 E 等多种营养素。

五彩鲜蔬汤

原料 番茄 50 克，黄瓜 40 克，紫菜 10 克，鸡蛋 1 个，精盐 5 克，味精 0.5 克，植物油 6 毫升，麻油 2 毫升，鲜肉汤 200 ~ 300 毫升。

做法 ❶番茄、黄瓜洗净，番茄切成大片，黄瓜切成长片；鸡蛋打入一小碗中调散；紫菜洗净，撕碎，盛入汤碗中。

❷锅内掺入鲜汤，烧沸后放入植物油，下黄瓜片煮约 2 分钟，即投入番茄片，用精盐、味精调好味，随后将调匀的蛋液冲入锅中，起锅舀入盛紫菜的汤碗内，淋油即成。

功效 汤味香浓，营养丰富。富含维生素 A、维生素 C、叶酸、碘、钙、铁等。

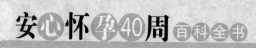

胎教小课堂

练书法以养性 •

准妈妈平时可以练练书法。练书法是很好的修身养性之法，可以从中得到满足感，心境也随之得到净化，达到心绪舒畅、超然物外的效果。好的作品还令人赏心悦目。

练书法一般要求站立书写，对于平常总是坐着或躺着的准妈妈来说是个不错的锻炼方法，但要注意掌握练习时间，不要久站。这也有利于孕早期缓解早孕反应。王羲之说："凝神静思，预想字形大小、平直、振动，令筋脉相连，意在笔先，然后作字。"如果能够经常这样进入冥想状态，一段时间后，准妈妈会感觉心旷神怡、气力强健。

不可忽视的营养胎教 •

营养胎教是根据妊娠早、中、晚三期胎儿发育的特点，合理指导准妈妈摄取食品中的七种营养素（即蛋白质、脂肪、糖类、矿物质、维生素、水、纤维素），促进胎儿的生长发育。人的生命从一个重约 1.505 微克的受精卵开始，到分化成 600 万亿个细胞组成的重量为 3 千克的完整个体，其重量增加了 20 亿倍（从出生到成人体重仅增加 20 倍左右），而这个发育成长的过程全依赖母体供应营养。

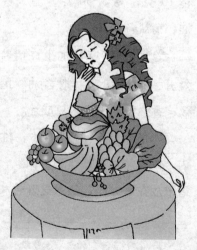

影响胎儿正常发育的因素是多方面而又复杂的，因此，准妈妈摄取适宜且平衡的饮食对胎儿的健康发育很重要，且人的智力发育与胎儿期的营养因素息息相关。

蛋白质是智力发育的必需物质，能维持和促进大脑功能，增强大脑的分析理解能力及思维能力；磷脂能增强大脑的记忆力，是脑神经元之间传递信息的桥梁物质；碘被称为智力元素；糖是大脑唯一可以利用的能源；维生素能增强脑细胞蛋白质的功能等。因此，本月准妈妈应进行有效的营养胎教，为孕育一个健康宝宝做准备。

准妈妈好情绪就是最好的胎教

孕妇的精神情绪不仅可以影响到本人的身心健康，还对胎儿的生长发育产生着有力的影响。怀孕 2 个月时应当继续树立"宁静养胎即教胎"的观点，在整个怀孕期间都要确保孕妇的情绪乐观稳定，切忌大悲大怒，更不应吵骂争斗，力求始终保持平和的心态。

孕妇早孕时的情绪

此时孕妇多有早孕反应，除了恶心呕吐之外，还会出现口中发酸、头痛、肩膀僵硬、腰痛、倦怠、焦躁等现象。不同的孕妇，早孕反应也有不同的表现，有的反应很重，会觉得很不舒服，因此将怀孕视为很可怕的事情，从而影响了自己的情绪，再加上考虑到有关分娩的这样和那样的问题，有时会令人很烦躁，情绪起伏较大。

情绪与胚胎腭部发育有关

怀孕 6～10 周是胚胎腭部发育的关键期，孕妇长期情绪过度不安或焦虑，是导致胚胎发育异常和新生儿腭裂或唇裂的原因之一。保持豁达和轻松的心情，是保证胎儿健康的基础。

情绪与消化系统有关

在孕晚期，准妈妈的情绪同样会影响胎儿的发育。若准妈妈情绪不稳定，在遭受恐惧、悲伤、严重的精神刺激时，会引发胎儿循环系统障碍或消化系统的问题，影响胎儿的健康。

孕7周　小心呵护着

脸部逐渐成形

胎宝宝发育刻度尺

这时的胚胎像一颗蚕豆，大约有12毫米长，有一个特别大的头，在眼睛的位置会有两个黑黑的小点。鼻孔大开着，耳朵有些凹陷。胚胎上伸出的幼芽将长成胳膊和腿，现在看上去已经很明显。其他部分的成长包括垂体和肌肉纤维。现在听不到胎心音，但是胚胎的心脏已经划分成左心房和右心室，并开始有规律地跳动，每分钟大约跳150下，比准妈妈心跳要快两倍。

准妈妈的变化

目前准妈妈的外表看不出有什么改变，但在准妈妈的体内却发生着翻天覆地的变化。现在随时可能有饥饿的感觉，而且常常饥不择食地吞咽各种食物。在这种大吃大喝的补充下，准妈妈的体态很快就会有改观，但是不要过多地考虑体形，因为目前这几周是胎儿发展的关键时期，维持胎儿生命的器官正在生长，所以更应注意营养。

这个时候，多数女性会出现恶心呕吐，即"早孕反应"，并有疲劳感，总是有些困倦，不愿意做家务，总是想躺着，心跳加快，新陈代谢率也有所增高。由于子宫扩张压迫膀胱会导致尿频，激素分泌物增多会导致情绪烦躁。

准妈妈日常护理指南

准妈妈要远离噪声

接触强烈噪声不仅会对孕妇的健康产生危害，而且也会对胎儿产生许多不良的影响。研究指出，构成胎儿内耳的耳蜗从妊娠第 20 周起开始成长发育，其成熟过程在婴儿出生 30 多天时间时仍在继续进行。由于胎儿的内耳耳蜗正处于成长阶段，极易遭受低频率噪声的损害，外环境中的低频率声音可传入子宫，并影响胎儿。胎儿内耳受到噪声的刺激，能使脑的部分区域受损，并严重影响智力的发育。

妊娠期理想的声强环境是不低于 10 分贝，不高于 35 分贝。但是，现代生活中的孕期妇女已很难找到这种环境了。妊娠期妇女每天接触 50 ~ 80 分贝的噪声 2 ~ 4 小时，便会出现精神烦闷紧张，呼吸和心率增快，心肺负担加重；神经系统的功能紊乱，头痛、失眠随之而来；内分泌系统功能降低，尤其是雌激素和甲状腺素分泌不足；消化功能受损，孕妇难以获得足够的营养；免疫功能下 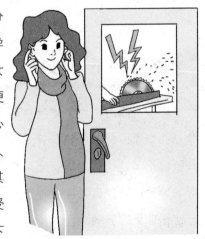 降，孕妇容易患病毒或细菌感染性疾病。这些都是导致胎儿发育不良、新生儿体重不足、智力低下或躯体器官畸形的重要原因。

所以，要想让母子平安，除了吃好、睡好以外，造就一个脱离噪声、相对安静的环境，也是万万不可缺的。在生活和工作中，尽可能创造条件，把接触噪声的机会降到最小。

早孕反应太剧烈怎么办

孕妇一般在妊娠6周左右出现食欲缺乏、轻度呕吐、头晕、体倦等不适感觉，称为早孕反应。尽管这些症状在清晨空腹时较重，但一般对生活和工作影响不大，不需要特殊治疗。只要孕妇调节饮食，注意起居，不适感在妊娠12周左右会自然消失。

但是，也有少数孕妇反应较重，出现剧烈呕吐，且持续时间长，不能进食、饮水。由于频繁呕吐，呕吐物除食物、黏液外，还可有胆汁和咖啡色样物，孕妇会明显消瘦、尿少，出现这种情况时应及早到医院检查。如果出现血压降低、心率加快，伴有黄疸和体温上升，甚至出现脉细、嗜睡和昏迷等一系列危重症状时，即不宜强求保胎，应及时住院并根据医生的建议决定是否终止妊娠。

准妈妈不要憋尿

怀孕5周后，为了使胎囊顺利着床，子宫内壁变得柔软，子宫颈部的黏膜也会变厚以保护子宫。怀孕期间子宫颈部的黏膜严严实实地包围着子宫。膀胱位于子宫的正上方，所以怀孕过程中，随着子宫的增大而挤压膀胱，很容易导致尿频，有时还会伴随排尿不畅。这种现象将一直持续4个月，直到子宫移位到膀胱的上面。

怀孕晚期，由于胎儿的头部会刺激膀胱，所以准妈妈会再度出现尿频症状。尿频本身虽然并不是什么严重的问题，但是排尿时如果出现疼痛，就应该当心是否患有膀胱炎。这是因为子宫压迫膀胱，除了导致排尿不畅，还有可能导致膀胱被细菌感染的缘故。为了防止膀胱炎，平时要注意卫生，尽量不要憋尿。

准妈妈怎样坐最好

当由立位改为坐位时，准妈妈要先用手在大腿或扶手上支撑一下，再慢慢地坐下。如果是坐椅子，要深深地坐在椅子上，后背笔直地靠在椅背上。可以先慢慢坐在靠边部位，然后再向后移动，直至坐稳为止。但不可以坐在椅子的边上，否则容易滑落，如果是不稳当的椅子还有跌倒的危险。

另外，坐有靠背的椅子时，髋关节和膝关节要呈直角，大腿要与地平线保持平行。当由坐位站起时，要用手先扶在大腿上，再慢慢站起。

有肚子的准妈妈最好不要跷二郎腿坐，更不能让腿屈着压迫你的肚皮。正确的坐姿是要把后背紧靠在椅子背上，并且要经常变换不同的姿势。

本周饮食营养新知

准妈妈糖类摄入不可少

碳水化合物又称糖类，它由可被人体消化吸收的葡萄糖、果糖、蔗糖、麦芽糖、乳糖等单双糖以及不能被人体消化吸收的纤维素、半纤维素、果胶等膳食纤维两部分组成。

其中，葡萄糖为胎宝宝代谢所必需。由于胎宝宝耗用母体葡萄糖较多，母体不得不以氧化脂肪及蛋白质来供能。准妈妈糖类摄入不足，脂肪消耗过快，氧化不全时易出现酮症中毒。孕期增加体重较少的准妈妈对酮症更敏感。患酮症的准妈妈血糖低，血液酮体高。酮体可进入羊水中，胎宝宝如缺乏葡萄糖而利用羊水中的酮体作为能量的来源，则酮体会进入胎宝宝体内，对其脑和神经系统有不良的作用。血液酮体高的准妈妈所生的婴儿常出现智力发育不良、智商低的现象。

为避免酮症，准妈妈即使妊娠反应严重，每日至少也应摄入150~200克含糖的食物。除了各种谷类食品，扁豆、胡萝卜、莲藕、蒜苗、土豆、新鲜的豌豆等含糖量也较多。而水果含糖一般高于蔬菜，一般水果的糖类含量都在10%左右，其中香蕉、芭蕉的含量在20%~26%，枣类的糖类含量大约为30%。蔬菜中也含有一定量的糖类，但是，蔬菜中糖类的含量只有2%左右。

不宜食太油腻的甜食 ●●●●●●●●●●●●●●●●●●●

沙琪玛、蛋糕、曲奇饼干、芝麻汤团等食物所含的糖和油很多，过多进食此类食品会刺激胃酸分泌，可能加重反酸、恶心等妊娠反应。此外，过多的糖和脂肪会让孕妇的体重快速增加。

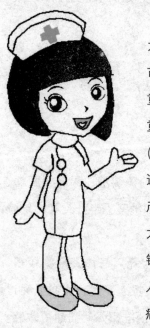

正常情况下，单胎孕妇在整个孕期身体增重应为10~12.5千克。但目前的情况是，上海等大中城市的孕妇平均体重增加已经超过了15千克，甚至增重达到20千克的也经常看到。过多的孕期增重会加重孕妇的负担，增加患糖尿病、妊娠高血压综合征（简称妊高征）、肥胖症的风险，也有可能导致胎儿过大或过小。巨大儿的危害很多，如分娩时发生难产、产伤，可能会导致阴道裂伤、会阴破裂、产后大出血等状况；而宝宝出生时则可能出现颅内出血、锁骨骨折、臂丛神经损伤、肩难产等；甚至有的在入学后发现其智力低下，长大后也易患肥胖、糖尿病等内分泌疾病。

不宜常食精制米面 •••••••••••••••••••••••••

　　长期食用精制米面会造成营养成分单调，影响人体营养平衡。研究表明，长期食用精制米面易引起孕妇维生素 C、维生素 B_1 和各种微量元素的缺乏，并由此影响胎儿。此外，还可使孕妇纤维素摄入减少，易引起便秘，而经常性的便秘则会诱发痔疮。由此可见，孕期应注意安排食用一些粗制谷物，以利于营养均衡。

　　人体中除含有氢、碳、氮、氧、磷、钙等 11 种常见元素（占人体总重量的 99.95%）外，还含有铁、锰、钴、铜、锌、碘、钒、氟等 14 种微量元素（只占体重的 0.01%）。这些微量元素虽然在体内的含量比重极小。但它们是人体中必不可少的元素，一旦供应不足，就会引起疾病，甚至导致死亡。

 营养食谱推荐 •••••••••••••••••••••••••

油菜豆腐羹

原料 油菜心 22 颗，豆腐 1 块，冬菇、冬笋各 25 克，小葱 5 颗。香油 10 克，花生油 40 毫升，精盐 3 克，味精 2 克，料酒 5 毫升，水淀粉、葱、姜各 15 克，黄豆芽汤 100 毫升。

做法 ❶将葱择洗干净，取葱心切成兰花形；冬菇洗净；冬笋和余下的葱、姜均切成末。

❷菜心洗净去叶，从根部起留 4 厘米长，去掉中间嫩心备用。

❸将豆腐用刀面压成泥，放入冬笋、冬菇末，加入精盐、味精、料酒、香油，调拌均匀，装入菜心中，上笼蒸 10 分钟后取出；盘中心放切好的兰花形葱心，周围摆上蒸好的菜心。

❹炒锅上火，放油少许烧热，放入葱、姜末炸一下，倒入黄豆芽汤，将葱、姜捞出不要，加入精盐、味精，汤沸撇去浮沫，用水淀粉勾薄芡，淋入香油，浇在菜心上即成。

功效 此菜含有丰富的钙、磷、

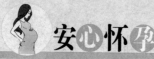

铁、锌、维生素C、蛋白质等多种营养素，有利于骨质发育和血液生成。

美味带鱼

原料 带鱼75克，芡粉20克，牛奶100毫升、花生油、精盐、番茄酱、料酒、味精、香油各适量。

做法❶将带鱼清洗干净，切成长段，放入大碗内，加入精盐、料酒、香油拌匀，腌30分钟。

❷锅置火上，带鱼逐块下入油中，炸至金黄色时，捞出，控净油。

❸将剩余的芡粉加水调匀。

❹炒勺置于火上，加入一点沸水，放入牛奶、番茄酱、精盐，搅匀；待汤烧沸时，加入水芡粉勾芡，放味精，搅动一下，浇在鱼上即成。

功效 此菜味美鲜香，含有丰富的优质蛋白质、钙质、维生素A等多种营养素。

翡翠羹

原料 去根及梗的菠菜叶250克，生鸡胸肉50克，鸡蛋125克，烹饪油90毫升，鸡汤或肉汤100毫升，火腿5克，白糖、味精、姜、干团粉、精盐、料酒等各适量。

做法❶干团粉约1.5克加水3克调成湿团粉，火腿蒸熟，剁成细末，姜也切成细末。

❷菠菜洗净，只用叶部，将它剁成菜泥，生鸡胸肉剁成鸡肉泥。

❸热1/3的烹饪油，将菠菜泥、1/4的精盐、2/5的料酒、1/2的白糖、1/4的味精等调入，炒几分钟，加入一半鸡汤，用勺不断地搅。

❹将鸡蛋清打在碗里，加入鸡肉泥和剩下的料酒、精盐、白糖、味精及湿团粉等，用筷子搅打，再加入剩下的鸡汤，来回搅开，使其成鸡蓉。

❺将剩下的烹饪油倒入锅中加热后，将鸡蓉倒入，随时翻搅，使其成稠羹，倒在盘子的另一边即成。

功效 此羹含有丰富的优质蛋白质、脂肪、糖、钙、磷、铁、胡萝卜素等营养素，能增进食欲，健脾和胃，适宜孕初妇女食用。

五彩鲜蔬汤

原料 番茄50克，黄瓜40克，紫菜10克，鸡蛋1个，精盐5克，味精 0.5 克，植物油 6 毫升，麻油 2 毫升，鲜肉汤 200～300 毫升。

做法 ❶ 番茄、黄瓜洗净，番茄切成大片，黄瓜切成长片；鸡蛋打入一小碗中调散；紫菜洗净，撕碎，盛入汤碗中。

❷ 锅内掺入鲜汤，烧沸后放入植物油，下黄瓜片煮约 2 分钟，即投入番茄片，及精盐、味精调好味，随后将调匀的蛋液冲入锅中，起锅舀入盛紫菜的汤碗内，淋油即成。

功效 汤味香浓，营养丰富。富含维生素 A、维生素 C、叶酸、碘、钙、铁等。

胎教小课堂

神奇的联想胎教

在怀孕的第 2 个月，正是胎儿各器官进行分化的关键时期，孕妇可用意念胎教的方法使胎儿发育得更加完善，最常用的是"脑呼吸"胎教。

"脑呼吸"胎教是与简单的基本动作一起冥想的，即从脑运动开始。方法是首先熟悉脑的各个部位的名称和位置，闭上眼睛。在心里按次序感觉大脑、小脑、间脑的各个部位，想象脑的各个部位并叫出其名字，这样做可集中注意，能清楚地感觉到脑的各个部位。刚开始做"脑呼吸"时，先在安静的气氛下简短做 5 分钟左右，在逐渐熟悉其方法后，可增加时间。

在吃饭前身体轻快的状态下做"脑呼吸"更有效果，还可以通过"脑呼吸"和胎儿进行对话。想象一下肚子里的孩子，想象胎儿的各个身体部位。从内心感觉孩子，如通过超声波照片来看的话，胎儿的形象更容易想象。通过"脑呼吸"一起与胎儿对话，或写胎教日记，会使胎儿和母亲更容易进行交流。

音乐胎教

怀孕早期，胎儿的中枢神经和心脏开始形成，虽然说怀孕初期胎儿还不能听到声音，但是已经能够感知震动了，所以可以感觉到随着母亲的心情变化而变化的心率，而且也能够感受到母亲的心情和情绪。

音乐胎教不仅能陶冶准妈妈的性情，还有助于胎宝宝安宁、平和，有助于其生长发育。本月最好选择节奏平缓、流畅、柔和的胎教音乐，曲目不宜太多太杂，曲调要稳定，围绕培养孩子的类型反复聆听最喜欢的几支曲子。

（1）匈牙利作曲家李斯特的《爱之梦》主旋律表达的是：爱吧，能爱多久就爱多久。这和准妈妈对胎宝宝的心情是一样的。

鉴赏：旋律一开始就呈现出甜美的主题，满含着爱的柔情和愉悦。这一旋律重复一遍后，乐曲随着情绪的波动变得更加热情，旋律渐渐上扬，充满了幸福的味道。最后在梦一般魅力的旋律中，恋恋不舍地结束。

（2）古曲《春江花月夜》源于唐代张若虚的同名诗："春江潮水连海平，海上明月共潮生。滟滟随波千万里，何处春江无月明……"

鉴赏：春、江、花、月、夜，多么美好的景色。乐曲通过婉转的旋律，流畅多变的节奏，恰到好处的配器，巧妙细腻的演奏，描绘了月夜春江的迷人景色，让人仿佛看到一幅色彩柔和、清丽淡雅的山水画卷。

（3）德国作曲家勃拉姆斯的《摇篮曲》是他为祝贺维也纳著名歌唱家法贝尔夫人第二个孩子出生，在她唱过的一首圆舞曲上加以变化创作出的名曲。

鉴赏：乐曲洋溢着母亲温暖安详的融融爱意，伴奏声部表达了摇篮的晃动感，到曲子结束有一个小小的跳跃，仿佛希望之光瞬间来临。

准爸爸做好后勤保障

建卡

建卡，就是怀孕期间到妇幼保健院和分娩医院所建立的档案。它是每个准妈妈从怀孕到分娩的一个必需流程，相单于准妈妈和胎宝宝在孕期的一份健康记录。产检建卡的目的是为了增强准妈妈自我保健意识和保健知识，并在医生的指导下安然渡过怀孕、分娩与产褥各期。建卡包括两部分：一是母子保健手册；二是产检病例。

准妈妈的怀孕档案记录在一本孕产妇健康小手册上。在孕三个月内到所在地段的医院检查身体时，该医院保健科会发给准妈妈。在怀孕 12 周时要建好手册。建手册时需要带好身份证、结婚证、户口簿及准生证明，并进行血常规、尿常规、白带、体重、血压等检查。

当准爸爸和准妈妈决定好分娩医院，就可以申请在这家医院进行产检。以后每次的产检情况都记录在准妈妈的孕期检查病例上。最好选离家近的医院，以方便分娩。记得建病历时要带好夫妻双方的身份证和保健手册。需要注意的是，各地建卡情况会有所不同，具体情况咨询当地计划生育部门。

洗衣做饭样样通

从准妈妈怀孕开始，就需要准爸爸大显身手了。毕竟孕育宝宝是夫妻两人共同的责任，虽然胎宝宝在准妈妈的子宫中生长，但做好后勤保障工作就是准爸爸的任务了。

（1）洗衣。孕期由于体内激素分泌的变化，准妈妈特别爱出汗，准爸爸在清洗准妈妈的衣服，尤其是内衣裤时，最好能通过高温消毒一下。

（2）做饭。为了保证母胎的营养需求，准爸爸要在食物的选择、加工及烹调过程中，注意食物的色、香、味，同时根据个人的经济能力、地理环境、季节变化来选择加工、烹调食物，使准妈妈摄入最均衡的营养素。

（3）起居。怀孕后，嗜睡是早孕反应之一，准爸爸要为准妈妈准备适合的卧具。枕头以 9 厘米高为宜，因为过高会迫使颈部前屈而压迫颈动脉。颈动脉是大脑供血的通路，受阻时会使大脑血流量降低而引起脑缺氧。最理想的被子应是全棉布包裹的棉絮。准妈妈不宜用化纤纺织物做被套或是床单，因为化纤织物会刺激皮肤，引发瘙痒等症状。

孕8周　胚胎长成小胎儿

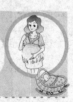

透明的孕宝宝

胎宝宝发育刻度尺

　　这周胚胎长到了葡萄大小，大约有20毫米长。胚胎的器官已经开始有明显的特征，手指和脚趾间看上去有少量的蹼状物。心脏和大脑已经发育得非常复杂，眼睑开始出现褶痕，胳膊在肘部变得弯曲，手脚还会轻柔地动呢，在羊水中进行类似游泳般的活动。小家伙蜷缩成一团，皮肤像纸一样薄，血管清晰，是一个透明的小家伙。

准妈妈的变化

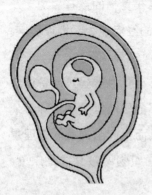

　　进入第8周后，准妈妈的腹部现在看上去仍很平坦，但子宫已有明显变化，怀孕前准妈妈的子宫就像一个握紧的拳头，现在它不但增大了，而且变得很软。阴道壁及子宫颈因为充血而变软，呈紫蓝色，子宫峡部特别软。当你的子宫成长时，你的腹部会感到有些痉挛，有时会感到瞬间的剧痛。

　　这时应注意不要养猫、狗等宠物，因为猫身上携带着弓形虫，孕妇如果感染了弓形虫，不仅会影响胎儿的正常发育，还有可能造成流产、早产及先天畸形。而狗身上寄生的一种慢性局灶性副黏液病毒，进入人体的血液循环后会侵害骨细胞，导致骨质枯软变形，引起畸形骨炎。

孕妇在此时期非常容易流产，必须特别注意，不应搬运重物或激烈运动，外出次数也应尽可能减少。不可过度劳累，多休息，睡眠要充足，并应控制性生活。在感到特别疲劳时不要洗澡，而要及早卧床休息。

准妈妈日常护理指南

孕期要精心呵护乳房

从孕早期开始，乳腺即开始增大，准妈妈常感觉乳房发胀。同时乳头也逐渐增大，并有勃起现象。这时，你要保护好自己的乳房，每天洗澡，即使没有条件天天洗澡，也可以用干净的毛巾，蘸温开水擦洗。科学地选用合适的乳罩，最好选择纯棉和丝织品，并以运动型乳罩为最佳。如果你有乳头内陷的情况，那么，在此期间，你可经常用手向外轻轻牵拉或用吸乳器吸引，使乳头突出，为婴儿吸吮做好准备。若还有其他不好的情况，建议你去咨询你的保健医师，请她帮忙处理。但要注意，不可人为地刺激乳房，尤其在性爱时，以免引起子宫收缩，引发流产等妊娠意外。

孕期驾车注意事项

随着汽车越来越普及，孕妇驾车现象屡见不鲜，一些错误的举措不可避免地出现安全问题，这些安全隐患导致的后果往往非常严重，下面就来简要地介绍下孕妇驾车的注意事项。

孕妇尽量不要开车

孕妇开车会造成精神高度紧张，而频繁的操作和孕期的生理反应，如突然的呕吐等，也会给孕妇和腹内的宝宝带来更多危险，因此建议孕妇尽量不要开车。

当然，如果孕妇必须要开车，就需要注意一些容易被忽略的问题。首先就是座椅的调适，座椅位置适当往后调节，既不影响安全驾驶，也要和方向盘保持相对距离。大部分孕妇都比较娇小，驾车时习惯前倾，座椅也就跟着往前，这种情况下孕妇的腹部与方向盘太过接近，容易导致腿部酸胀，紧急情况下很难做出快速反应，一旦发生比较激烈的触碰，会直接危及自己和宝宝的安全。

安全带一定要系

据世界卫生组织有关孕妇交通事故的论文指出，当紧急刹车或发生车辆撞击时，使用安全带可有效避免伤害母体及胎儿，孕妇系安全带应该是利大于弊的，因为与撞击或急刹车带来的冲击相比，安全带的保护作用更突出。孕妇的肚子隆起部位一般不会被安全带勒伤，只要驾车时间不是特别长，并不会对胎儿有不良影响。

准妈妈忌涂抹清凉油

清凉油或风油精具有清爽止痒和轻度的消炎退肿作用，可用于防治头痛、头昏、蚊子和毒虫叮咬、皮肤瘙痒和轻度的烧伤、煤油烫伤。在炎热的夏季，有些孕妇喜欢涂清凉油和风油精提神，这是很不好的习惯。因为清凉油和风油精中所含成分，如樟脑、薄荷、桉叶油均可经皮肤吸收，并可通过胎盘进入胎儿体内，影响其生长发育。樟脑可穿过胎盘屏障，引起胎儿畸形、死胎或流产，尤其怀孕头3个月其危害更大。因此，孕妇不宜涂用清凉油、风油精、万金油、一心油之类药物。

准爸爸帮助准妈妈调适情绪 •••••••••••••

情绪的变化是早孕反应之一，由于体内激素的变化，准妈妈很容易产生烦躁、担忧等消极情绪。当准妈妈产生愤怒或是恐惧情绪时，身体将分泌许多"肾上腺素"和"乙酰胆碱"，这两种化合物能进入胎宝宝的血液中，从而刺激胎宝宝的神经系统，影响胎宝宝的性格。所以，准爸爸要帮助准妈妈积极调适情绪。

也许准妈妈认为，怀孕了就会变丑、变胖，懒得再修饰自己，也不再打扮，放弃了对美丽的追求。这时，准爸爸应鼓励准妈妈适时地参加锻炼，如做孕妇瑜伽，在不影响胎宝宝健康发育的同时，还能保持体形；还要鼓励准妈妈适时打扮，其实，很多准妈妈时装一样非常有品位，穿起来别致而有韵味，准爸爸要多称赞准妈妈，帮助她将情绪调适得饱满、有激情。

本周饮食营养新知

准妈妈要保证足够的热量 •••••••••••••

妊娠过程中，母体大量贮存脂肪用于胎儿新组织生成，能量消耗高于未妊娠时。在妊娠前 10 周，热量消耗每天增加 50 千卡左右，以后逐渐增加，到 20~30 孕周，每天增加 80 千卡。如孕期热量供应不足，人就会消瘦、精神不振、皮肤干燥、骨筋肌退化、脉搏缓慢、体温降低、抵抗力减弱等，还易引起母体患酮症，继而影响胎儿智力发育。

近年研究发现，妊娠后由于孕妇的适应能力使活动时每千克体重所消耗热量随妊娠进展而下降。妊娠 5 个月后，孕妇多数休产假、换岗位，家务劳动也有所减少，因此对热量的要求不如以往那么高了。孕妇膳食热量的主要来源应为碳水化合物，如各种谷类和薯类食品。我国营养学会推荐的供给量

标准为：怀孕中、晚期每天增加200千卡热量。全程应增加体重12.5千克左右，怀孕中、晚期每周增重应为0.3~0.5千克。

准妈妈不宜常吃火锅

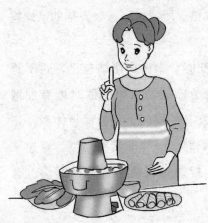

准妈妈可以吃一些清淡的火锅，但要减少食用次数。对于香辣火锅则最好少吃。同时，为了避免外出就餐的不卫生，实在想吃的时候，准妈妈可以自己在家里吃火锅。切记，无论在酒楼或在家里吃火锅时，任何食物都一定要煮至熟透才可进食。

如果是外出吃火锅，准妈妈应尽量避免用同一双筷子取生食物及进食，这样容易将生食上沾染的细菌带进肚里，从而造成腹泻及其他疾病。尤其是生肉中可能含有弓形虫，食用后会对胎宝宝造成不利影响。

假如火锅的位置距准妈妈太远，不要勉强伸手取烫食物，以免加重腰背压力，导致腰背疲倦及酸痛，最好请准爸爸或朋友代劳。

涮火锅的顺序很有讲究，最好在吃前先喝小半杯新鲜果汁，接着吃蔬菜，然后是肉。这样，才可以合理利用食物的营养价值，减少胃肠负担，达到健康饮食的目的。胃口不佳的准妈妈，应减慢进食速度及减少进食分量，以免食用后消化不了，引致不适。

营养食谱推荐

 清蒸鳕鱼

原料 鳕鱼150克，姜片10克，

葱花、红椒丝各少许，料酒、生抽各1大匙。

做法 ❶鳕鱼洗净，用料酒煨

    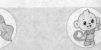

10 分钟，装盘，姜片码在鱼肉上。

②蒸锅烧开后，将鳕鱼上锅蒸 10 分钟。

③取出蒸好的鳕鱼，撒上葱花、红椒丝，浇匀生抽即可。

功效 鳕鱼是深海鱼，含有大量不饱和脂肪酸、蛋白质、碘、镁等营养素，可以健脑益智。

三彩核桃仁

原料 核桃仁 150 克，胡萝卜、黄瓜、瘦肉各 100 克，姜适量，精盐、鸡精、白糖、水淀粉各适量。

做法 ①胡萝卜去皮、切丁；黄瓜切丁；瘦肉切丁；姜去皮切片。

②瘦肉丁加少许精盐、鸡精、水淀粉腌好，油锅烧热，下入瘦肉丁，炒至八成熟倒出备用。

③锅内留油，放入姜片、胡萝卜丁、黄瓜丁，加精盐炒至将熟时，放入瘦肉丁、核桃仁，然后调入鸡精、白糖炒透入味，以水淀粉勾芡即可。

功效 此菜含有丰富的蛋白质、脂肪、碳水化合物、铁、锌、维生素 B_1、维生素 B_2、维生素 B_3。此菜对于孕早期胎宝宝大脑的发育有良好的作用。

海鲜鸡蛋羹

原料 鸡蛋 2 个，虾仁、水发海参、净鲜干贝各 30 克，精盐 1 小匙。

做法 ①将虾仁去沙线、洗净；海参去内脏、洗净，切小块。

②将鸡蛋打入碗中，加精盐、温开水打匀，放虾仁、海参、鲜干贝。

③蒸锅烧开，将蛋羹碗放入蒸锅，大火蒸 10 分钟即可。

功效 虾仁鸡蛋中不仅含有丰富的优质蛋白质，还富含碘、锌、钙等多种矿物质，是营养非常全面的食物，适宜准妈妈常食。

鲜美的应季食品将给胎儿送去新鲜的营养，因此，应充分摄取粗粮、根类蔬菜、叶类蔬菜以及海藻和贝类食物。如果胃口好转，可适当加重饭菜滋味，但仍需忌辛辣、过咸、过冷的食物，以清淡、营养的食物为主。

蛋黄莲子羹

原料 莲子 15 克，鸡蛋 1 个，大枣 20 克，粳米、冰糖各适量。

做法 ①莲子、大枣、粳米洗净加 3 碗水煮，大火煮开后转小火煮

约20分钟，加冰糖调味。

❷将鸡蛋打入碗中，并将鸡蛋黄挖出，加入莲子汤中煮熟即可食用。

功效 莲肉味涩性平，莲心味苦性寒，均有养生安神之功效。莲子具有镇静作用，可促进胰腺分泌胰岛素，使人入眠；鸡蛋黄中含有维生素A和B族维生素、卵磷脂等，是最方便的天然食物。此道菜品可养心除烦，安神固胎。

肉丝面条

原料 面条250克，瘦猪肉100克，菠菜50克，花生油、葱、姜、精盐、酱油、味精、香油各适量。

做法 ❶将肉洗净，切成细丝；菠菜择洗干净，切成3厘米长的段；将葱姜洗净，切成丝。

❷锅置火上，烧热后倒入花生油，待油热冒烟时，放入肉丝，迅速炒散，加入酱油、葱丝、姜丝，翻炒几下，倒入沸水；开锅后放入面条，煮至面熟，放入精盐、菠菜段、味精、香油，用筷子在锅内搅一下即可出锅。

功效 汤味鲜香，面条滑软。糖类（碳水化合物）和蛋白质含量丰富，还含有多种矿物质和维生素。

胎教小课堂

音乐胎教选曲是关键

胚胎学研究证明，在受孕后第8周，胎宝宝的听觉器官已开始发育，胚胎从第8周起神经系统初步形成，听觉神经开始发育，尽管发育得还很不成熟，但胎宝宝已具有可以接受训练的最基本条件，故从妊娠2个月末起，准妈妈可以听一些优美、柔和的曲目。每天在室内放1~2次，每次10分钟左右，乐曲不要选得太多，3支曲子就差不多了。

音乐胎教不仅可以激发准妈妈愉快的情绪，同时可以给胎宝宝的听觉以适应性的刺激，为下一步的音乐胎教与语言胎教、对话胎教开个好头。

选择胎教音乐时要根据准妈妈的不同性格特点选取不同风格的乐曲。准妈妈情绪不稳，性情急躁，则宜选择一些缓慢柔和、轻盈安详的乐曲。如二胡曲《二泉映月》、古筝曲《渔舟唱晚》、民族管弦乐曲《春江花月夜》等。这些柔和平缓，并带有诗情画意的乐曲，可以使准妈妈逐渐趋于安定状态，并有益于母胎的身心朝着健康的方面发展。

如果准妈妈在孕期有些抑郁或不安，则宜选择一些轻松活泼，节奏感强的乐曲。如《春天来了》《步步高》及奥地利作曲家约翰·施特劳斯的《春之声圆舞曲》等。这些乐曲旋律轻盈优雅，曲调优美酣畅、起伏跳跃，节奏感强，既可以使准妈妈振奋精神，解除忧虑，也能给腹中的胎宝宝增添生命的活力。

手语胎教

手语同语言一样，是一种交流的方式。准妈妈轻柔地舞动着手指，与胎宝宝心灵相通地"讲话"；另外，手语是全球唯一真正通用的语言。在手语的传递中，准妈妈的情绪稳定而愉快，这对胎宝宝的良性刺激同样不可小觑。在做手语时，准妈妈要带着感情，眼睛跟着动作走，心里想着胎宝宝的样子，就会将你的爱传递给宝宝。

准爸爸给宝宝读读书

唱唱歌、说说话、读读图画书，和胎儿的交流是非常有趣的。按照发音顺序一个字一个字地读给他听，把既有文字又有图画的页面指给他看，跟肚子里的宝宝进行交流。爸爸的声音给肚里宝宝带来的声音刺激能使胎儿心情舒畅。

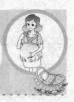

孕9周　孕育宝宝的关键时期

宝宝已初具人形

胎宝宝发育刻度尺

胎宝宝的尾巴完全消失，躯干和腿都长大了，下颌和脸颊发达，更重要的是已长出鼻子、嘴唇四周、牙根和声带等，眼睛上已长出眼皮。因为皮肤是透明的，所以可以从外部看到皮下血管和内脏等。心脏、肝脏、胃、肠等更加发达，肾脏也渐发达，已有了输尿管，因此，胎宝宝可进行微量排泄了。骨头开始逐渐变硬，长出指甲、眉毛，头发也长出来了。这时，胎宝宝的内生殖器分泌功能也活跃起来，脐带也渐渐长长，胎宝宝可以在羊水中自由转动。

准妈妈的变化

到了这一周，准妈妈的子宫已经膨大到有一个橘子大小了，膨大的子宫会压迫膀胱、直肠，以致尿频现象更严重，而便秘、腰酸和下腹痛等身体不适也可能如期而至。

另外，激素在继续起作用，使头发长得更快，指甲变脆，易折断或龟裂。激素也对皮肤产生影响。不过不同的准妈妈受影响的表现不同，有可能本来很好的皮肤变坏了，也有可能本来很差的皮肤变好了。总体来说，大多数都有色素沉淀加深，出现妊娠斑的情况。另外，牙龈可能会肿胀，刷牙时容易出血。

准妈妈日常护理指南

如何选择防辐射服

孕妇怀孕期间，需要注意防止电磁辐射的侵害，这一点其实对很多准妈妈来说并不是新鲜的话题。尤其是对那些从事接触电脑、复印机等工作的孕妇。

 怎样选择面料

目前市面上制作防辐射服的面料主要有两种，即不锈钢纤维和碳素纤维。从防辐射的角度来讲，前者优于后者。所以，准妈妈在购买时要注意面料的区分。

 如何辨别真伪

首先是用手摸，如果手感较硬，一般质量就不可靠。其次，正规厂家生产的防辐射服都会随产品配有一小块单独的面料，如果将这块面料用火烧过，能看到一层密密的金属网的便是真的使用不锈钢纤维纺织的。此外，还可以用防辐射服将手机包住，包裹的厚度与严密度就像将手机装在衣服口袋中，如果手机没有信号，就可以证明防辐射服的品质不错。

洗涤方法

为了减少对防辐射效果的影响，建议尽量少洗为宜。在洗涤的过程中水温不能超过90℃，可使用中性的洗涤剂（不可漂白或使用带有漂白成分的洗涤剂）轻揉手洗。洗后不要拧干，要直接悬挂晾干。熨烫时要用中温或参考衣服上的标记。

样式的选择

一般较为常用的是背心款，但通常情况下根据不同人群和季节的需要也有短裙款、长袖款、吊带款、肚兜款等。

准妈妈夏季注意多

怀孕后身体的代谢加快，皮肤的汗腺分泌增多，而夏天出汗更多，易引起汗疹，甚至中暑，因此孕妇应安排好夏天的生活，尽量做到以下几点。

衣着要凉爽宽大

孕妇贴身的衬衣和内裤最好选择真丝或棉织的衣料，轻软舒适，容易透湿吸汗，散发体温。

饮食要新鲜多样

为了保证母体和胎儿的营养，孕妇在夏天要注意保持食欲，多吃新鲜蔬菜及新鲜的豆制品，多吃西瓜，常喝由鸡肉、猪肉、蛋花、紫菜、香菇等做成的汤。

经常用温水擦洗或淋浴

孕妇皮肤的汗腺分泌增多，毛孔扩张，出汗较多，应该经常用温水擦洗或淋浴，以保持皮肤清洁，预防痱子。

不能过于贪凉

乘凉时最好不要坐在风处，睡觉时不能在露天处躺卧，也不能在铺在水泥地上的草席上躺卧，使用风扇时不要长吹。此外，不宜吃冷饮，以免寒伤肠胃，影响胎儿。

保持愉快舒畅的心情

俗话说："心静自然凉。"天热心情烦躁焦虑，会更感觉热不可耐，这种情绪会干扰胎儿的生长环境。相反，如果孕妇在炎热的季节里保持一种安静愉快的情绪，则心胸宽畅，能缓和酷热的不良刺激，有利于胎儿生长环境的安定平稳，也有利于胎儿神经的正常发育。

微波对胎儿的影响 ●●●●●●●●●●●●●●●●●●●

微波是一种非电离辐射，它的能量远比电离辐射的 X 射线小，对健康的危害也远比电离辐射轻。微波对人体健康的影响多属于功能性的，可以恢复。但是大强度的长期微波辐射，对人体健康是有不良影响的，主要表现为神经衰弱综合征和对晶状体的损坏，对胎儿会有致畸作用。

我们建议孕妇在孕期的前 3 个月不要接触微波辐射，包括微波理疗。因为孕期的前 3 个月是胎儿各器官的形成期，胎儿对致畸危险因素特别敏感，如药物、化学毒物或其他不良因素的刺激，其中也包括微波辐射。如果工作安排许可，孕妇最好在整个怀孕期间不从事接触大强度微波辐射的工作。

本周饮食营养新知

准妈妈的早餐要保质 ●●●●●●●●●●●●●●●●●

怀孕期，孕妇和胎儿都需要足够的热量和营养，早餐更应该讲究些。营养学家指出，孕妇应多吃些含铁丰富的食物，不要挑食或偏食，以防发生缺铁性贫血而危及自己和胎儿的健康。如果孕妇有晨吐现象。可在早上吃几块苏打饼干，过一会儿再吃早餐。孕妇的早餐至少要吃一个鸡蛋、一杯牛奶加些麦片，并且要注意吃些新鲜的水果，以保证维生素和其他营养的摄入。

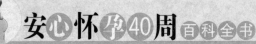

 ## 准妈妈可适当吃些秋梨 ●●●●●●●●●●●

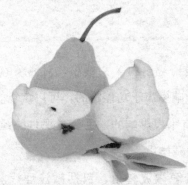

吃秋梨可以清热降压。秋梨被誉为"百果之宗"，是我国最古老的水果之一。它质脆多汁，清甜爽口，醇香宜人。其性寒、味甘酸，有清热利尿、润喉降压、清心润肺、镇咳祛痰、止渴生津的作用，可治疗妊娠水肿及妊娠高血压，它还具有镇静安神、养心保肝、消炎镇痛等功效，有防治肺部感染及肝炎的作用。常吃炖熟的梨，能增加口中津液，防止口干唇燥，不仅可保护嗓子，而且也是肺炎、支气管炎及肝炎的食疗佳品。将生梨去核后塞入冰糖 10 克、贝母 5 克、水适量，小火炖熟，服汤吃梨，可防治外感风寒、咳嗽多痰等疾患。

 ## 准妈妈要避免过度忧虑 ●●●●●●●●●●

孕妇情绪的好坏与胎儿发育密切相关。孕妇心情舒畅，胎儿则安宁；孕妇情绪烦躁不安，胎儿也会随之躁动不安；孕妇长期处于忧虑的精神状态，可造成胎盘血液循环不良，影响胎儿发育，出生后，婴儿体重轻、智力低下；而孕妇的恐惧、紧张情绪又常使血管痉挛，影响血流，产生高血压，诱发妊娠高血压综合征；还可能引起胎儿畸形，如兔唇等。分娩期孕妇情绪过度紧张，会引起子宫不协调收缩，使产程延长，导致人为的难产。

 ## 营养食谱推荐

姜拌脆藕

原料 鲜藕 250 克，精盐、酱油、食醋、味精、香油和生姜各适量。

做法❶将鲜藕冲净去皮，切成薄片，再用清水把藕眼中的泥冲洗干净；把生姜洗净去皮切成细末。

②锅中放水，旺火烧沸，投入藕片汆一下，捞出后放入凉开水中片刻，再捞出控水后撒上姜末。

③将精盐、酱油、食醋、味精、香油调成汁，浇在藕片上，拌匀放入盘中即可食用。

功效 味道清淡，脆嫩爽口；含有丰富的糖类（碳水化合物）、维生素C、蛋白质及钾等矿物质。此菜具有强身止血的功效。

什锦鸡丁

原料 鸡肉150克，榄仁75克，青豆70克，胡萝卜小半个，蒜蓉半茶匙，植物油、精盐、淀粉、姜汁、料酒、酱油、精盐、糖各适量，淀粉半茶匙，香油、胡椒粉各少许。

做法 ①榄仁过水沥干，用温油炸至微黄色后盛起。

②青豆洗净，汆水捞出；胡萝卜去皮切粒。

③鸡肉洗净切粗粒，加入调味料拌匀，腌20分钟待用。

④烧热锅，下油爆香蒜蓉，加入青豆、胡萝卜粒略炒，鸡肉粒回锅，加料酒，下水淀粉勾好的芡汁、各种

调料及榄仁炒匀上碟即成。

功效 豆类含有丰富的维生素B₁，能减轻怀孕初期的呕吐，并可减轻精神疲劳、肌肉痉挛等症状。

土豆烧牛肉

原料 牛腱肉500克，土豆1个，植物油、酱油、白糖、精盐、葱段、姜片、八角、花椒各适量。

做法 ①土豆去皮洗净，切滚刀块；牛肉洗净，切成块。

②将切好的牛肉块放入锅中汆透捞出，沥干水分备用。

③锅内倒油，烧至八成热时放入切好的土豆块，炸成金黄色后捞出，沥干油。

④锅内留适量底油，下牛肉块、花椒、八角、葱段、姜片煸炒出香味，加酱油、白糖、精盐和适量水，汤沸时撇净浮沫，改用小火炖约1小时，最后下土豆块炖，待汁浓菜烂，即可食用。

功效 牛肉中丰富的铁质可有效预防怀孕早期部分孕妇出现的贫血状况。孕妇如果饭后能多食用一些富含维生素C的水果，对铁的吸收会更好。

刀鱼珍珠丸子汤

刀鱼500克，豌豆苗250克，蛋清、干淀粉、葱姜汁、黄酒、精盐、味精、鸡汤各适量。

① 刀鱼取肉，剁成鱼蓉，加调料搅拌上劲，放冰箱冷藏一下。

② 锅内倒入适量清水煮沸，将鱼蓉挤成珍珠大小的丸子入锅中慢火煮熟，捞出，放汤碗中。

③ 锅上火，加鸡汤，兑入黄酒、精盐、味精烧开，投入豌豆苗烫熟，倒进汤碗中即可。

功效 清香爽口，营养丰富。

胎教小课堂

准妈妈可以抚摸胎宝宝 •••••••••

这个月胎宝宝开始活动啦！踢腿、吃手指、转身等，准妈妈可以抚摸胎儿与其沟通信息、交流感情，帮助胎儿做"体操"。

（1）方法：平躺在床上，全身尽量放松，用一个手指轻轻按一下胎儿再抬起，胎儿会有轻微胎动以示反应。

（2）时间：早晨和晚上开始做为宜，每次5~10分钟即可。

（3）注意事项：开始轻轻按一下时，如胎儿"不高兴"，他会用力挣脱或蹬腿反应，这时就应马上停下来。过几天后，胎儿对母亲的手法适应了，再从头试做，此时当母亲的手一按，胎儿就主动迎上去做出反应。

给胎宝宝听音乐 •••••••••

鉴于这个时期的孕妇易于情绪波动，常常会影响到胎儿的发育，因此，这段时间孕妇适宜听轻松愉快、和谐有趣、优雅温情的音乐，使孕妇早孕反应的不安心情得以放松、精神上得到安慰。切勿播放那些过分激烈、声音刺耳、旋律嘈杂的乐曲，更不宜听那些过分激烈的现代摇滚音乐。因为这些音乐的音量较大、节奏紧张激烈、声音刺耳嘈杂，会使胎儿烦躁不安，对其神经系统和消化系统产生不良影响，并且促使母体分泌一些有害的物质，直接危害胎儿和孕妇。

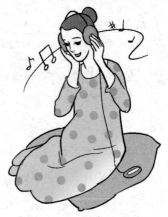

这个阶段胎儿原始的耳朵已经形成，虽然内耳的发育尚需一段时间，但从观察看胎儿对声音已经有了一些反应，因此，在为孕妇播放乐曲时，对胎儿的听觉发育也是一种良性刺激，有利于其发育和完善，为以后积极的听觉训练打下基础。

孕10周　学会应对身体不适

宝贝像一颗小草莓

 胎宝宝发育刻度尺

本周末，胎宝宝的身长会达到40毫米，从形状和大小来说，都像一颗小草莓。现在胎宝宝的体重大约10克。胎宝宝的眼皮开始合在一起，直到27周以后才能完全睁开。他（她）的手腕已经成形，脚踝开始发育完成，手指和脚趾清晰可见，手臂更长而且肘部变得更加弯曲。现在，胎宝宝耳朵的塑造工作已经完成，但是用B超还是分辨不清性别，胎宝宝的生殖器开始发育，胎盘已经很成熟，可以支持产生激素的大部分重要功能。

准妈妈的变化

在这个阶段，准妈妈的子宫仍然在持续的膨大当中，只是还没有出骨盆腔，腰围仍没有太大变化。不过，准妈妈会有一种被充实的感觉，下腹有些压迫感，还有轻微的腹胀，尿频、便秘、腰酸痛也仍然存在。

孕吐现象可能仍然在持续。准妈妈体味可能加重了，而且特别容易流汗，要注意经常洗澡、更换内衣，尽量保持身体的干燥、清洁。乳房仍在持续增大当中，准妈妈注意感觉一下，如果现在的内衣感觉有些紧了，不舒服了，要及时更换大号的内衣，以免乳房受压迫，引起疼痛、发炎等症状。

准妈妈日常护理指南

准妈妈冬季注意多

由于怀孕，孕妇的身体也变得"娇嫩"，容易发生疾病，特别是冬天，常常会患感冒等。医学研究证明，冬天畸形儿的发病率为四季之首。因此，孕妇在冬天更要加强防护。

寒冷的冬天，空气干燥，容易感冒，孕妇应特别注意预防，不去人多拥挤的地方，特别是有感冒流行的地方，以免被传染。因天寒怕冷，人们常将门窗紧闭，不注意换气，造成室内空气污浊，氧气不足。孕妇在这样的环境里会感到全身不适，还会对胎儿的发育产生不良的影响。因此，冬季室内要经常开窗透气，同时，孕妇也要多出去散步。散步是孕妇最适宜的运动，不要因天气冷就不外出，应该在阳光充足、比较温暖的下午坚持散步，既活动肌肉筋骨，促进血液循环，又呼吸新鲜空气。

下雪天孕妇尽量不要外出，若上班应有伴同行，穿上防滑的鞋，以免滑到。

给准妈妈准备一些舒适的小道具

准妈妈在办公室里准备一些简单舒适的小道具，就可以让工作变得更加轻松、舒适，还可以避免一些尴尬事情的发生。

（1）塑料袋——避免孕吐尴尬。怀孕前3个月，妊娠反应比较强烈，可以在办公桌上准备几个深色的塑料袋，万一突然觉得不舒服，又来不及往卫生间跑，就可以迅速抓起手边的塑料袋吐在里面，但要记得处理掉用过的塑料袋。

（2）小毯子——随时注意保暖。夏天，如果办公室的空调温度太低，要记得用小毯子搭在身上，以避免受凉；冬天将小毯子盖在腿上或披在身上，更能防寒保暖。

（3）搁脚凳——预防腿部水肿。在办公桌前放一个小凳子或鞋盒，坐下来工作的时候就把脚放在上面，能有效缓解小腿水肿。

（4）小木槌、靠垫——减轻腰酸背痛。坐久了腰部容易酸痛，可以用小木槌敲敲打打，能减轻肌肉疲劳。将一个柔软的靠垫放在椅背上，这样靠在上面工作就会很舒服。

（5）暖手鼠标垫——冬天让手部更暖和。将暖手鼠标垫上面的 USB 接口插在电脑主机上，再用鼠标时，就不会冷冰冰的了，手放在上面一点都不冷了。

（6）小电扇——度夏必需装备。买个小风扇摆在办公桌上，怕热的你就可以安然度过整个夏天了。

高龄准妈妈安度孕期

通常把35周岁以后生宝宝的情况称为高龄分娩，因此对高龄准妈妈的孕育全过程要格外注意。研究表明，高龄准妈妈出现流产、早产、畸形儿的概率要比普通育龄女性高得多，生出体重过轻或巨大婴儿的比率也明显偏高。

高龄准妈妈应该经常去医院做一些遗传疾病或畸形儿的检查，每次检查都必须测量血压，以防出现妊娠高血压等疾病。

高龄准妈妈平日的保养也尤为重要，每天要保持足够的睡眠，不能做大幅度的动作或起动。要身心放松，不要过度紧张、恐惧。在日常的饮食上，要减少盐的摄取，因为高龄准妈妈很容易出现高血压、糖尿病等疾病，摄取盐量过多会增加肾脏的负担，导致血压升高。可以多吃新鲜的水果和蔬菜，并多吃一些蛋类、奶类等营养丰富的食物以补充身体所需营养成分，同时还要适当地活动。

本周饮食营养新知

适量食用酸味食物

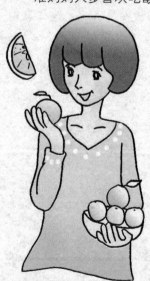

准妈妈大多喜欢吃酸味食物，尤其是孕早期妊娠反应时，吃些酸味食物可以开胃消食。但是，准妈妈不宜多吃人工腌制的酸味食物，如酸菜、酸萝卜等，因为人工腌制的酸味食物所含的维生素、矿物质、氨基酸、糖分等营养成分几乎丧失殆尽，失去了原有的营养价值。同时腌菜中致癌物质亚硝酸盐含量较高，过多进食，对准妈妈、胎宝宝健康不利。据近年医学界研究证实，人工腌制的酸味食物也是导致胎宝宝畸形的元凶之一。

如果喜欢吃酸味食物开胃，可以适量食用有酸味、营养丰富又无害的天然酸味食物，比如番茄、樱桃、杨梅、石榴、草莓、冬枣、葡萄、苹果等，在开胃的同时还可以补充维生素、矿物质等营养成分。

准妈妈补镁好处多

镁是构筑胎宝宝健康的基石之一。镁不仅对胎宝宝肌肉的健康至关重要，而且也有助于骨骼的正常发育。近期研究表明，怀孕最初 3 个月摄取镁的数量关系到新生儿的身高、体重和头围大小。幸运的是，在色拉油、绿叶蔬菜、坚果、大豆、南瓜、甜瓜、葵花籽和全麦食品中很容易找到镁的身影。同时，镁对准妈妈的子宫肌肉恢复也很有好处。

营养食谱推荐

拌二笋

原料 净春笋150 克，净莴笋250 克，酱油30 毫升，香油25 毫升，白糖 5 克，清水 500 毫升，姜、味精、精盐各适量。

做法 ❶ 将姜洗净，切成末；春笋切成 4 厘米左右的段，一剖两片，再切成手指粗的条块；莴笋切成条形滚刀块。

❷锅上旺火，放入清水，下入笋条烧沸，改用小火熬几分钟，捞出沥水，放入盘内；莴笋放入碗内，加入精盐拌腌几分钟，挤去盐水，也放入盘中，与笋条拌匀。

❸把酱油、白糖、味精、姜末同放入一小碗内调匀，浇在二笋上，淋

入香油拌匀即成。

功效 此菜含有丰富的胡萝卜素和维生素 C、维生素 B$_1$、维生素 B$_2$等，有利于缓解妊娠呕吐，适于孕妇食用。

素什锦

原料 水面筋 100 克，油面筋、腐竹各 50 克，香菇、胡萝卜各 20 克，木耳、黄花各 10 克，玉兰仁、花生仁、核桃仁、糖各 30 克，酱油10 毫升，精盐 4 克，味精 3 克，香油 5 克，食油 75 毫升。

做法 ❶水面筋切片，油面筋一剖为二，腐竹煮泡后切寸段。

❷香菇、木耳、黄花泡好择洗

干净。

❸花生仁、核桃仁用开水泡后去皮，玉兰仁切片，胡萝卜切成花刀。

❹锅内入油烧至九成热，放入水面筋、油面筋、腐竹，加精盐、酱油炒10分钟后，放入香菇、木耳、黄花、花生仁、糖炒5分钟，再放入玉兰片、核桃仁翻炒片刻，最后加入香油、胡萝卜花、味精即成（冷却后食用）。

功效 面筋、腐竹、花生、核桃仁均为高蛋白食品，各种辅料都具有特殊香味，清淡适口，孕早期食用最为适宜，是保健营养菜肴。

火腿冬瓜汤

原料 冬瓜150克，熟火腿25克，葱花20克，精盐、味精、高汤各适量，花生油40毫升。

做法 ❶冬瓜去皮，洗净切成长方块；火腿切成片。

❷炒锅上旺火，放油，烧至五成热，放入葱花炝锅，放入冬瓜块略煸，放入高汤、精盐，盖上盖儿烧至冬瓜酥烂，再放入火腿片，用味精调味，出锅装汤碗内即成。

功效 汤白味鲜，是准妈妈补钙的美味佳肴，有清热、利水、降胃火的功效。

油菜玉菇酱汁汤

原料 油菜、鸡腿菇各100克，炸豆腐50克（脆豆腐），精盐1小匙，朝鲜大酱少许，鸡汤100毫升。

做法 ❶油菜择净切段，鸡腿菇洗净备用。

❷炸豆腐在热水中烫一下去油，切成条状。

❸锅上火，放入鸡汤，倒入炸豆腐烧开，加入鸡腿菇煮到软后，放入油菜微煮一会儿，将酱汁放入，溶开烧沸即可。

功效 鸡腿菇性平、味甘，具有清神益智、益脾胃、助消化、增食欲等功效。油菜含有丰富的钙、铁、维生素C等，是人体黏膜及上皮组织维持生长的重要营养源，对抵御皮肤过敏大有裨益。准妈妈不妨多吃一些油菜，一定会收到意想不到的美容效果。

胎教小课堂

给宝宝传递大自然的美好

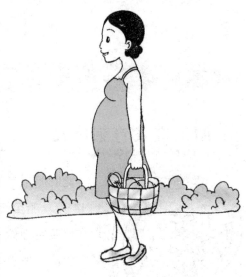

　　早晨 6 ~ 7 点，准妈妈可在环境幽静的公园、田野、树林或河畔散步。这些地方空气清新，负氧离子多，准妈妈边散步边吸入负氧离子，可增加氧的吸入量及二氧化碳的呼出量，既改善和调节大脑皮层及中枢神经系统的功能，又增强抵抗力，有防病保健之功效，有利于胎宝宝的供氧。散步时，可以一边漫步一边呼吸新鲜空气，欣赏大自然的美景。同时，通过自己的意念和思维，把关于自然界的知识和自己美好的感觉告诉给胎宝宝。只要持之以恒，就可以为宝宝发育打下良好的基础。

准妈妈爱美也是胎教

　　在怀孕期间，准妈妈良好的精神状态及美丽的装扮也是一种胎教，它可以使胎宝宝在母体内受到美的感染而获得初步的审美能力。准妈妈要有颜色明快、合适得体的装扮，娇好的容颜会显得精神焕发，并带来许多欢乐。

孕11周　宝宝爱上运动

胎宝宝稚嫩的手脚

胎宝宝发育刻度尺

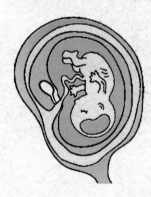

此时胎宝宝身长已经达到45～63毫米，体重达到14克，胎宝宝开始能做吸吮、吞咽和踢腿动作，现在胎宝宝细微之处已经开始发育，他的手指甲和绒毛状的头发已经开始出现。胎宝宝维持生命的器官如肝脏、肾、肠、大脑以及呼吸器官都已经开始工作。本周已能够清晰地看到胎宝宝脊柱的轮廓，脊神经开始生长。

准妈妈的变化

准妈妈的子宫还在不断增大，而且会在本周突出骨盆腔。用手轻轻触摸耻骨上缘，可以感觉到子宫的存在。另外，仔细观察会发现臀部开始变宽，腰部、腿部、臀部肌肉增加，脂肪也开始增厚，且结实有力，这都是为将来分娩所做的准备。

另外，准妈妈可能会发现在小腹部有一条竖线，颜色逐渐变深，这是妊娠线。随着孕期的继续，这条线会继续增粗、颜色加深。不过这都无须担心，产后会逐渐消失。

孕早期快要结束了，准妈妈的妊娠反应有所减轻，孕吐也不那么严重了，食欲逐渐变好。因为此时胎宝宝骨骼开始发育，所以准妈妈需要多摄入些含钙的食物。

准妈妈日常护理指南

孕早期请远离手机与电脑

社会进入现代化，人们在享受各种电器给工作和生活带来空前便利的同时，也不可避免地受着各种由此产生的电磁辐射的无形伤害，成为除大气、水源、噪声污染之外的第四种污染源。如手机、电脑、微波炉等家用电器及信息电器视频游戏机、电视机顶盒、PDA 等，X 线发生器、激光束，也会产生电磁辐射。电磁辐射对妇女、儿童的影响较大，尤其是准妈妈，可能会出现新生儿畸形等。

曾有两位准妈妈长期接触屏幕，结果双双产下畸胎的报道，她们既无家族史，孕期又没感染病毒及使用药物，怀疑与电脑屏幕电磁辐射有关。手机释放的轻微辐射足以令发育中的鸡胚致畸。如孕育中的小鸡不停地受到手机影响，出现畸形的概率比没有受干扰的小鸡高出一倍。提示我们，与鸡胚相似的人的早期胚胎也可以受到影响，这与 WHO 在一项报告中指出的一样，电脑屏幕工作环境中有些因素可能会影响妊娠结果。怀孕早期的妇女，每周使用 20 小时以上计算机，其流产率增加 80%，同时也会增加畸形胎宝宝的出生率。因此，妇女怀孕早期还是尽可能远离手机与电脑为好。

安全使用化学用品 •••••••••••••••••

戴手套

准妈妈在清洗衣物和餐具时，可以戴上橡胶手套，避免洗涤剂直接接触皮肤。用洗涤剂清洗过的衣物、餐具，要用清水多冲洗几遍，减少其中有害化学成分的残留，还要将双手彻底洗干净。

减少用量

使用洗涤剂时要牢记"能不用就不用，能少用不多用"的原则，尽量减少使用量。对于没有油污的餐具，只要在沸水中浸泡杀菌即可。

选购性质温和的洗涤剂

在购买洗涤剂时，最好先看看它的成分，选择那些添加剂少、性质温和的产品，然后打开盖子闻一闻，气味清淡的为佳，如果气味刺鼻，则尽量不要购买。

双胞胎妊娠要加倍呵护 •••••••••••••••••

怀双胎的准妈妈与怀单胎的准妈妈相比有许多不同，双胎准妈妈处于超负荷状态，如果不加注意，就会发生许多并发症。因此，双胎准妈妈要特别小心，注意保胎。

双胞胎准妈妈的饮食调节

怀双胎的准妈妈需要更多的蛋白质、矿物质、维生素等营养素，以保证两个胎宝宝都能健康地生长发育。双胎准妈妈的血容量比单胎妊娠明显增大，铁的需求量也增大，往往在早期易出现贫血。为防止贫血，除加强营养食用新鲜的瘦肉、蛋、奶、鱼、动物肝脏及蔬菜水果外，还应每日适当补充铁剂、叶酸等。

双胞胎准妈妈的注意事项

（1）双胎属高危妊娠，应定期产检，加强对母体和胎儿的监测。

（2）加强营养，监测胎宝宝的生长情况，如发现胎宝宝生长迟缓，应及时予以治疗。

（3）孕晚期注意休息，防止早产及胎膜早破。出现先兆早产的特征，要及时保胎。

（4）出现胎宝宝发育异常的情况，应及时治疗。

（5）胎宝宝畸形应尽早发现，及时引产。

（6）出现一胎胎死宫内，可监测凝血功能，若凝血功能无异常，可继续期待另一胎成熟。

本周饮食营养新知

准妈妈吃点海带好处多 ●●●●●●●●●●

海带中含有丰富的碘。碘不仅是甲状腺制造甲状腺素的原料，还能促进蛋白质的生物合成和胎宝宝的生长发育。如果准妈妈体内缺碘，会导致胎宝宝出生后出现智力低下、个子矮小和不同程度的听力及语言障碍。

海带中还含有大量的甘露醇，而甘露醇具有利尿消肿的作用，可以帮助准妈妈缓解水肿。为了保证海带的食用安全，食用前最好将海带用足够的水浸泡24小时，并勤换水，浸泡24小时后捞出晒干储存，可以防止砷中毒。

海带中的优质蛋白质和不饱和脂肪酸，对心脏病、糖尿病、高血压有一定的防治作

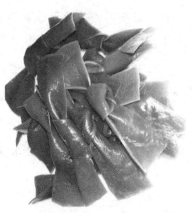

用。海带胶质能促使体内的放射性物质随同大便排出体外，从而减少放射性物质在体内的积聚。长期接触电脑、电视、微波炉等电器的准妈妈需要多食海带。常吃海带还可令头发润泽乌黑。

 ## 准妈妈禁食久置果汁 ●●●●●●●●●●●●●●●●●●●●●

孕早期，孕妇不宜饮用放置时间过久的果汁。因为在正常情况下，水果果肉会被果皮包裹，这层果皮对果肉中的许多营养素具有一定的保护作用，特别是可以保护水果中的维生素C，避免它们被空气中的氧气所氧化。

水果一旦被榨成果汁，不但没有了果皮，连果肉的细胞膜也会被破坏，营养素就很快因为氧化而失去其功能。细心的人可能早已注意到这个问题：我们平时吃的苹果或梨子在削皮后，果肉的颜色会很快发黑，这种黑色就来自于果肉中的糖被氧化后的产物。果皮除了可以保护果肉中的营养素不被氧化外，还有一个作用，就是防止空气和环境中的细菌污染果肉。

当水果被榨成果汁后，空气中的细菌随时都会进入果汁；水果在榨汁的过程中，如果榨汁机清洗不干净，同样会产生污染。这样，有可能产生两种结果。一种是会产生肠源性青紫病，因为水果与蔬菜一样，也含有一定量的硝酸盐，在细菌的作用下也会产生亚硝酸盐；另一种危害就是可能发生食物中毒，当细菌的数量及毒素的浓度达到一定的含量后，作用于人体后就会出现中毒。

因此，对于孕早期的准妈妈来说，吃水果最好是吃新鲜的果实。如果需要或喜欢饮果汁，也应选择新鲜水果做原料。水果榨汁后要现榨现饮，尽量不要放置，还要保持榨汁机的清洁。只有这样，才能既保存了水果中的营养素，又达到卫生、安全的要求。

营养食谱推荐

扒银耳

原料 银耳 100 克，豆苗 50 克，精盐、鸡精、料酒、水淀粉、鸡油各适量。

做法 ① 银耳用温水充分泡发，去根洗净，用沸水浸烫一下，捞出；豆苗取叶，洗净，用沸水焯熟。

② 锅置火上，放入适量清水，下精盐、鸡精、料酒，调好味道，放入银耳，烧 2～3 分钟，用水淀粉勾芡，淋上鸡油，翻炒后盛入盘中，撒上豆苗即成。

功效 色泽悦目，清爽脆嫩。银耳营养丰富，有利于胎儿中枢神经系统的发育，可提高准妈妈的免疫功能。

糖醋黄鱼

原料 鲜黄鱼 1 条（约 500 克），青豆、胡萝卜、鲜笋各 20 克，淀粉、花生油、白糖、食醋、酱油、料酒、葱各适量。

做法 ① 鱼身划上花纹，抹上酱油、料酒腌 30 分钟；胡萝卜、鲜笋洗净切丁，与青豆一起放入沸水锅中烫一下，捞出控净；葱洗干净，拍散切末。

② 倒入花生油，待油烧至八成热时，将腌好的黄鱼沥干，放入油锅中，炸至金黄色时捞出，控净油，放在盘内。

③ 另取净锅，倒油烧热后放葱末炝锅，加开水、白糖、醋、胡萝卜丁、笋丁、青豆，用水淀粉勾芡，汁微沸时浇在鱼上即可。

功效 此菜含有丰富的蛋白质、矿物质、维生素和胡萝卜素，益气健脾，健胃润肠，适宜于孕妇食用。

雪菜豆腐鱼尾汤

原料 板豆腐 2 块，大鱼尾 500 克，雪菜 150 克，姜 1 片，精盐、油、味精、淀粉各适量。

做法 ① 雪菜洗净后，切碎。鱼尾洗净抹干水，加入淀粉、精盐各少许腌 15 分钟。

② 烧锅，下油及姜，下鱼尾煎至

两面黄色铲起。

❸锅中加适量的水烧滚，放入鱼尾、豆腐、雪菜滚约15分钟，用精盐、味精调味。

功效 含丰富的动物蛋白质和大豆蛋白质，脂肪，钙、铁等矿物质也较丰富。

胡萝卜肉末粥

原料 大米100克，胡萝卜100克，瘦肉末50克，精盐、味精、料酒、葱花、姜末、花生油各适量。

做法 ❶将大米淘洗干净，放入清水中泡1小时，捞出控水；胡萝卜洗净，去皮，切成小丁。

❷炒勺放火上，放油烧热，下葱花、姜末炝锅；待出香味后放入肉末和胡萝卜丁煸炒几分钟，烹入料酒，炒匀出勺。

❸锅上火，放适量清水烧开，下大米和炒好的肉末，胡萝卜丁，再次烧开后改用小火煮至米粒开花、胡萝卜丁酥烂时，用精盐、味精调味即可。

功效 鲜美可口，孕早期女性常食可获得较丰富的营养，并能防止维生素A缺乏症，防止便秘，促进宝宝生长发育。

燕麦南瓜粥

原料 燕麦30克，大米50克，小南瓜1个，葱花、精盐各适量。

做法 ❶南瓜洗净，削皮，切成小块；大米洗净，用清水浸泡1小时。

❷锅置火上，将大米放入锅中，加水，大火煮沸后转小火煮20分钟，然后放入南瓜块，再煮10分钟，最后加入燕麦，继续用小火煮10分钟。

❸出锅前加精盐调味，再撒上葱花即可。

功效 燕麦的锌含量在所有谷物中最高，而且含有丰富的维生素B_1、氨基酸、维生素E等。同时燕麦内还含有一种燕麦精，具有谷类的特有香味，能刺激食欲，特别适合孕早期有孕吐反应的准妈妈。

胎教小课堂

和胎宝宝聊聊天

常言道"言为心声"，生活中应避免讲脏话、粗话，应该增加语言、文学方面的修养，以优美的语言充实、丰富、美化自己的生活，这样可以使胎儿受到良好的语言胎教。

准妈妈用优美的语言和胎儿反复进行对话，可以促进胎儿大脑的发育。给腹中的胎儿进行语言胎教，就是要使胎儿不断接受语言波的刺激，训练胎儿在空白的大脑上增加语言的"音符"。

在准爸爸妈妈和胎儿对话的过程中，要告诉胎儿大自然的风景变化和眼前的美好景观以及父母对未来生活的憧憬，还可以讲一些童话故事。这时候，胎儿会静静地聆听，并有安全、舒适感。准妈妈也可以适当地阅读文学作品，以清心养性。

在语言胎教中，准爸爸的作用也不可忽视。准爸爸可以把双手放在准妈妈腹部跟胎儿讲话："我是爸爸，现在是早晨，天气晴朗，一会儿爸爸去上班了，你跟着妈妈要听话，下班爸爸再给你讲故事。"或者"今天是星期日，是休息的时候，爸爸妈妈带你去公园，呼吸新鲜空气，看看绿绿的草地，红红的花朵，好吗?"等等。

编织是一种别样的胎教

为胎宝宝编织一件漂亮的小毛衣，将准妈妈对胎宝宝的爱和期待织进毛衣，既能锻炼手脑灵活性，也可以起到为宝宝做胎教的目的。初学的准妈妈，可以自己去书店买书，照着书一步步地学习，从简单到复杂，也可以向周围的朋友或者长辈学习。为胎宝宝挑选最好看的款式和花型，结合自己的创造力，举一反三地编织出富有个性的特色毛衣。

宝宝出生的季节不同，准妈妈对毛衣的选择也应有不同。春季的毛衣，可以织成色彩丰富、款式多样的线衣；秋冬装毛衣当然以织得舒适温暖为好。准妈妈也可以织一些毛线玩具、背包、温馨的配饰等。

为宝宝编织的羊毛衫、绒线衫，最好织成开衫，同时避免有孔洞的花型，因为宝宝的手指很容易卡在里面。准妈妈编织时要劳逸结合，不要废寝忘食。

孕 12 周　孕早期要结束了

宝宝会舒展身体了

胎宝宝发育刻度尺 ●●●●●●●●●●●●●

胎宝宝现在大约 65 毫米，手指和脚趾已经完全分开，一部分骨骼开始变得坚硬，并出现关节雏形。胎宝宝忙碌地运动着，时而踢腿，时而舒展身姿，看上去好像在跳水上芭蕾舞。此时胎宝宝头部的增长速度开始放慢，而身体其他部位的增长速度则逐渐加快。

准妈妈的变化 ●●●●●●●●●●●●●●●●●

进入孕 12 周，大部分的准妈妈早孕反应减轻，孕吐已经缓解，疲劳嗜睡也已逐渐过去，精力会大大恢复。

在这一周，由于激素的影响，准妈妈脸部和脖子上会出现黄褐斑。黄褐斑在产后会慢慢变淡，不需担心。乳房在本周会继续膨胀，阴道分泌物可能还会增多。

此时大部分准妈妈都能够真切地感受到胎宝宝的存在了，于是有一些不自觉的行为改变，比如会习惯性地轻抚肚子，与胎宝宝进行交流；偶尔会走神，沉浸在对胎宝宝的想象中；也会放慢走路的速度等。

准妈妈日常护理指南

准妈妈安全做家务

孕期适当地做些家务、参加劳动，对母胎都是有利的。劳动可改善睡眠、增加食欲、增强体力、预防过胖、减少便秘。总之，孕期只静不动是不可取的。但孕期家务劳动要适度，要有选择，并且准妈妈要感觉愉快才好。

在孕早期，妊娠反应使准妈妈吃不下饭，这个时期不要做饭，也不要下厨房劳动，以免加重孕吐；冬天不要使用凉水，以免着凉诱发流产；注意保护腹部，防止任何重物、硬物顶着腹部或撞击腹部；不要端盛水的盆。晒衣服不要用力高举；不要登高、拾重物，不要干弯腰下蹲的劳动；不要站立过久，过劳过累；心情不愉快，不愿干时便不要勉强。

羊水的正常指标

羊水是维系胎宝宝生存的要素之一，若准妈妈羊水出现异常则会对胎宝宝造成影响，因此，要学会判断并且防止羊水异常情况的出现。

羊水的形成

羊水的98%是水，另外含有少量矿物质、有机物和脱落的胎宝宝细胞等。在胎宝宝的不同发育阶段，羊水的来源也不相同。妊娠的前3个月，羊水主要来自胚胎的血浆成分。之后，随着胚胎器官开始成熟发育，其他诸如宝宝的尿液、呼吸系统、胃肠道、脐带、胎盘表面等，也成为羊水的来源。

羊水的正常指标

羊水量的多少因人而异，通常随着妊娠周数增长而逐渐增加，12周时有50毫升，怀孕中期大约400毫升，直到妊娠36~38周时会达到最大量1000毫升左右，过了预产期则显著减少。临床上以"羊水指数"作为参考值。以肚脐为中心画一个十字，将准妈妈的肚子分成四个象限，分别测量其中羊水的深度，四个数字加起来即为羊水指数。一般定义，羊水指数在8~18厘米的范围之内属于正常状态，超过24厘米为羊水过，低于6厘米则属羊水过少。羊水过多过少都不好，若有这种现象，应积极查找原因，配合医生对症治疗。

羊水过多或过少的预防

羊水过多时，要注意休息，少吃盐，并在医生的指导下服用健脾利水、温阳化气的中药。羊水过少时，准妈妈要加强产检，孕37~40周前计划分娩，降低羊水过少的发生率。

给准妈妈选合适的鞋袜

准妈妈在孕期中的身体重心会向前移动，如果鞋跟过高，腰部和后背部承力就会变大，从而加重腰痛；但是，如果选用平跟鞋，也会使身体的震动直接传到脚后跟，若是站立、行走的时间久一些，就会很疲倦，还会引起足跟痛。

因此，适宜的鞋应该是柔软且富有弹性的坡跟鞋，鞋后跟高度以 2～3 厘米为宜。

在为准妈妈挑选鞋子的时候，要选择松紧性稍大的鞋，鞋的前部应柔软宽松，鞋帮也要松软，面料要有弹性，如羊皮鞋、布鞋，否则脚会肿胀得更厉害。另外，准妈妈身体的稳定性差，容易摔倒，所以考虑安全性，要选择能牢牢支撑身体的宽大鞋后跟，重量也要轻，鞋底要带有防止滑倒的花纹。

对于袜子的选择，同样也要选择宽松、吸汗、不易滑倒的纯棉袜，切忌穿尼龙丝袜，因为它既不吸汗而且又很滑。另外，还要注意袜口一定不要太紧，否则会影响脚部的血液循环。

本周饮食营养新知

准妈妈食用红糖益处多

红糖是未经提纯的蔗糖，其中保存了许多对准妈妈、产妇有益的成分。据分析，100 克红糖中含钙 90 毫克，含铁 4 毫克，钙的含量比白糖高 2 倍，铁的含量比白糖高 1 倍。此外，红糖还含锰、锌等微量元素以及胡萝卜素、维生素 B_2 和烟酸等，这些营养物质对准妈妈很有利。

此外，中医认为红糖性温，味甘，有益气补血、行血活血、缓中止痛、健脾暖胃、化食散热的功效，这些作用对准妈妈、胎宝宝都有益处。所以，孕期吃红糖比吃白糖更有利。

准妈妈需要大量补水

血液量增加，于是需要大量的水分。虽然每个人的情况有所不同，但大部分准妈妈在怀孕中的血液量会增加 50% 以上。这是因为随着子宫的膨胀，

   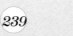

需要大量的血液。

增加的血液量可以保护准妈妈和胎儿，用以应付紧急情况。从怀孕初期开始，血液量会急剧增多，到怀孕中期时血液量增加得更多。血液量越多，准妈妈的排汗量也越多，因此准妈妈需要吸收大量的水分。

营养食谱推荐 ●●●●●●●●●●●●●●●●●●●●●●●●●●●

核桃仁烧丝瓜

原料 丝瓜200克，核桃仁100克，精盐2克，鸡汤100毫升，姜、淀粉各6克，料酒、味精各10克，鸡油10毫升，食油500毫升（实耗30毫升）。

做法 ①鲜核桃仁用开水泡发后，剥去外皮洗净待用。

②丝瓜去老皮，切成3~6厘米长的段。

③炒锅上火，入油烧至四五成热，下核桃仁、丝瓜滑透后，将油沥出。

④锅内留少许油，下姜末炝锅，速下核桃仁、丝瓜，再下调料，炒片刻后，用水淀粉勾芡，淋入鸡油盛盘。

功效 此菜香甜适口，菜色白绿相间，形色俱佳，诱人食欲。核桃的营养成分包括蛋白质、脂肪、维生素和矿物质，有美化肌肤及乌发的作用。

青椒镶饭

原料 番茄1个，香菇20克，洋葱1个，红甜椒、青椒各1个，火腿肉、米饭、色拉油、咖喱粉各适量。

做法 ①香菇泡软切细丁；番茄、洋葱、火腿肉切小细丁。

②青椒、红甜椒对半切开去籽，一半切细丁，另一半内部刮净备用。

③用色拉油起油锅，将全部丁状材料入锅爆香，放入米饭及咖喱粉翻炒片刻。

④将炒好的饭置于另一半青椒、红甜椒内，入烤箱以170℃烤8分钟。

功效 青椒含有丰富的维生素、糖类、钙、磷、铁等营养素，是蔬菜中维生素C含量最高的。此菜品中青椒、红甜椒含大量的维生素 C，对缓解牙龈出血颇有益处。

鸡丝馄饨

原料 面粉130克，虾仁、海参、香菇、香菜各50克，紫菜10克，香油30毫升，干芡粉、葱、姜、酱油、精盐、鸡汤各适量。

做法 ❶将面粉和好，把面团擀成大薄片，边擀边撒上干芡粉；擀薄后，切成四方皮子。

❷虾仁剁成蓉，海参切成丁；将虾仁蓉、海参丁放到一起，加酱油、精盐、葱、姜、香油拌匀，然后用馄饨皮包上馅。

❸用鸡汤加少许沸水煮馄饨，开锅煮熟后，加入紫菜、香菜、精盐、香油即可。

功效 此汤品含有丰富的铁、维生素 A，易消化，能增进食欲。

胎教小课堂

准妈妈要做一个微笑天使

当前胎教方法层出不穷，每种方法都有各的好处，但是最好的胎教是准妈妈的微笑。微笑是开在嘴角的两朵花，我们都喜欢看见微笑的脸。腹中的胎宝宝虽然看不见母亲的表情，却能感受到母亲的喜怒哀乐。准妈妈愉悦的情绪可促使大脑皮层兴奋，使准妈妈血压、脉搏、呼吸、消化液的分泌均处于平稳、协调状态。有利于准妈妈身心健康，有助于改善胎温供血，促进腹中胎宝宝健康发育。因此，微笑也是你给予宝宝的一种胎教。

哼歌谐振

准妈妈在宁静的心态下，用柔和的声调唱轻松的歌曲，同时想象胎宝宝

安心怀孕40周百科全书

正在静听，从而达到爱子心音的谐振，称为哼歌谐振法。

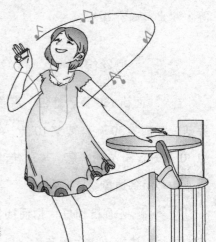

准妈妈只要有时间，就可以哼唱几首儿歌或轻松欢快的曲子，让胎宝宝不断地听到准妈妈的怡人歌声。这样既传递了爱的信息，又有意识地播下艺术的种子。哼歌时，声音不宜太大，以小声说话的音量为标准；不能大声地高唱，以免影响胎宝宝。尽量选唱一些简单、轻快愉悦的歌曲，例如：

（1）《小燕子》边唱边联想燕子飞舞的动作，亦可说唱结合，用童话般的语言，把春天的景象描述给胎宝宝听。

（2）《歌声与微笑》边唱边浮想联翩，在脑海里构想一幅幅春花遍山野的美丽画面，想象胎宝宝在一个个美丽的地方开心地玩耍。

（3）《早操歌》早晨散步时，随着春、夏、秋、冬四季的变化，把大自然的美好景色告诉给胎宝宝，鼓励胎宝宝在子宫中健康发育，出生后立志成才。

（4）《小宝宝快睡觉》一首催眠曲，共同入梦乡。如果准妈妈自己会演奏乐器，也不失为哼歌谐振的好办法。

胎宝宝不愿意听尖、细、高调的音乐，喜欢较低沉、委婉的声音。过强的音乐也会导致胎宝宝的组织细胞损伤，准妈妈不要唱这类流行音乐。

第三篇

孕中期，显山露水、孕味十足

孕13周　快乐孕中期

能听到声音了

胎宝宝发育刻度尺

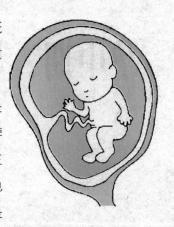

本周胎儿的脸看上去更像成年人了，身长大概只有六七厘米，差不多相当于一只大虾的大小，重量只有大约 28 克。

胎儿虽然还很小，但是已经完全成形了，只是还有一些细节有待发育。如肺还没有发育成熟，脖子完全成形了，可以支撑头部进行运动了，眼睛正转向头的正面。耳朵向正常位置移动，生殖器官也在继续生长。虽然耳朵还没有完全发育成熟，但是已经能够通过皮肤震动感受器来"听"声音。这时，如果妈妈轻轻触摸腹部，胎儿就会产生轻微的蠕动反应。

准妈妈的变化

现在准妈妈的肚子上可以看到条条静脉，像地图线条一样分布着，这是因为腹部皮肤变薄了。另外，有的准妈妈会感到乳房的皮肤痒痒的，还有白色的乳汁分泌出来，这些都是孕激素分泌增多引起的，都属正常现象。

体重现在还没有增加很多，但从此以后会逐渐增加，准妈妈可以经常量一下体重了。

准妈妈日常护理指南

及时纠正乳头内陷 ●●●●●●●●●●●●●●●●●●●●●●●●●●●●●●●

如果准妈妈的乳头内陷明显，会导致产后哺乳发生困难，甚至无法哺乳，乳汁淤积，继发感染而发生乳腺炎。因此，乳头内陷的准妈妈，应该于怀孕4~6个月时开始设法纠正。纠正乳头内陷的方法可以参考以下几点。

（1）用一只手托住乳房，另一只手的拇指和中、食指抓住乳头向外牵拉，每日2次，每次重复10~20次。

（2）用一个5毫升空注射器的外管扣在乳头上，用一橡皮管连接另一个5毫升注射器，利用负压抽吸方法也有助于乳头恢复。

（3）将两拇指相对地放在乳头左右两侧，缓缓下压并由乳头向两侧拉开，牵拉乳晕皮肤及皮下组织，使乳头向外突出，重复多次。随后将两拇指分别在乳头上下侧，由乳头向上下纵形拉开。每日2次，每次5分钟。

准妈妈要避免不自然的振动 ●●●●●●●●●●●●●●●●●●●●●●●

这里所说的不自然的振动，主要是指搭火车或公交车时，所受到的振动。这些振动会使胎宝宝感觉很痛苦。对于胎宝宝来说，感觉最舒适的振动是母亲子宫收缩的节奏，如果脱离了这种有规律的振动，胎宝宝就会感觉到有压迫感，而且这种不良的刺激，还会经由皮肤传导至大脑，阻碍胎宝宝大脑的正常发育。

为了避免胎宝宝受到不良振动的影响，在怀孕期间，准妈妈应避免长时间乘坐振动激烈的交通工具，如果是上下班必须乘坐，时间最好控制在 1 小时以内；如果是长途旅行，准妈妈应考虑采用其他交通方式或暂时放弃孕期的外出旅行。

出现痔疮怎么办

怀孕后，由于激素的分泌，使得肛门附近的血管因松弛而充血胀大，再加上怀孕时膨大的子宫压迫血管，使下半身的血液回流不良，而充塞在肛门附近的静脉，加之怀孕时胃酸分泌减少，胃肠蠕动减慢，加上妊娠时，子宫直接压迫直肠，大便很容易在肠内结块，便秘引起直肠下部的静脉血管出现破裂、出血就更是火上浇油。因此准妈妈很容易出现痔疮。

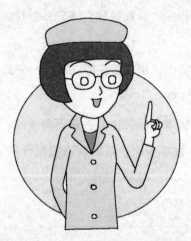

准妈妈出现痔疮以后，可采取以下措施：

（1）生活有规律，每天保持适量的运动。减少长期站立或坐的时间，让血液循环更顺畅。

（2）可做一些促进肛门局部血液循环的运动，自行收缩肛门 1 分钟，放松后再收缩，连续 3 次，每日 3～7 次。

（3）养成每天排便的习惯，必要时，可由医生开处方，服用温和的软便剂。

（4）多摄食富含纤维素的水果与蔬菜，多喝水，以避免便秘。禁止吃辛辣刺激的食品。

（5）熏洗坐浴，可用大黄、黄檗、黄芩、苦参煎水，每日便后或早晚 2 次，趁热先熏后洗患处，每次 15～20 分钟。

本周饮食营养新知

营养物质要跟上

为了帮助准妈妈对铁、钙等微量元素的吸收，这个月要相应增加维生素A、维生素D、维生素K、维生素B_1和维生素C的供给。维生素D有促进钙吸收的作用，准妈妈应适量多吃一些蔬菜和水果，如番茄、胡萝卜、茄子、葡萄等。

蛋白质、钙、铁等成分的需求量也会增加，因为这个月胎宝宝迅速生长，这些营养物质对生成胎宝宝的血、肉、骨骼起着重要的作用。准妈妈每天需要补充钙1000毫克，补充铁25～35毫克，碘、锌、铜、镁也要适量摄取。

摄入适量脂肪类食物

由于胎宝宝的大脑正在形成，需要补充适量的脂肪，以作为大脑结构的建筑材料。因此需要食用一些富含脂质的食物，如核桃、芝麻、栗子、牡蛎、虾、鸭、鹌鹑等。不过，摄入这些食物时要适量，不能无节制。因为准妈妈现在肠道吸收脂肪的功能增强，血脂相应升高，体内脂肪的积储也较多。此外，准妈妈热量消耗较多，如果平时不注意主食的摄取，体内糖的贮备过少，会对分解脂肪不利，可因氧化不足产生酮体，使酮血症倾向增加。

营养食谱推荐 ●●●●●●●●●●●●●●●●●●●●●●●●●●●●

芦笋鸡柳

原料 芦笋、鸡胸肉各300克，胡萝卜100克，葱末、姜末各少许，淀粉1小匙，料酒、精盐、酱油、香油、植物油各适量。

做法 ① 将鸡胸肉洗净，切成0.5厘米左右的小条，用少许料酒和酱油腌5分钟；芦笋洗净，切成小段；胡萝卜洗净切条备用；淀粉用水调稀备用。

② 锅中加植物油烧热，下入葱末、姜末爆香，依次下入鸡肉、胡萝卜条和芦笋段，加料酒和精盐煸炒至断生。

③ 用水淀粉勾芡，淋入香油，即可出锅。

功效 芦笋中含有丰富的蛋白质、维生素、钙、磷、镁等营养物质，鸡肉则可以补中益气、增强体力。这道菜可以为准妈妈补充丰富的叶酸，促进胎儿的生长发育；还可以增强食欲、预防贫血，减轻怀孕带来的乏力、头晕等症状。

芙蓉鸡丝

原料 鸡胸肉200克，白菜心75克，胡萝卜50克，火腿35克，鸡蛋3个，熟烹饪油60克，精盐6克，味精2克，胡椒粉1克，水淀粉15克，鸡汤35毫升，猪肉皮一小块，熟花生油500毫升。

做法 ① 鸡胸肉切成丝，火腿、白菜心、胡萝卜分别切成4厘米长的细丝。

② 将鸡肉丝放入碗内，加精盐、水淀粉、半个鸡蛋的蛋清拌匀上浆，将2.5个鸡蛋的蛋清放入另一个碗内，打至起泡备用。

③ 炒锅上火烧热，用猪肉皮抹锅，倒入鸡蛋清，转动炒锅摊成2张蛋皮，晾凉后切成4厘米长的细丝。

④ 炒锅置旺火上，放入熟油，烧至三成热，下蛋清丝稍炸，倒入漏勺沥油。

⑤ 炒锅内留油20毫升烧热，放入火腿丝、白菜丝、胡萝卜丝炒熟，再放入鸡丝、蛋丝，加精盐拌炒；取小碗1个，将鸡汤、味精、胡椒粉、

 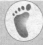

水淀粉兑在一起调匀，徐徐淋入锅内，待汁开，淋上少许熟烹饪油，翻炒几下，盛入盘内即成。

功效 本菜含有丰富的优质蛋白质、钙、磷、铁、锌、胡萝卜素、维生素C等多种营养素。中医认为芙蓉鸡丝具有益气补虚、温中和胃的作用，孕妇常食，有利于胎儿发育和母体健康。

猪肝绿豆粥

原料 新鲜猪肝、大米各50克，绿豆30克，调料适量。

做法 ❶ 猪肝切成片状，洗净待用。

❷ 绿豆、大米洗净同煮，大火煮沸后再改用小火慢熬，煮至八成熟后，将猪肝放入锅中同煮，煮熟后调味即可。

功效 绿豆含有丰富的碳水化合物、蛋白质、多种维生素和矿物质。中医学认为，绿豆味甘，性寒，有清热解毒、消暑利水的作用。此款绿豆猪肝粥适合孕妇补铁食用。

 ## 胎教小课堂

启迪胎儿心智

准爸爸妈妈要常给胎儿讲故事，讲小白兔、金鱼、小猫、鲜花、森林、大海，尽管胎儿听不懂，但清晰的话语和声调，可使胎儿感受到美妙和谐的意境、美丽多彩的世界，使胎儿的心智得到启迪。

给宝宝讲故事时，母亲要把腹中的胎儿当成一个大孩子，用亲切的语言将信息传递给宝宝，使胎儿接受客观环境的影响，在文化氛围中发育成长。喜欢听故事是孩子的天性，讲故事的方式一种是由母亲任意发挥，另一种是找来图文并茂的儿童读物讲给宝宝。内容宜短，轻快平和，不要讲那些容易引起恐惧和伤感、压抑感情的故事。讲故事时母亲应取一个自己感到舒服的姿势，精力集中，吐字清楚，声音要和缓，既要避免高声尖叫，又要防止平淡乏味地读书。此外，还可以给胎儿朗读一些轻快活泼的儿歌、诗歌、散文以及顺口溜等。

胎宝宝的性格训练

　　未来的父母应为孩子一生的幸福着想，从现在起，尽力为腹内的小生命创造一个温暖、优美的生活环境，使胎儿拥有健康美好的精神世界，使胎儿良好性格的形成有一个好的开端。我们知道，人的性格是在社会实践过程中慢慢形成的。但是，也不可忽视宝宝最开始所处的环境对他日后性格形成造成的影响。"人之初"的心理体验为日后的性格形成打下了基础。

　　人们的性格千差万别，其实个体的差异早在胎儿时期就已表露出来：有的安详文静，有的活泼好动，有的淘气调皮。这既和先天神经类型有关，也和怀孕时胎儿所处的内外环境有关。母亲的子宫是胎儿的第一个摇篮，小生命在这个环境里的感受将直接影响到胎儿性格的形成和发展。胎儿能敏锐地感知母亲的思维活动、情绪波动及母亲对自己的态度。

　　如果妈妈的子宫充满和谐、温暖、慈爱的气氛，那么胎儿幼小的心灵将受到感染和同化，意识到等待自己的那个世界是美好的，进而逐步形成了热爱生活、果断自信、活泼外向等优良性格的基础。反之，倘若生活不和谐，不美满，甚至充满了敌意和怨恨，或者是母亲不欢迎这个孩子，从心理上排斥、厌烦，那么胎儿就会痛苦地体验到周围这种冷漠、仇视的氛围，随之形成孤僻、自卑、多疑、怯弱、内向甚至阴郁的性格。显然，这对胎儿的未来会产生不利影响。

孕14周　真实感受到胎宝宝

宝宝会皱眉做鬼脸了

胎宝宝发育刻度尺

胎儿现在的生长速度可谓日新月异，身体的所有基本构造——包括内部的和外部的，现在都已经完成了。尽管还非常微小。

到了14周，胎儿的身长8~9厘米，约相当于一个柠檬的大小，体重达42.5克。这时，胎儿长得很快，已经能分辨出是男孩还是女孩了。胎儿的手指、手掌、手腕、双腿、双膝和脚趾已经能弯曲和伸展了，会时不时调皮地动动。

此外，因为大脑的刺激，胎儿的面部肌肉也开始得到锻炼，能够斜眼、皱眉和扮鬼脸了，现在能够抓握，还可能会吸吮手指。

胎儿已经开始练习吸气和呼气了，这是在为子宫外的生活做准备呢。

准妈妈的变化

从本周开始，准妈妈的体重上升明显，身材开始变得丰满，腰围也有所增加。仔细观察，就可以发现乳房不仅增大了，形状也有所改变，乳房的下端向两侧扩张。皮肤有时候可能会感觉瘙痒，这是激素的影响，不会带来其他损害，不用担心。

准妈妈此时的子宫大约有成人拳头大小，底部达到耻骨上缘。不过，小腹仍然没有明显突出。

准妈妈日常护理指南

准妈妈如何缓解便秘

如果已发生便秘，切不可乱用泻药，特别是怀孕后期，非常容易引起早产或者流产。

妊娠期，准妈妈的胃肠蠕动及肠张力减弱，运动量减少，加上子宫和胎儿的压迫，会感到排便困难，容易出现便秘。预防便秘应多吃粗粮及富含粗纤维的水果、蔬菜，如芹菜、青菜、丝瓜、菠菜、萝卜、苹果等；多饮水，还可以喝些酸牛奶和蜂蜜，以起到润肠通便的作用；少吃炒瓜子、花生等干货，避免辛辣等刺激性食物，以免造成大便干燥；避免久坐、久站，每日保证适当的运动量，但不要负重；养成每日定时排便的好习惯，以保持大便通畅。症状太重时要及时就医，必要时可以服用缓泻剂来纠正便秘。

准妈妈可以使用空调吗

适宜的室温有利于孕妇休息、睡眠和增进食欲，也有利于胎教和胎宝宝健康地生长发育，因此适当地使用空调是可以的。不过，孕妇也要注意不要贪图凉快使室温过低。空调机的冷气不能直接对着孕妇吹，以免孕妇走出空调室时骤冷骤热，引起血管突然收缩或扩张而造成身体不适，室内外温差一般以不超过5℃为宜。

准妈妈为什么会发生晕厥

无明显诱因突然发生头晕、跌倒，即晕厥，是早孕期常见的现象。发生的原因有：血管舒缩中枢不稳定，久立、久坐时，血液淤滞于下肢及内脏；在高温环境或沐浴的水温过高时，皮肤血管扩张，均可使回心血量减少，导致低血压及暂时性脑缺血。此外，还可见于妊娠反应伴发的低血糖情况。

如能避免久坐、久立及剧烈的下肢活动，防止突然的体位改变（如由蹲或坐位突然站立），不在高温环境中久留及避免沐浴时水温过高，实行少食多餐或正餐间加以辅助餐，则可保持血压及血糖水平稳定，减少晕厥的发生。

头晕时应就地蹲、坐或躺下，以免发生意外损伤。晕厥为一时性的，一旦发生，不必惊慌失措。有条件时可针对原因处理，如由于低血压引起者，可饮用咖啡或茶水；低血糖引起者喝糖水。若发作频繁或伴有其他症状时，应查明原因。

本周饮食营养新知

黄瓜是准妈妈的美颜果蔬

黄瓜最初叫"胡瓜"，它不但脆嫩清香，味道鲜美，而且营养丰富。黄瓜所含的热量是所有蔬菜中最低的，它能占据胃的空间而使摄入的热量减少，从而达到减肥的目的。希望减肥的人可多吃黄瓜，但千万记住，一定要吃新鲜的黄瓜而不要吃腌黄瓜，因为腌黄瓜含盐，反而会引起肥胖。

黄瓜是一种可以美容的瓜菜，被称为"厨房里的美容剂"，孕妇经常食用或贴在皮肤上可有效防止皮肤老化，减少皱纹的产生，并可防治唇炎、口角炎。

黄瓜有降血糖的作用。对孕妇来说，黄瓜是最好的亦蔬亦果的食物。黄瓜中的苦味素有抗癌的作用。《本草纲目》中记载，黄瓜有清热、解渴、利水、消肿之功效。

准妈妈多吃益智干果

这时准妈妈的妊娠反应也已经减弱，为了胎儿的健康成长，准妈妈要全面摄取各种营养，吃各种平时喜欢但因为担心发胖而不敢吃的东西，饮食均衡，注意用量就可以。

经常吃一些核桃、松子、葵花籽、杏仁、榛子、花生等干果类食物，这些食物富含大脑发育必需的脂肪酸，在婴儿大脑发育关键期，准妈妈可以适当多吃点，对胎儿大脑的发育有很好的促进作用。

营养食谱推荐

竹笋炒牛肉

原料 鲜竹笋100克，牛肉150克，四川泡红辣椒、泡姜、精盐、酱油、料酒、淀粉各适量。

做法❶ 将鲜竹笋切成薄片；牛肉切片，加精盐、酱油、料酒和湿淀粉调匀入味。

❷锅内放油烧热，放入泡红辣椒、泡姜片炒香，放牛肉翻炒几下，放竹笋炒断生即成。

功效 竹笋、牛肉都是高蛋白食品，还含有钙、铁及维生素 B_1、维生素 B_2 等。牛肉具有补脾胃、益气血、强筋骨之功效。竹笋富含纤维素，具消食和中、益气开胃之功效，尤其适合体弱、食欲缺乏、消化不良的妇女。

板栗烧鸡

原料 嫩鸡1只，板栗500克，白糖、料酒、油、酱油、葱、姜少许。

做法❶ 将鸡宰杀后清洗干净，切成小块，用酱油、料酒拌匀，腌10分钟；将板栗切一刀，放入锅中煮透捞出，趁热剥去外壳和内衣；葱切段，姜切片。

❷锅内放油烧热，下鸡块爆一下，再下葱段、姜片，炒至水分干时，加入酱油、白糖、料酒和水，烧开后清除浮沫，改用小火焖20分钟，加入板栗，继续焖至肉烂、栗酥、汤汁浓稠即成。

功效 香鲜醇厚，肉软栗酥。本菜富含优质蛋白质、脂肪、维生素B_1、维生素B_2、维生素B_3及多种矿物质，有益肾、养胃、强筋、滋阴、养血等功效。

注意：板栗具有养胃健脾、补肾强筋、活血止血之功效，但生食难以消化，熟食多量容易阻滞脾胃，故一次不宜进食过多。

鱼头豆腐汤

原料 嫩豆腐2盒，鲜鲢鱼头1个（600克），水发冬笋75克，米酒、醋、姜、葱、白糖、精盐、白胡椒粉、香菜、高汤、植物油各适量。

做法 ❶鱼头洗净，从中间劈开，再剁成几大块，用厨房纸巾擦去水分；将豆腐切成厚片；笋、姜洗净切片。

❷大火烧热炒锅，下油烧热，将鱼头块入锅煎3分钟，表面略微焦黄后加入汤（或清水），大火烧开。放醋、米酒，煮沸后放入豆腐、葱段、姜片和笋片，盖上锅盖，焖炖20分钟；烧至奶白色后调入盐和糖，撒入白胡椒粉和香菜段即可。

功效 鱼头含有胎儿大脑发育所需的脂肪酸和各种微量元素。

豇豆玉米粥

原料 鲜玉米粒200克，泡豇豆100克。

做法 ❶泡豇豆切小粒。

❷锅内放水，加入鲜玉米粒煮成粥，再加入泡豇豆煮至软烂即成。

功效 豇豆含有优质蛋白质、碳水化合物及多种维生素、微量元素等，能理中益气、补肾健胃、和五脏、调营血、生精髓、止渴、通小便等，有提高机体抗病毒能力的作用。

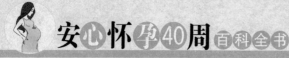

 胎教小课堂

 ## 晒晒太阳，让宝宝更健康

此时还可以对胎儿进行适当的光照胎教。实验和观察结果表明，胎儿对光照不是毫无感觉的，当准妈妈在阳光灿烂的地方晒太阳时，胎儿会显得很安静，机体细胞活动处于积极活跃的状态；而准妈妈待在光线较暗的地方时，胎儿的机体活动程度明显降低，这说明光线对胎儿的活跃程度和健康程度都有一定影响。

对7个月前的胎儿，准妈妈可进行自然光照的养胎，即经常到阳光下坐一坐，晒晒太阳，对准妈妈自己的健康和心情都很有好处，对胎儿也同样极有好处。此时的胎儿虽不会直接观看太阳光，但对太阳光带来的明亮、暖融融的感觉还是有的，也会觉得舒服，何况太阳光还有激发身体产生维生素D，帮助身体更多地吸收食物中的钙质等好处。

 ## 剪纸也是胎教

剪纸也是一种艺术胎教。剪纸时可以先勾轮廓，而后再细细剪，剪个"胖娃娃""双喜临门""喜鹊登梅""小放牛"或胎宝宝的属相，如猪、狗、猴、兔等。也可以剪一些生活中的花花草草，如牡丹花、太阳花、月季花、兰草等。

其实，剪纸不在剪得好坏，这是在进行艺术胎教，在向胎宝宝传递母亲的"爱"以及"美"的信息。

可以在剪纸的时候，向胎宝宝描述剪的是什么，长什么样子，或告诉胎宝宝是怎么剪的。这样在进行艺术胎教的同时，也进行了语言胎教。

孕 15 周　心情好，胃口也好

 准妈妈的肚子开始有反应了

胎宝宝发育刻度尺

　　在第 15 周，胎儿的身上覆盖了一层细细的胎毛，看上去如同披着一层薄绒毯，这能帮助调节体温，这层绒毛在出生后会消失。

　　胎儿开始长出眉毛，头发也在继续生长着，这些毛发的质地和颜色在出生后会有一定的改变。胎儿的听觉器官仍在发育中，游在羊水中，也能通过羊水的震动感受到声音，听到妈妈说话的声音和心跳。

准妈妈的变化

　　准妈妈身体的血容量逐渐增加，血液循环速度加快，加上孕期体温较高，所以此时准妈妈的肤色看上去好了很多，显得红润而有光泽。

　　在本周，准妈妈的小腹虽还没有明显突出，但穿上以往的衣服会显得紧绷绷的，很不舒服，需要换宽松的衣服了。

　　另外，此时的准妈妈尿频现象更严重了，会频繁起夜，有可能比白天还多，这是胎宝宝的代谢能力加强、代谢物增多导致的。准妈妈不要因为怕起夜而不敢喝水，此时喝水是很必要的。

　　子宫继续升高，本周子宫底高度在肚脐下 2~3 指宽的地方。

准妈妈日常护理指南

准妈妈要适应心理变化

怀孕之后，孕妇的情绪较为脆弱，从生理上说，孕期分泌大量增多的黄体酮和雌性激素是导致准妈妈情绪波动的主要原因。但情绪波动从根本上说仍然是心理方面的原因。下面介绍几种缓解情绪波动的方法。

（1）在怀孕4个月之后就可以练习孕期运动操，孕期运动操可以从身体、心灵方面来安抚准妈妈的情绪。

（2）有时间多散步，可以让自己心情放轻松。

（3）除非医生要求休息，孕妇完全可以上班，独自一人在家反而会觉得孤独。

准妈妈如何处理湿发

洗完头后，如何处理湿发呢？如果准妈妈的头发长，湿发就更难干，头发没有干透或者潮湿的情况下就睡觉或者外出，很容易受风着凉，引起感冒。如果用吹风机吹干，不但有辐射，同时还对头发有损伤。因此洗完头后，准妈妈的湿发最好选择自然晾干的方式。如果时间来不及，可以选择好用的干发帽、干发巾解决这个问题。

准妈妈不宜常上网

许多女性怀孕前就很喜欢上网，甚至怀孕后也无法戒掉网瘾，总是喜欢看看网页，看看电影之类的。殊不知，这对自己的身体健康和胎儿的生长发育都极为不利，因为电脑辐射危害性很大。

因此，准妈妈要掌控好上网的时间和频率。如果没有特殊情况，尽量少上网。因为长时间坐在电脑前连续不断地操作，不仅会使精神过度紧张，身体产生疲劳，也会影响胎宝宝的生长发育，使流产的可能性增大。如果准妈妈非常想要上网查找一些孕期的资料或者和他人交流孕期的经验，最好在上网前穿好防辐射的服装，并在电脑屏幕上放好防护罩，以减少辐射的侵袭。

另外，准妈妈要注意在孕期尽量不看暴力、恐怖的电影或者视频，以免对身体产生不利影响。上网的时候，坐姿要正确，不能总是保持一个姿势，要经常休息片刻。还要注意掌握好上网的时间，不能经常把自己挂在"网"上。

本周饮食营养新知

准妈妈不宜吃螃蟹

在我国，食用螃蟹已有久远的历史，可以上溯到周代。直到今天，金秋时节，持蟹斗酒、赏菊吟诗还是人生的一大享受。可见蟹是公认的食中珍味，曾有"一盘蟹，顶桌菜"的民谚。螃蟹中含蛋白质、脂肪、碳水化合物、磷、铁和各种维生素，有散瘀血、通经络、抗结核和续筋接骨等功能，对身体有很好的滋补作用。

螃蟹虽好，但不是人人都适合食用。螃蟹味道鲜美，但因其性寒凉，有活血祛瘀的作用，故对孕妇不利。尤其是蟹爪，有明显的堕胎作用，在妊娠期间不宜食用。

准妈妈忌吃久存的土豆

发芽的土豆会引起食物中毒，这一点人们都熟知，但未发芽而储存时间

   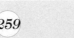

过久的土豆对人体有何影响，却少有人知。土豆中含有生物碱，存放时间越久其含量越高，食用这样的土豆，会影响胎宝宝发育，导致胎宝宝畸形。所以，准妈妈一定不能吃久存的土豆。

营养食谱推荐

肉末鸡蛋

原料 猪肉 100 克，鸡蛋 2 个，西红柿 200 克，植物油 75 毫升，葱花、精盐、水淀粉、白糖各适量。

做法 ❶ 将猪肉剁成末，炒熟备用；鸡蛋打散，炒熟备用；西红柿洗净，切块。

❷ 锅内放油，上火烧热，下葱花炝锅，下西红柿，再将肉末和鸡蛋倒入炒匀，加白糖、精盐调味后用水淀粉勾芡，炒匀装盘。

功效 此菜味道鲜美，准妈妈常食有滋补作用，还可有效防治维生素 A、维生素 D 及铁元素等的缺乏症。

椰肉煲鸡

原料 椰肉、瘦肉各 100 克，鸡 1 只（约 500 克），姜、精盐、鸡精各适量。

做法 ❶ 椰肉切小块；鸡洗净，切块；瘦肉切块；姜切片。

❷ 锅内烧水，水开后放入鸡肉块滚去表面血迹，再捞出洗净。

❸ 将全部材料一起放入汤锅，加适量水，大火煮沸，改小火煲 2 小时，以精盐、鸡精调味即可。

功效 椰肉的营养价值很高，具有补益脾胃、生津利水等功效。椰肉含有的营养成分很多，如果糖、葡萄糖、蔗糖、蛋白质、脂肪、维生素 C 以及钙、磷、铁等微量元素及矿物质。椰肉与鸡肉皆滋补，将二者用煲的方式处理，补益功效更加显著。

酸菜海参面

原料 海参 2 条，酸菜心 1/2 颗，笋 1 根，胡萝卜 1/3 根，姜 3 片，葱、姜、料酒各少许，胡椒粉少许，醋 1 小匙。

做法 ❶ 海参切斜片放入锅中，加水 3 杯及葱、姜、料酒，煮 5 分钟

260

后沥出，备用。

②酸菜心斜切大片，笋煮熟切片，胡萝卜煮熟切片。

③锅内加水煮开，放入姜片、海参、酸菜心、胡萝卜、笋片，并加胡椒粉、醋，煮沸即可。

功效 海参的鲜味独特，且能有效控制多种霉菌及癌细胞的生长和转移。此汤开胃醒神、营养丰富、风味独特。

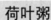

荷叶粥

原料 大米 500 克，鲜荷叶 2 张，白糖各适量。

做法 ①将大米淘洗干净，放入锅中加水烧开，再用小火熬煮成粥。

②另用一盆，盆底垫上一张荷叶，把刚煮好的大米粥倒入，再在上面盖一张荷叶，盆上加盖稍焖片刻。

③食用时盛入碗中，撒上白糖即可。如在夏季，放进冰箱里冰凉后再吃味道更佳。

功效 此粥含有碳水化合物、优质蛋白质，尤其是维生素 B_1 的含量较为丰富。

 胎教小课堂

 多与胎宝宝对话 •••••••••••••••••••••••••••

与胎宝宝每天定时进行对话，每次时间不宜过长，应在自然、和谐的气氛中进行。对话的内容不限，例如，早晨起床前轻抚腹部说声，"早上好，宝宝"。打开窗户告诉胎宝宝："哦，天气真好！"吃早餐时说："妈妈吃的是鸡蛋，好香哦！"上班走在路上，可以把路上见到的景色讲给胎宝宝听。晚上睡觉前，可以由准爸爸轻抚准妈妈的腹部和胎宝宝谈话："哦，宝宝，爸爸来看你了。"这样循环往复，不断强化，效果比较好。

抚摸促进触觉发育 •••••••••••••••••••••

此阶段神经系统发育迅速，胎宝宝对触觉与力量很敏感。准爸爸、准妈妈可对胎宝宝进行触觉训练。例如，轻轻拍打和抚摸腹部，与胎宝宝在宫内的活动相呼应、相配合，使胎宝宝对此有所感觉；按时触摸或按摩准妈妈腹部，可以建立与胎宝宝的触摸沟通，通过胎宝宝反射性的躯体蠕动，促进其大脑功能的协调发育，提升宝宝未来动作的灵活性与协调性。

孕 16 周　肚子越来越明显

孕育历程周报

胎宝宝发育刻度尺 •••••••••••••••••••••

本周胎儿有一个重要的变化，居然能在妈妈的子宫中打嗝了，这是呼吸的序曲。不过遗憾的是，妈妈可能听不见打嗝声，主要是因为气管中充斥的不是空气，而是流动的液体。

到了这周末，胎儿的胳膊和腿发育完成，关节也开始慢慢活动。

此时，胎儿的神经系统开始工作，肌肉对于来自大脑的刺激有了反应，能协调运动。胎儿在自己的小天地里表现得异常活跃，时常翻身、翻筋斗、乱踢一通，但因羊水的缓冲作用，只会有轻微的震动感觉，妈妈还不能感觉到。

到孕 4 月末期，胎宝宝身长约为 16 厘米，体重约有 120 克，相当于 2 个鸡蛋的重量。

准妈妈的变化

到了第 16 周，子宫有婴儿的头一般大小，大多数准妈妈的肚子略微地突出了，只有少数身材高大或本身较消瘦的准妈妈可能还看不出来。不管看得出还是看不出，准妈妈还是穿上宽松的衣服吧，这样能更舒服点。另外，为供给子宫充足的血液，此后应尽量采取左侧卧式睡姿。

有一个重大的惊喜在本周出现，那就是胎动。此时的胎动并不规律，不能作为监测胎宝宝健康与否的标准，而且有的准妈妈还感觉不到，一般是本身感觉敏锐的准妈妈和第二次怀孕的准妈妈能在此时比较清晰地感觉到胎动。没有感觉到胎动的准妈妈也不要着急，有的准妈妈需要到孕 20 周左右才能有所察觉。胎动的出现是很突然的，是某一天突然感觉到的。今天没感觉，也许明天就可以感觉到了，无论迟早，总会给准妈妈一个惊喜。

准妈妈日常护理指南

久坐沙发不利于健康

很多孕妇由于身体不适或笨重，常喜欢懒散地斜倚在松软的沙发上，一坐就是半天，其实这样做对健康不利。

在沙发上久坐会导致孕妇全身肌肉紧张并受到压迫，使骨胶原过量生长。骨胶原是连接肌肉组织的支撑纤维。正常情况下，它具有保持肌肉组织弹性的功能，但过量生长就会压迫神经、血管甚至侵入肌肉组织，由此使肌肉组织萎缩，还会引起肌肉疼痛，尤其是腰部肌肉处于被牵拉状态，导致肌肉韧

带受损，不利于分娩。孕妇最好坐在木制椅上，它不会使身体姿势出现太大变形。不过，坐时应将背部紧贴椅背，使全身肌肉放松，臀部紧靠椅子下部，但最好也不要坐太长时间。

准妈妈要保养好皮肤

准妈妈要想皮肤好，首先要注意以下事项。

（1）应多吃富含维生素 C 的食物，如柑橘、草莓、蔬菜等，还应多吃奶及奶制品。

（2）保证充足的睡眠，对皮肤进行适当的按摩。

（3）不宜浓妆艳抹，不宜频繁更换化妆品的品牌，更不应选用那些劣质的化妆品。

（4）炎热的夏季，为避免阳光对皮肤的直射，应选用那些专门为准妈妈设计的护肤品。

（5）为减少腹部妊娠纹的出现，怀孕前应注意适当锻炼，增加腹部肌肉和皮肤的弹性。怀孕后，注意适当控制体重增长的速度。

本周饮食营养新知

不同食物要搭配混吃

准妈妈身体所需的营养应尽量从食物中获得，多变化食物的种类，而且不同食物搭配混吃可提供多种营养素，是一种科学的食用方法。

（1）用土豆炖牛肉既可以减少牛肉的油腻，又可以同时获得土豆和牛肉的营养。

（2）蒸玉米面馒头时加入黄豆面，可同时获得玉米、黄豆两种食物的营养，味道和口感也大为改善。

（3）蒸大米饭加上绿豆或红小豆，美味又营养。

准妈妈补钙有道

整个孕期准妈妈都需要补钙，但孕中期、晚期尤其要及时补钙。此期间，胎宝宝牙齿开始钙化，同时骨骼发育也需要大量的钙，若是准妈妈钙摄入不足，就会出现小腿抽筋、手足麻木，容易促使准妈妈发生妊娠高血压，而且胎宝宝也易患先天性佝偻病。

食补的方法最为方便，准妈妈可以多摄入海产品，如虾皮、海鱼、紫菜及乳制品、青菜等，动物骨头、豆腐、鸡蛋中含钙量也很丰富，也要常食。当食补不足时，准妈妈可加服孕妇专用钙剂和维生素 D。各种补钙制剂需在饭时或饭后食用。阳光照射可促使体内产生维生素 D，利于钙在人体内吸收。

营养食谱推荐

椰肉煲鸡

原料 椰肉、瘦肉各 100 克，鸡 1 只（约 500 克），姜、精盐、鸡精各适量。

做法 ❶椰肉切小块；鸡洗净，切块；瘦肉切块；姜切片。

❷锅内烧水，水开后放入鸡肉块滚去表面血迹，再捞出洗净。

❸将全部材料一起放入汤锅，加适量水，大火煮沸，改小火煲 2 小时，以精盐、鸡精调味即可。

功效 椰肉的营养价值很高，具有补益脾胃、生津利水等功效。椰肉含有的营养成分很多，如果糖、葡萄糖、蔗糖、蛋白质、脂肪、维生素 C 以及钙、磷、铁等微量元素及矿物质。椰肉与鸡肉皆滋补，将二者用煲的方式处理，补益功效更加显著。

金钩银芽

原料 绿豆芽 200 克，海米 50 克，精盐、鸡精各 2 小匙。

做法 ❶将绿豆芽洗净；将海米洗净后用水浸泡半小时，沥水备用。

❷锅中倒入油烧热，将海米炒出

香味，放绿豆芽，大火快炒，加精盐、鸡精调味即可。

功效 海米中蛋白质和钙、锌、碘等矿物质含量丰富，而绿豆芽富含维生素C，能促进钙质的吸收。这道菜清凉爽口，有利于补充微量元素。

酸辣黄瓜

原料 嫩黄瓜250克，大蒜20克，精盐、食醋、白糖、味精、香油各适量。

做法 ❶大蒜剥去外皮，用冷开水洗净，捣泥。

❷黄瓜去蒂，用冷开水洗净，切成片放入碗中，加入精盐腌一会儿，滗去水，放入蒜泥、食醋、白糖、精盐、味精、香油搅拌均匀即可食用。

功效 鲜嫩清脆，酸辣爽口。黄瓜含有维生素E、丙醇二酸、纤维素等营养物质，有清热利水、解毒止渴、润肠通便的功效，是适合孕妇的佳肴。

芙蓉雪藕

原料 藕100克，鸡蛋4个，黄瓜30克，淀粉2克，精盐、味精、香油各适量。

做法 ❶将藕洗净，刮去外皮，切成薄片，在沸水锅内烫一下，捞出放入冷水中过凉；将黄瓜刷洗干净，切成薄片。

❷取鸡蛋清放入碗内，加精盐和少量的水，搅匀后蒸4分钟，用汤勺舀在汤盘中即成"芙蓉"。

❸锅内加适量开水，放入藕片、黄瓜片、精盐，用淀粉勾薄芡，开锅后，加入香油、味精，浇在盘中"芙蓉"上即成。

功效 用勺舀食，脆嫩相间，别具风味。含有丰富的优质蛋白质、糖类、多种维生素及矿物质。易于消化，清热滋补，生津开胃。

排骨玉米汤

原料 排骨500克，玉米1穗，精盐1小匙，味精1/2小匙，香油适量。

做法 ❶排骨洗净后用热水焯去血水，捞出洗净，沥干；玉米洗净，切段备用。

❷将排骨、玉米放入锅中，加入适量清水，调入精盐、味精、香油，加热煮沸后改中火煮5~8分钟，随即盛入保温锅中，以小火焖2小时即

可，盛起食用。

功效 此汤用料简单，但配料合理，相互取长补短，不仅营养丰富、味道独特，而且汤中含有蛋白质、脂肪、多种维生素及微量元素，有利尿、降压、降糖等功效。

阳春面

原料 鸡蛋面条 100 克，鸡蛋 1 个，蒜苗若干，精盐、味精、香油、高汤、花生油各适量。

做法 ① 将鸡蛋摊成蛋皮，切成细丝；蒜苗切成段。

② 锅中加水烧开，下鸡蛋面条煮熟，捞出盛在碗内，撒上蛋皮丝、蒜苗段。

③ 将高汤倒入炒锅中烧开，撇去浮沫，用精盐、味精调味，再淋些香油，浇在面条上即可食用。、

功效 汤清味鲜，清淡爽口。含有蛋白质、脂肪、碳水化合物，还能提供人体必需的 B 族维生素和部分矿物质。

胎教小课堂

可以给宝宝多听听英语

英语胎教的意义在于通过语言向胎宝宝传递自己的爱和真心。如果一开始不熟练或羞于用英语表达自己的感情，不妨先用"I love you"之类表达爱意的话作为开端。罗列出脑海中浮现的单词也有助于英语胎教的顺利进行。逐一地想出并说出自己掌握的单词，渐渐地就能串成句子，讲给胎宝宝听。

良好的语言熏陶

常言道"言为心声"，准爸爸、准妈妈在生活中应避免讲脏话、粗话和吵

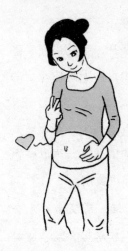

架，而要增加语言、文学的修养，以优美的语言充实、丰富、美化自己的生活，这样可以使胎宝宝受到良好的语言胎教。

准妈妈用优美的语言和胎宝宝对话，可以促进胎宝宝大脑的发育，使胎宝宝不断接受语言的信息，训练胎宝宝在空白的大脑上增加语言的"音符"。在和胎宝宝的对话中，要充分体现关心和爱抚。告诉胎宝宝大自然的风景变化和眼前的美好景观以及父母对未来生活的憧憬，还可以讲一些愉快优美的童话故事。

孕17周　宝宝开始胎动

孕育历程周报

胎宝宝发育刻度尺 ●●●●●●●●●●●●●●●

胎宝宝已经长成了一个鸭梨的样子，长约有13厘米，重约170克。大脑发育已经很充分，心跳变得更有力。循环系统和尿道完全进入正常的工作状态，肺也开始工作，能平稳地吸入、呼出羊水。可以做指头并拢的动作了，平时除了玩玩小手和小脚，脐带也成了小家伙的新玩具——对它不是拉就是抓。

准妈妈的变化

　　子宫不断增大，重心发生了变化，这使准妈妈的行动不那么灵活了。有的准妈妈在这段时间会感到腹部一侧有轻微的触痛，还有的准妈妈会感到背痛，这是韧带的变化导致的。子宫增大的同时，子宫两边的韧带在迅速拉长、变软。为防子宫受到牵拉挤压，准妈妈起坐、拿东西的时候都要放慢速度，小心从事。

　　内分泌变化还会让准妈妈出现鼻塞、鼻黏膜充血和出血症状，但不要随便使用滴鼻液和抗过敏药物。一般情况下，这种现象会自行逐渐减轻。如果鼻出血严重，应警惕妊娠高血压综合征，及时请医生检查处理。

　　另外，本周以后可以进行居家监护了，监护的内容包括监测胎动、胎心音，测量宫高、体重等。

准妈妈日常护理指南

准妈妈要注意控制体重

　　怀孕之后体重增加属于自然现象，但如果增重速度突然加快，增加量远远高于标准增加量，那就应该引起注意。一般说来，一个月之内体重增长2000克以上就应视为不正常。超常的体重增加会导致难产、胎宝宝发育停止，还会引发糖尿病和妊娠高血压综合征，因此要多加注意控制体重。

　　怀孕4~6个月准妈妈进入了稳定期，食欲开始旺盛起来。从这时一直到分娩，准妈妈应该给自己定下一个目标体重，每天称体重并记录在纸上。如果一个星期体重增加0.5千克以上，应该在均匀摄取必需营养的同时，减少糖类的摄取量，以此适当减轻体重。

  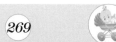

准妈妈要注意腹部保暖 ● ● ● ● ● ● ● ● ● ● ● ● ● ● ● ●

本月，准妈妈会感觉有微微的胎动，但刚开始并不太明显，肠管有时会发出蠕动的声音，肚子也会有不舒服的感觉，这都是正常现象。这时准妈妈要特别注意腹部的保暖，避免腹部着凉刺激子宫。

 ## 按摩缓解准妈妈脚部水肿 ● ● ● ● ● ● ● ● ● ● ● ● ●

准妈妈的脚有水肿，往往是在傍晚到晚上这一段时间。可利用手的温度，通过按摩的方式缓解水肿。

（1）活动脚踝。准妈妈抬高一侧脚，以同侧的手支撑在大腿后侧，另一只手放在地板上，维持平衡。准妈妈边伸展小腿，边将脚尖前后摆动，另一侧也同样进行。

（2）小腿的按摩方法。准妈妈以轻松的姿势坐下，弯曲膝盖，用拇指和食指捏住胫骨，从脚踝朝向膝盖的方向，在小腿肚的位置进行揉搓。需要注意的是，如果准妈妈有静脉瘤或感到脚疼痛时，不适宜做这个按摩。

（3）胫骨按摩的方法。采取和上面相同的动作，用拇指和食指捏住胫骨，从脚踝向膝盖的方向，轻轻揉搓。

本周饮食营养新知

 ## 准妈妈多吃番茄益处多 ● ● ● ● ● ● ● ● ● ● ● ● ●

对准妈妈来说，番茄富含维生素 A 原，在人体内可转化为维生素 A，能促进胎宝宝骨骼生长，防治佝偻病。番茄富含维生素 C，现代医学研究表明，人体获得维生素 C 的量，是控制和提高机体抗癌能力的决定因素。番茄内的苹果酸和柠檬酸等有机酸，还有增加胃液酸度，帮助消化、调整胃肠功能的作用。番茄中含有果酸，能降低胆固醇的含量，对高脂血症很有益处。

在吃法上，熟吃番茄比生吃更具营养价值。因为番茄中的番茄红素和其他抗氧化剂的含量会随着温度的升高而显著增加。番茄红素作为一种抗氧化剂，其对有害自由基的抑制作用是维生素 E 的 10 倍左右，有一定的防癌功效。

 准妈妈不宜吃生鱼片 ●●●●●●●●●●●●●●●●●●●●

很多女性在孕前爱吃生鱼片，但怀孕后的准妈妈为了胎宝宝的健康发育，一定要放弃这个爱好。其他未经充分烹煮或未经高温消毒的食物，如烧得很嫩的海鲜、蛋类、贝类、肉类或生牛奶，都是准妈妈的大忌。这些是潜在的细菌来源，会伤害腹中的胎宝宝。

 营养食谱推荐 ●●●●●●●●●●●●●●●●●●●●●●●●●

胡萝卜烧牛腩

原料 牛腩500克，胡萝卜250克，姜少许，葱2根，大料1粒，香菜少许，豆瓣酱、番茄酱、白糖、料酒各1大匙，甜面酱半大匙，植物油、水淀粉、精盐各适量，酱油2大匙。

做法 ❶将牛腩洗净，放入开水中煮5分钟，取出冲净。另起锅加清水烧开，将牛腩放进去煮20分钟，取出切厚块，留汤备用。

❷将胡萝卜去皮洗净，切滚刀块；葱、姜洗净，葱切段、姜切片备用。

❸锅中加植物油烧热，下入姜片、葱段、豆瓣酱、番茄酱、甜面酱爆香，下入牛腩爆炒片刻，加入牛腩汤、大料、白糖、酱油、料酒、精盐，先用大火烧开，再用小火煮30分钟左右。

❹加入胡萝卜块，煮熟；用水淀粉勾芡，撒上香菜，即可出锅。

功效 胡萝卜中含有大量铁，对治疗贫血有很大帮助。牛脑可以补中益气，滋养脾胃。胡萝卜和牛脑搭配，可以为准妈妈补充全面而均衡的营养，对预防孕期贫血有很好的作用。

白萝卜烩鸡

原料 白萝卜1根（500克左右），鸡半只（500克左右），酱油30毫升，白糖80克，精盐5克，海味汤200毫升。

做法 ❶白萝卜去皮，切成1厘米厚的圆片，投入开水锅中煮2分钟，捞出来过一遍冷水，沥干水备用；鸡肉切成1寸见方的块备用。

❷锅中加油烧热，下入鸡块煎至金黄，加入海味汤和适量清水，大火煮沸，撇去浮沫。

❸至鸡肉五成熟时，下入萝卜片，加精盐、白糖、酱油，改用小火煮至鸡肉松软，即可出锅。

功效 萝卜含有丰富的维生素和矿物质，不但能帮助准妈妈增强机体的免疫功能、提高抗病能力，还能促进胃肠蠕动、促进消化。

家常罗宋汤

原料 卷心菜1/4颗，胡萝卜半根，土豆1个，西红柿1个，洋葱1个，西芹2条，熟牛肉100克，香肠1根（最好是红肠），高汤300毫升，奶油100克，淀粉50克，番茄酱2大匙，精盐1大匙，色拉油、白糖、胡椒粉各适量。

做法 ❶将牛肉洗净，切成小块；将所有蔬菜分别洗净，土豆、胡萝卜、西红柿去皮切小块，卷心菜切1寸见方的菱形片，洋葱切丝，西芹切丁备用；香肠切片备用。

❷锅中加色拉油烧热，加入奶油，下入土豆块煸炒至外皮焦黄，放入香肠、熟牛肉炒香，再放入其他蔬菜翻炒均匀，加入高汤大火煮开，再加精盐、胡椒粉、白糖调味即可。

功效 卷心菜、胡萝卜、土豆、西红柿、洋葱都是富含维生素的蔬菜，再加上味道鲜美、营养丰富的牛肉和红肠，做出的汤怎能不好喝呢？这道俄罗斯风味的蔬菜汤，不但可以为准妈妈补充维生素，还是一道超级开胃的美食，可以充分勾起准妈妈的食欲。

胎教小课堂

教宝宝认识世界

怀孕的第6个月，胎儿的听觉器官已经发育得比较完善，对外界的声音刺激变得敏感了，并且已经有了记忆和学习的能力。因此，准妈妈要时刻牢记胎儿的存在，而且经常与之谈话，这是一项十分重要的行为。这一时期主要采用同胎儿谈话的方式，逐渐加强对胎儿的语言刺激，以语言手段来激发胎儿的智力发展。

（1）听觉胎教。准妈妈要和胎宝宝谈话、打招呼，并且告诉他今天是几月几日，一起听小鸟的叫声，美妙的歌声，孩子们的欢笑声，周围人说话的声音，准妈妈应时常聆听有利于心情平静的一切美妙声音。

（2）视觉胎教。准妈妈应尽量简洁地描述所看到的事物。尽管腹中的胎宝宝不能看到外面的景色，但能感受到相关的信息。蓝天、红的枫叶、季节的变化等都可灵活应用于视觉胎教。如"宝宝啊，天空真蓝啊，天上飘的云，有的像兔子，有的像棉花，真漂亮""看，这只白色的小猫，毛茸茸的，多可爱啊！"等等。

（3）嗅觉胎教。尽管胎宝宝在腹中不能闻到外界的气味，但能闻到共同呼吸的准妈妈的味道。此外，准妈妈闻到好的气味时心情舒畅，大脑中会流动着健康的激素，这些激素会通过胎盘传达到胎宝宝的大脑，使胎宝宝情绪良好。同样，如果准妈妈闻到不好的气味时会感到不快，这种不快会影响到胎宝宝。

旅行也是一种很好的胎教

妊娠第六个月是最适宜准妈妈短途旅行的时机。这时，胎儿渐渐安定，你离生产还有一段时间，身体还比较便于活动，不妨选一个好天气，与胎儿、准爸爸一起享受一下外出度假的乐趣。

在制订旅行计划时，你们一定要考虑到胎儿，旅途不要安排得太紧，行程不要过于劳累。一般而言，空气清新、宁静的地方最理想，最好离家不太远，如有绿色的草地、湖泊则是最佳的选择。准妈妈如感到心旷神怡的话，胎儿也会从中受益。

在大自然中呼吸新鲜空气、散步，规则的子宫收缩运动，对胎儿是最快活的皮肤刺激，同时也可以促进胎儿脑部的发达。别忘了告诉胎儿你来到了什么样的地方，你看到了什么。

旅行时，你们两人也可一起讨论给宝宝取名，这些经验和过程将会成为你们日后最美好的回忆。

孕18周　准妈妈是最美的

孕育历程周报

胎宝宝发育刻度尺

胎宝贝已经长到14厘米左右了，体重大约200克，原来偏向两侧的眼睛开始向前集中。骨骼差不多已成为类似橡胶的软骨，并开始逐步硬化。大多数准妈妈在这周都可感受到第一次胎动了，那感觉如同小蚯蚓在蠕动，或是像手放在鱼篮外但仍能感到里面的小鱼在跳动一样。

准妈妈的变化

在孕18周，准妈妈的乳房增大会非常迅速，可以用膨胀来形容，腹部也更突出，臀部渐渐浑圆起来，体态明显丰满。胃部经常有蠕动的感觉，而且很频繁，这都是胎动引起的。

在这一阶段，有的准妈妈会有些新的不适，如消化不良、伤风感冒、口干舌燥、耳鸣等。另外，因为胎宝宝对钙的需求逐渐增大，准妈妈可能会缺钙，出现腰酸、腿痛、手脚发麻、腿脚抽筋等不适，需要注意补充钙和维生素D。

准妈妈日常护理指南

准妈妈出现湿疹怎么办

准妈妈的皮肤出现湿疹时，应首先注意彻底清洁，每次洗脸时要仔细一些，洗面乳要选择清爽、不含油脂、无刺激性的。如果湿疹的症状没有好转反而越发严重，准妈妈最好去求助医生。

准妈妈忌开灯睡觉

准妈妈有开灯睡眠的习惯，这对母亲胎儿都不利。

灯光会对人体产生一种光压，长时间照射会引起神经功能失调，令人烦躁不安。

日光灯缺少红光波，且以每秒钟50次的速度振动，当室内门窗紧闭时，与污浊的空气产生含有臭氧的光烟雾，对居室内的空气造成污染。

白炽灯光中只有自然光线中的红、黄、橙三色，缺乏阳光中的紫外线，

不符合人体的生理需要。

荧光灯发出的光带有看不见的紫外线，短距离强烈的光波能引起人体细胞发生遗传变异，容易诱发畸胎或皮肤病。

胎动异常不要慌

准妈妈有个体差异，每一胎胎动的情况会不一样。有的胎宝宝活动力强、胎动多；有的胎宝宝则很安静，偶尔才踢一下。虽然胎动是反映胎宝宝活力的讯号，但也不要太紧张。当准妈妈感觉到胎动减少时，不要慌张，先停止走动或忙碌的状态，休息一下后，再观察胎宝宝的活动。如果发现胎动真得减少甚至停止了，就应该尽快地找医生检查。

本周饮食营养新知

准妈妈不宜只吃素

有些准妈妈为了控制体重而长期素食，所生的婴儿可能会由于缺乏维生素 B_{12} 而患上不可逆的脑损害症。这种损害表现在婴儿出生 3 个月后，会变得感情淡漠，头颈柔软不稳定，并出现舌和腕等不自主运动，严重者可以发生巨幼细胞性贫血和显著的神经损害。不仅严重影响婴儿身体的正常生长发育，还会影响孩子的智力发育。

孕期准妈妈药膳进补要谨慎

药膳是用温补或滋补类的中药和食物相配合，经过烹调加工而成，具有滋阴补血、温阳补气、强身保健、增强抵抗力的作用，无药物的毒副作用。

准妈妈在食用药膳之前，首先应该了解这些药膳的特性，会对自己造成哪些影响。有些中药材对准妈妈和胎宝宝有害无利，要谨慎服用。准妈妈应避免进补的中药材包括：牛黄、红花、三七、牛膝、车前子、补骨脂、薏仁、通草等。

其次，还要了解自己的体质。中医将人的体质分为气虚无力型、阳虚怕冷型、气虚缺氧型、阴虚燥热型。不同体质的准妈妈应在医生的指导下，采用不同特性的药材来进补。

 营养食谱推荐 ● ● ● ● ● ● ● ● ● ● ● ● ●

炝腰片

原料 猪腰 300 克，冬笋、黄瓜各 10 克，花生油、花椒、精盐、味精、白酒和姜各适量。

做法 ❶将猪腰外面的薄膜扒掉，切成两半，再去腰子内层发白的腰臊腺，然后切成片，洗净，放入沸水锅内烫熟捞出，控水后放在盘内。

❷将冬笋洗净，切成象眼片，放在沸水锅中烫透，捞出控水；将黄瓜洗刷干净，用凉开水冲一下，切成象眼片，均放在盘内。

❸姜洗净切成碎末，撒在盘内，再加入精盐、味精、白酒适量。

❹炒勺置于火上，倒入底油，油热后放入花椒，炸至花椒变色有香味时，捞出花椒。

❺把炸好的花椒油浇入盘中，拌匀即可。

功效 腰片脆嫩，清新味美。此菜含有动物蛋白质、维生素 B_1、维生素 B_2 等多种营养素，对孕妇有补肾安胎的作用。

炒鲜莴苣

原料 莴苣 500 克，海米 10 克，花生油、精盐、味精、葱各适量。

做法 ❶将莴苣去掉叶、根，洗净，削去外皮，斜刀切成薄片，放入沸水中烫一下，捞出，控净水；将海米放入碗内，用温水浸泡好；将葱洗净，切成葱花。

❷将锅置于火上，倒入花生油，放入精盐，待油热冒烟时，用葱花炝

锅，放入莴苣片、海米，翻炒几下，加味精，炒匀装盘即可。

功效 质地脆嫩，清淡可口。含蛋白质、多种维生素、多种矿物质及大量水分。莴苣中还含有多种化学物质，有利于食物的消化吸收。

瘦肉燕窝汤

原料 瘦肉600克，中等燕窝75克，猪骨50克，精盐、生抽各适量。

做法 ①将瘦肉和猪骨洗净，先放入沸水内煲煮约一个半小时，然后捞起猪骨。

②放入预先泡开、拣净的燕窝，与瘦肉同煲半小时，最后用精盐、生抽调味即可。

功效 此汤补血益阴，滋阴润肠。其中，猪骨含丰富钙质，对孕妇及胎儿都有好处；燕窝、猪瘦肉营养丰富，富含多种氨基酸、蛋白质和维生素 B_1，能促进胎儿的生长发育。

胎教小课堂

和胎宝宝玩"踢肚皮游戏"

胎宝宝开始踢准妈妈肚子时，准妈妈要轻轻拍打被踢的部位，然后等待第2次踢肚。通常1~2分钟后胎宝宝会再踢，这时再轻拍几下然后停下来。待胎宝宝再次踢肚的时候，准妈妈可改换拍的部位，胎宝宝会向改变的地方去踢，但应注意改变的位置不要离胎宝宝一开始踢的地方太远。这种游戏每天进行2次，每次可玩5分钟。

妈妈爱思考则宝宝也爱动脑

我们知道，准妈妈与胎宝宝之间是有信息传递的，胎宝宝能够感知妈妈的思想。倘若准妈妈始终保持着旺盛的求知欲，则可使胎宝宝不断接受刺激，促进其大脑神经和细胞的发育。

因此，准妈妈要从自身做起，勤于动脑，勇于探索，在上作上积极进取，在生活中注意观察，把自己看到、听到的事物通过视觉和听觉传送给胎宝宝，要拥有浓厚的生活情趣，不断探索新的问题。

孕19周　谨防疾病侵袭

孕育历程周报

胎宝宝发育刻度尺 • • • • • • • • • • • • • • • • • •

胎宝贝已经长到16厘米左右，体重不到300克，生长趋于稳定。胎宝贝开始有了脑部的记忆功能，你和爱人的"温言软语"小宝贝都能记下来。皮下脂肪开始生成，味觉、嗅觉、听觉、视觉和触觉等感觉器官迅速发育。心跳已经十分活跃，小手小脚都能在羊水中自由活动了。

准妈妈的变化 • • • • • • • • • • • • • • • • • •

准妈妈的子宫仍在不断增大，现在很容易就可以摸到了。乳房不断增大，乳腺也很发达了。此时要注意，睡觉时不要压着乳房，无论是做清洁或者是性爱都不要太刺激乳房，以免引起强烈的宫缩。

随着孕周的增加，准妈妈的水肿情况可能会逐渐加重，也有可能出现静脉曲张的情形，要注意适时运动，不能久坐或久站，睡觉时用枕头等垫高腿部，穿宽松柔软的鞋子，尽量让自己舒服些。

准妈妈日常护理指南

准妈妈不宜用香水

准妈妈因为体内激素水平变化比较大，使用香水非常容易发生过敏。而且有动物实验结果表明，用于生产指甲油、香水等化妆品的钛酸酯会导致胎宝宝先天缺损。所以为了胎宝宝的健康，准妈妈最好不要用香水。

准妈妈容貌变化莫担忧

准妈妈由于内分泌变化会使其面部及身体皮肤色素加深，出现色素沉着或斑块，毛发增多，出现痤疮样皮炎，面部失去光泽，有些准妈妈还会出现面部水肿。准妈妈会因此产生自卑、忧虑和紧张烦躁的心理，担心形体不能恢复原有状态，担心在今后的工作中失去自己的位置。此时，准妈妈的忍耐力受到了严峻的考验，准妈妈必须正确而积极地对待，这些变化在生产后都会得到恢复的。

准妈妈不宜睡太软的床

准妈妈怀孕后，很多准爸爸觉得准妈妈很辛苦，想换一张更柔软的床给妻子睡。但准妈妈是不宜睡柔软的席梦思床的，这是为什么？

翻身更加困难

正常人的睡姿在入睡后是经常变动的，辗转翻身有助于大脑皮质抑制的扩散，提高睡眠效果。然而，席梦思床太软，准妈妈深陷其中，不容易翻身。同时，准妈妈仰卧时，增大的子宫压迫着腹主动脉及下腔静脉，导致子宫供血减少，对胎宝宝不利。

 使脊柱位置失常

准妈妈的脊柱较正常腰部前屈更大，睡席梦思床会对腰椎产生严重影响。仰卧时，其脊柱呈弧形，使已经前曲的腰椎小关节摩擦增加；侧卧时，脊柱也向侧面弯曲。长此下去，使脊柱的位置失常，压迫神经，增加腰肌的负担，既不能消除疲劳，又不利于生理功能的发挥，并可能引起腰痛。

本周饮食营养新知

 ### 准妈妈要远离高糖食物 •••••••••

对于准妈妈来说，吃太多的糖，对自身和胎宝宝都有很大危害。医学家们发现，血糖偏高组的准妈妈生出超重胎宝宝的可能性、胎宝宝先天畸形的发生率、出现妊娠高血压综合征的机会或需要剖宫产的次数，分别是血糖偏低组准妈妈的 3 倍、7 倍和 2 倍。另外，孕妇在妊娠期肾排糖功能可能有不同程度的降低，如果血糖过高则会加重孕妇的肾脏负担，不利孕期保健。大量医学研究表明，摄入过多的糖分会削弱人体的免疫力，使孕妇机体抗病力降低，易受细菌、病毒感染，不利于优生。

准妈妈宜多吃富含维生素 C 的食物 •••••••

维生素 C 能增强母体的抗病能力，还能促进胎宝宝皮肤、骨骼、牙齿和造血器官的生长。柿子椒、菠菜等深色蔬菜以及柑橘、柚子等水果含维

生素C均较多，因此怀孕期间准妈妈多吃新鲜果品和蔬菜有利于补充维生素C。

营养食谱推荐 ●●●●●●●●●●●●●●●●●●●●●●●●●●●

荔枝荷花蒸鸭

原料 土鸭1只，瘦猪肉50克，鲜荔枝250克，鲜荷花1朵，火腿肠、料酒、姜片、葱花、精盐、味精各适量。

做法 ❶将鸭宰杀后，处理干净；火腿肠切大粒；猪肉切大块；荔枝肉一分为二；荷花瓣摘下，经开水烫过。

❷将鸭、猪肉、火腿放在盘内，加料酒、姜片、葱花、精盐及适量清水，用中火隔水蒸熟，拣出葱、姜，清除浮沫。

❸再加入荔枝和荷花瓣，隔水蒸15分钟，加少量味精即成。

功效 鸭肉含大量不饱和脂肪酸和蛋白质，能滋阴养胃、利尿消肿。荔枝可补脑益智、健脾生津、暖肝和胃。本菜富含糖类、各种维生素、叶酸、柠檬酸、苹果酸及矿物质和氨基酸，有利于胎儿大脑发育。

松子爆鸡丁

原料 鸡胸肉250克，松仁、核桃仁各20克，姜、葱、蒜、精盐、酱油、料酒、胡椒粉、白糖、淀粉、鸡汤、鸡蛋各适量。

做法 ❶鸡肉切丁，用精盐、料酒、酱油、胡椒粉、蛋清、淀粉调匀入味；另用精盐、酱油、胡椒粉、白糖、淀粉和清水兑成调料汁，备用；葱、姜、蒜切成细末。

❷锅内放油烧热，放入核桃仁和松仁，炒熟捞出。

❸锅内留底油，放入葱、姜、蒜炒香；加鸡肉，滑散；倒入调料汁翻炒；最后加核桃仁和松仁，炒匀即成。

功效 此菜能够促进大脑及各器官发育，对孕妇眩晕、便秘等症状有食疗作用。松子富含不饱和脂肪酸、蛋白质、碳水化合物、钙、磷、铁等，营养丰富，具有增液熄风、润肺滑肠之功效。

荸荠豆腐紫菜汤

原料 瘦猪肉 200 克，紫菜 50 克，荸荠 10 个，豆腐 2 块，生姜 1 片，精盐 1 小匙。

做法 ① 紫菜浸透发开，淘洗干净；豆腐洗净，切成粒状。

② 荸荠去蒂、去皮，洗净，切成块；瘦猪肉洗净，切成块；生姜去皮，切片。

③ 瓦煲内加入清水烧开，放入紫菜、荸荠、豆腐、猪肉、生姜，改用中火煲 2 小时，加少许精盐调味即成。

功效 紫菜中碘、铁、维生素 B_{12} 的含量丰富，荸荠是根茎蔬菜中含磷量最高的，食之能促进人体生长发育，与豆腐一起佐猪肉煲汤，具有清热利尿、降低血压、促进人体新陈代谢的功效。

胎教小课堂

和胎宝宝一起赏析诗歌

语言胎教还有一项是给胎宝宝读文学作品，尤其是读优美的散文和诗歌及一些好听的故事。准妈妈在阅读时最好自己先沉浸到文学作品所描绘的意境中去，然后以温和的语调来朗读，声音不用太高，轻轻地朗读就可以了。比如冰心的《纸船》就值得准妈妈一读。

轻推胎宝宝，锻炼宝宝反应能力

在抚摩的基础上，准妈妈可以用手轻轻推动胎宝宝，胎宝宝很可能会出现踢妈妈腹壁的动作，这时用手轻轻拍打胎宝宝踢的部位，胎宝宝第二次踢腹壁，然后再用手轻轻拍打胎宝宝踢的部位，出现第三次踢腹壁，渐渐形成条件反射，当你用手轻轻拍胎宝宝时，胎宝宝会向你拍的部位踢去。注意轻

  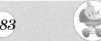

拍的位置不要距原来的位置太远。对胎宝宝进行轻拍可以每天1~2次，每次5~10分钟。

孕20周 胎宝宝变得活跃起来

孕育历程周报

胎宝宝发育刻度尺 ••••••••••••••••••••••

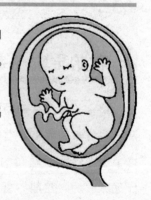

这周胎宝宝消化道中的腺体开始发挥作用，胃内制造黏膜的细胞开始出现，肠道内的胎便也开始积聚。骨骼发育在这个时期开始加快；肺泡上皮开始分化；四肢和脊柱也已开始进入骨化阶段。这就要求准妈妈补充足够的钙，以保证胎宝宝骨骼的正常生长。此外，本周胎宝宝纤细的眉毛正在形成。

准妈妈的变化 ••••••••••••••••••••••

准妈妈孕育胎宝宝的日子已经过去了一半，身体逐渐接受了各种变化。子宫继续增大，腰部、腹部同胸部一样，也开始膨胀式地增长。子宫底高度仍然在脐部以下，但从20周起已经以每周大约1厘米的速度开始增长，过不了多久就会到脐部上方。

胎动更加活跃了。胎宝宝伸伸胳膊、踢踢腿，经常会把准妈妈的肚皮撞击得凹凸鼓动。不过因为此时的胎宝宝时睡时醒，准妈妈可以感觉到的胎动也时频繁时稀少，如果稀少很有可能是胎宝宝在睡觉。

准妈妈日常护理指南

为准妈妈营造良好的睡眠环境

卧室应宁静清爽，光线幽暗，无嘈杂喧闹声，空气新鲜，温度、湿度适宜，最佳温度为 19 ~ 20℃，最佳湿度为 50% ~ 60%。

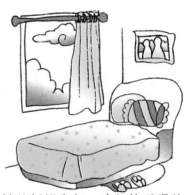

睡眠是疲劳的"消除剂"，睡眠时要有一个良好的环境，即宁静清爽，光线幽暗，切忌嘈杂喧闹，灯火通明。即或有声音，也只能是钟表的滴答声等。单调、低微的重复声响，有助于催人入眠。睡眠时体内新陈代谢和各种生理活动尽管减弱，但并未停止，其合成代谢超过分解代谢，为第二天的工作和学习等储备能量。因此，要求卧室空气流通，为人体提供足够的新鲜空气，才能使睡眠的功能得到充分发挥。

切忌蒙头而睡，用被子等蒙头睡觉对身体极为不利，随着呼吸运动，被窝里的二氧化碳含量逐渐增高，而氧气浓度逐渐降低，由于被子的通透性有限，气体交换受阻，于是造成缺氧和二氧化碳的蓄积。当人体吸入二氧化碳浓度达到 2% 时，一夜之后，人就会感到头昏、头痛、全身乏力、胸闷不适，易患感冒和其他疾病。

准妈妈睡觉的正确姿势

进入孕 5 月，准妈妈的身体较以前有了较大的变化，特别是子宫逐渐增大，子宫的血流量也大大增加，这势必对心脏、肺、泌尿器官产生不同程度的推移或挤压。准妈妈再也不能像以前那样随意采取任何姿势睡觉了。如果这时采取仰卧位睡觉，增大的子宫压在子宫后方的下腔静脉上，使回心血量减少，子宫的供血量不足，直接影响胎宝宝的营养和发育。

如果准妈妈经常采取右侧卧的姿势睡觉也不利于胎宝宝的发育，由于子宫不断增大，使腹内其他器官受到挤压。因此，孕期最合理科学的睡眠姿势是左侧卧位，这不仅可以保证胎宝宝的正常发育，还对准妈妈的身体健康有一定益处。

本周饮食营养新知

准妈妈食用猪腰需谨慎

在妊娠期间，准妈妈肾脏负担增加，因此可以适当多吃点猪腰。食用猪腰时，清洗是非常重要的一个步骤。清洗时可以看到白色纤维膜内有一个浅褐色腺体，那就是肾上腺，它富含皮质激素和髓质激素。如果准妈妈没有将其处理掉，误食了肾上腺，其中的皮质激素就会使准妈妈体内的钠增高，排水减少而诱发妊娠水肿。髓质激素可以促进糖原分解，使心跳加快，从而诱发妊娠高血压或高血糖等症。严重时，还可能出现恶心、呕吐、手足麻木、肌肉无力等中毒症状。

准妈妈不宜食用蜂王浆

蜂王浆是工蜂分泌出的一种白色或淡黄色、略带甜味并有些酸涩的黏稠状流体，是专供蜂王享用的食物。据检测，每100克蜂王浆中含有水分66克、蛋白质12克、脂肪6克以及其他20多种氨基酸、多种维生素、乙酰胆碱、油脂、矿物质等共70多种成分。蜂王浆和蜂蜜配制成的流体称为蜂乳，蜂乳中若再掺入人参等滋补品，则可制成人参蜂王浆等口服液。这类口服液通常被认为是较好的滋补品。但是，其中的激素类物质会刺激孕妇的子宫，引起宫缩，干扰胎儿的生长发育。所以，孕妇不宜服用蜂王浆。

营养食谱推荐

竹笋炒牛肉

原料 鲜竹笋100克，牛肉150克，四川泡红辣椒、泡姜、料酒、精盐、酱油、油、淀粉各适量。

做法❶将鲜竹笋切成薄片；牛肉切片，加精盐、酱油、料酒和湿淀粉调匀入味。

❷锅内放油烧热，放入泡红辣椒、泡姜片炒香，放牛肉翻炒几下，再放竹笋炒断生即成。

功效 竹笋、牛肉都是高蛋白食品，还含有钙、铁及维生素 B_1、维生素 B_2 等。牛肉具有补脾胃、益气血、强筋骨之功效。竹笋富含纤维素，具有消食和中、益气开胃之功效，尤其适合体弱、食欲缺乏、消化不良的准妈妈。笋香肉滑，滋味绵长。

韭菜炒虾皮

原料 韭菜300克，虾皮20克，酱油、精盐各少许。

做法❶将韭菜择去黄叶和老根洗净，切成4~5厘米长的段；虾皮洗净备用。

❷锅内加入植物油烧热，先放入虾皮煸炒几下，随即倒入韭菜快速翻炒。

❸当韭菜色转深绿时加入酱油、精盐，翻炒均匀即可。

功效 虾皮可以为准妈妈提供丰富的蛋白质和钙质；韭菜含有丰富的粗纤维，可以促进肠胃蠕动，保持大便通畅，其中所含的挥发油具有增进食欲、促进消化的功效。

参骨鳝鱼汤

原料 黄鳝350克，猪蹄筋50克，猪脊骨100克，党参15克，当归10克，大枣5颗，精盐适量。

做法❶黄鳝切开，去骨、内脏，用开水氽烫，去血水、黏液，切片；猪蹄筋泡发；猪脊骨洗净，拍碎。

党参、当归、大枣（去核）洗净，与黄鳝、猪蹄筋、猪脊骨一齐放入锅内，加清水适量。

大火煮沸后，小火煲 3 小时，加少许精盐即可。

功效 黄鳝是一种高蛋白、低脂肪的食品，是孕妇的滋补佳品。它能够补中益气、治虚疗损，是身体羸弱、营养不良者的理想滋补品。孕妇常吃黄鳝可以防治妊娠高血压。

胎教小课堂

给胎宝宝传递快乐

母亲的子宫是胎宝宝生活的第一环境，可以直接影响胎宝宝性格的形成和发展。

在子宫内的环境中，胎宝宝可以感受到温暖、和谐、慈爱的气氛，幼小的心灵就会意识到生活的美好和欢乐。这样可逐渐形成胎宝宝热爱生活、活泼外向、果断自信等优良性格的基础。

总结和规划对胎宝宝的胎教

现在胎教的方法越来越丰富了，准妈妈可以对之前做过的胎教进行总结，并与准爸爸协商统一的培训目标，拟订计划。如什么时候要进行哪个方面的培训，用哪种方法，每天要进行多长时间，哪种胎教更适合胎宝宝等。

胎教是一个循序渐进的过程，不能操之过急，准妈妈要注意给胎宝宝安排课程的时间要短，种类宜单一，内容宜简单易行。最好可以做个胎教课程日记，内容包括日期、孕周、自己的身体状况与情绪、气候、胎动情况等细节，以及准妈妈的上课内容、胎宝宝反应、授课前以及授课后的总结等。胎教日记有助于准妈妈总结胎教效果，并且将教育计划实施得更加有效。

第21周 宝宝只有半斤重

孕育历程周报

胎宝宝发育刻度尺

21周的胎儿身长大约18厘米，体重300～350克，胎儿体重开始大幅度增加。小宝宝的眉毛和眼睑清晰可见，手指和脚趾也开始长出指（趾）甲。21周的胎儿听力达到一定的水平，他（她）已经能够听到你的声音了。怎么样，开始和宝宝讲话吧！如果你愿意的话，选择一些好听的故事讲给宝宝听，也许将来这些故事会是宝宝的最爱呢？

准妈妈的变化

准妈妈现在的体重已经增加了4～6千克，肚子增大，已经分不出哪里是腰，哪里是肚子了。子宫不断增大，逐渐压迫到肺部，因此准妈妈的呼吸变得急促起来，尤其是在快速走路或上楼梯的时候，过不了多久就会气喘吁吁了。

准妈妈此时的汗液和油脂分泌比较旺盛，脸上、身上经常汗津津、油汪汪的。有的准妈妈脸上会长出少量痤疮，这些痤疮一般在分娩后就会自行消失。所以，长了痤疮不要擅自使用具有祛除痤疮作用的洗面奶、药膏等，其中的成分是否会影响胎宝宝很难判定。

由于胎宝宝的肌肉发育得更有力，现在的胎动更加频繁，活泼的胎宝宝每小时差不多有 50 次胎动，一般晚上胎动较白天的更频繁、更有力。

准妈妈日常护理指南

静脉曲张

孕期体形变化、体重增加很容易给准妈妈生理及心理造成影响，最常见的就是静脉曲张带来的不适。静脉曲张是指静脉肿胀，它最可能出现在准妈妈的腿部，也可见于外阴部和其他部位。此时，静脉突起呈蓝色或紫色。有时还会感到腿部沉重、疼痛，静脉曲张部位周围的皮肤也可能会发痒、抽痛或灼热。这些症状通常会在晚上加重，特别是在站立太久的情况下。

一般情况下，在准妈妈产下胎宝宝 15 周内，静脉曲张就会出现好转。准妈妈在孕期只要适当锻炼，减轻腿部压力，多做按摩，就可以缓解症状。如果想要治疗，需要孕期结束后再治疗。

也有少数准妈妈的静脉曲张可能会发展为皮肤表层静脉中的小凝块，这可能是浅表静脉血栓，摸起来会很硬，看起来像绳子一样，周围的皮肤也会出现变红、发热、敏感而疼痛。虽然这种血栓通常不严重，但是如果准妈妈出现这种情况，就一定要去看医生。

如果准妈妈的小腿抽筋一直持续，不只是偶尔几次，腿部肿胀一碰就痛，应该尽快去医院检查，这可能是出现了下肢静脉血栓的征兆，需要立即治疗。虽然血栓很少见，然而怀孕发生血栓的危险会相对高一些。

准妈妈不宜活动太少

有些妇女怀孕后十分害怕早产或流产，因而活动大大减少，甚至从怀孕起就停止做一切工作和家务，体力劳动更不敢参加。其实，这样做是没有必要的，对母婴健康并不利，甚至有害。

　　孕妇如果活动太少，会使胃肠蠕动减少。从而引起食欲下降、消化不良、便秘等，对孕妇的健康不利，甚至会使胎儿发育受影响。因此，妇女在怀孕期间应注意适量活动，劳逸结合。同时，生活要有规律，每天工作之余、饭后要到室外活动一下，散散步或做一些力所能及的家务活。还要经常做些体操，增进肌肉的力量、促进肌体的新陈代谢。妊娠期间一般不要更换工作，但应注意避免劳动强度高以及震动性大的劳动工种。到了7~8个月后，最好做些比较轻便的工作，避免熬夜，以免影响休息和出现意外事故。临产前2~4周最好能在家休息。

胎宝宝偏小怎么办

　　胎儿偏小有可能是胎盘功能不好，营养都被大人吸收了，营养不能通过胎盘传输到胎儿体内，所以无论怎样补也不见效果。这种情况建议到医院检查一下。也有可能是准妈妈孕期营养不合理导致。孕中期以后，可在上午、下午两餐之间加一次点心，同时要常选用富含优质蛋白质的动物性食品，如蛋、奶、鱼肉等。多吃新鲜蔬菜水果，尤其是富含钙、铁、锌的食物。

本周饮食营养新知

准妈妈细嚼慢咽益处多

　　准妈妈吃东西时应细嚼慢咽，增加对食物的咀嚼次数，这样更有利于人体对营养的吸收。相反，狼吞虎咽式的进食方式，不仅对食材营养吸收无益，还会加重准妈妈的消化负担。

　　人在进食时，慢慢咀嚼食物，可通过神经反射引起唾液和胃液的分泌，

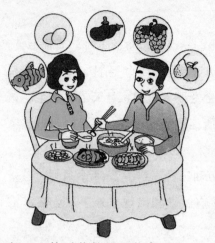

使消化液增多，这无疑对人体摄取食物营养是非常有利的。通过咀嚼引起的胃液分泌比食物直接刺激胃而分泌的胃液的量更大，含酶量高，持续时间长。因此，细嚼慢咽可以促进肠胃分泌更多的消化液，对吸收食物营养更有益。狼吞虎咽无法使食物与消化液充分接触，食物未经充分咀嚼就进入胃肠道，会使得食物与消化液的接触面积大大缩小，从而影响两者混合，降低了人体对营养的吸收率，这对母婴健康都是不利的。而且，不充分咀嚼食物，还会增加肠胃的负担，使肠胃病更易找上准妈妈。

营养食谱推荐 ● ● ● ● ● ● ● ● ● ● ● ● ● ● ●

香酥青鱼

原料 青鱼500克，洋葱、青豆、黄酒、酱油、白糖、精盐、香油、西红柿酱、高汤、猪油各少许。

做法 ❶ 将青鱼切成8厘米长的肉段，用黄酒、酱油涂抹调味；洋葱切成丝。

❷ 锅内放油烧至七成热时，将鱼段逐个下锅，油煎至两面金黄，捞出控干。

❸ 锅内留底油，放洋葱丝煸香，加黄酒、酱油、白糖、精盐、西红柿酱、青豆、高汤，再放煎好的鱼段，改用小火略烧2分钟左右即可入味，再用大火烧开，然后淋少许香油即成。

功效 色鲜味香，开胃增食，养肝益肾。

海虾豆腐

原料 豆腐400克，虾米、榨菜、青菜叶、白糖、料酒、精盐各适量。

做法 ❶ 豆腐经盐水烫过后，切成小方块；榨菜切细末；青菜叶切成细末。

❷ 锅内放油烧热，放入虾米炒香后，下豆腐，轻轻翻炒。加料酒、白糖、水，中火焖煮4~5分钟，加入

榨菜末和青菜末，用味精调味即可。

功效 本菜口味清淡鲜美，提供优质动物和植物蛋白质以及钙、磷、钾和维生素 C 等。

羊肉冬瓜汤

原料 瘦羊肉 100 克，冬瓜 250 克，酱油、精盐、味精、葱花、姜末、植物油各适量。

做法 ① 羊肉洗净切薄片，用酱油、精盐、味精、葱花、姜末拌好；冬瓜去皮，洗净，切片。

② 炒锅上火，入油烧热，下冬瓜片略炒，加少量清水，放入拌好的羊肉片，烧熟即成。

功效 羊肉有营养滋补的作用；冬瓜含有丰富的维生素 C、维生素 B_1、维生素 B_2、钙、磷、铁、蛋白质等成分，有利尿消肿的作用。此汤菜是孕妇补精血、益虚劳的佳品。

胎教小课堂

如何做动作胎教

这时期的胎宝宝已经脱离了孕早期的危险，胎盘也发育得较稳固，运动时不会受到冲击，准妈妈可以放心地对胎宝宝进行运动胎教。

准妈妈双手置于腹部，轻轻推动胎宝宝，让胎宝宝在宫内"散步"。准妈妈在训练时，思想一定要集中，手法要轻柔，要循序渐进，训练时间最长不超过 5 分钟。

值得注意的是，动作类胎教方法对于怀孕 12 周以内或是临近产期有早期宫缩等可能出现流产、早产的准妈妈都不宜进行。

准妈妈下棋安身心

棋类运动非常适合准妈妈来玩，既活动了大脑又可以让自己在下棋的过

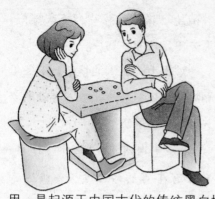

程中变得平静，起到一定安心宁神的作用，非常有利于胎宝宝健康发育。而且下棋至少要2个人，这就把准爸爸也拉了进来，促进了夫妻间的沟通，让夫妻关系更和谐。

五子棋是一种两人对弈的纯策略型棋类游戏，很适合准妈妈玩，棋具与围棋通用，是起源于中国古代的传统黑白棋种之一。

第22周　胎动更频繁了

孕育历程周报

胎宝宝发育刻度尺 ●●●●●●●●●●●●●●●●●●●●●●●●●

　　22周的胎儿身长大约19厘米，体重350克，看上去已经很有小宝宝的样子了。宝宝由于体重依然偏小，这时候的皮肤依然是皱的，红红的，样子像个小老头。当然这皱褶也是为皮下脂肪的生长留有余地。22周的胎儿看上去滑滑的，像覆盖了一层白色的滑腻的物质，我们称之为胎脂。胎脂可避免皮肤在羊水长期的浸泡下受到损害。很多宝宝在出生的时候身上还都会带有这样的胎脂。此外，宝宝的牙齿也开始发育了，这时候主要是恒牙的牙胚在发育。

准妈妈的变化

进入孕6月后，准妈妈的体重增长开始加速，增加量比较明显，每周大约增加350克。腹部也明显的突出，从外观上看已经有十足的孕妇相了。子宫进一步增大，子宫底逐渐升高，在以后的一段时间内将经历一个从脐下到与肚脐平齐，逐渐超越肚脐，到达肚脐上部的过程。

这些变化在外人看来有些大，但准妈妈自身感觉可能不明显。有的准妈妈行动略笨拙些，有的准妈妈仍如往常，非常灵活。如果感觉良好，完全不用刻意保养。

本周进入了"胎动期"，胎动变得规律起来，胎宝宝肢体活动增加，而且很有力，动作也都是大幅度的。腹壁较薄的准妈妈经常可以看到腹部的凹凸变化，那是胎宝宝踢腿、伸胳膊或跳跃时碰触腹壁导致的。

准妈妈日常护理指南

准妈妈不宜久留厨房

家庭中厨房是粉尘、有毒气体密度最大的地方，甚至超过一些工厂。液化气燃烧后，二氧化碳的浓度比室外高出许多倍；煤燃烧后，释放出大量二氧化硫、二氧化氮、一氧化碳，而且煤烟中还含有强烈致癌物——苯并芘。除此之外，煎炒食物也会产生大量油烟。若厨房通风不良，则二氧化碳平均浓度为国家标准的5倍，氢氧化物的平均浓度为14倍，特别是苯并芘远远超过了室外空气中的浓度。所以专家提醒：

（1）准妈妈应少去厨房，或尽可能减少在其中的停留时间。

（2）家庭厨房要安装排风扇或排油烟机，以利于除烟除尘。

（3）有条件的可适当选些电炊具，如电饭煲之类。

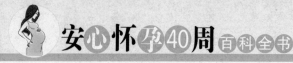
吃兔肉会得兔唇吗 ● ● ● ● ● ● ● ● ● ● ● ● ● ● ●

有人说孕妇若是吃了兔肉，生下的孩子便会得兔唇，这种说法是没有科学报据的。兔唇，在医学上称为"唇裂"，是一种小儿常见的先天性畸形。唇裂既与遗传基因组合有关，又与病毒感染、药物、内分泌失调、营养不足、缺氧、环境污染等因素有关，而与孕妇是否吃兔肉毫不相干。小儿唇裂，贵在预防。妊娠妇女要做到以下几点：

（1）保持精神舒畅，避免一切不良刺激。

（2）加强营养，防止偏食，尤其要注意早孕反应期间的营养补充，多吃含蛋白质丰富的食物和新鲜蔬菜瓜果。

（3）禁止近亲结婚生育。

（4）孕期要特别注意避免病毒感染，尤其是流感、风疹病毒的感染。

（5）戒烟酒，切勿滥用药物，以防药物所致畸形。

准妈妈洗澡注意多 ● ● ● ● ● ● ● ● ● ● ● ● ● ● ●

妊娠中后期，由于母体内分泌的改变，新陈代谢逐渐增强，汗腺和皮脂腺分泌旺盛，会比常人更需要沐浴，以保持皮肤清洁，预防皮肤、尿路感染。但在妊娠期洗澡时，如果不注意方法，有可能对母体和胎宝宝的健康造成影响，甚至是永久性的损害。

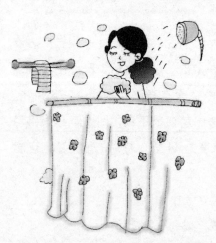

在整个妊娠期的沐浴都要注意，严格掌握水温、时间和体位三项要素。

（1）水温。过高的温度，会损害胎宝宝的中枢神经系统。准妈妈体温比正常值上升2℃，会使胎宝宝的脑细胞发育停滞；如果上升3℃，则有杀死脑细胞的可能。因此而形成的脑细胞损害，多属不可逆转的永久性损害，胎宝宝出生后会出现智力障碍，甚至畸形，还可能导致癫痫。

一般来说，沐浴时水的温度越高、持续时间越长，损害越重。所以，妊娠期沐浴水温应当掌握在38℃以下，最好不要坐浴，避免让热水浸没腹部。

（2）时间。在浴室内沐浴，准妈妈容易出现头昏、眼花、乏力、胸闷等症状。因为浴室内空气逐渐减少，温度较高，氧气供应相对不足，加上热水的刺激，引起全身体表毛细血管扩张，使准妈妈脑部供血不足。母体如果供血不足，胎宝宝会出现缺氧、胎心率加快，严重的还会使胎宝宝神经系统发育受到不良影响。所以，时间应当控制在20分钟以内。

（3）体位。妊娠期间，母体内分泌功能发生多种改变，阴道中具有灭菌作用的酸性分泌物减少，母体自然防御功能降低。如果坐浴，水中的细菌、病毒容易进入阴道、子宫，导致阴道炎、输卵管炎或尿路感染，出现畏寒、高热、腹痛等症状，势必增加孕期用药机会，留下畸胎和早产隐患。因此，在整个妊娠期间，坐浴、盆浴最好能避免，以淋浴为佳。

本周饮食营养新知

准妈妈感冒后饮食注意事项

感冒的准妈妈在饮食上应注意以下几方面。

（1）多吃新鲜蔬菜和水果。

（2）可将橘子、酸梅、柠檬与温水同食，有清洁肠胃的作用，能让身体出汗，排出毒素。

（3）用陈皮冲开水或将其在水中煮开，当茶饮用，有强化黏膜的作用。

（4）喝热鸡汤，可收缩黏膜血管，减轻感冒症状。

（5）忌食各种油腻、黏滞、辛辣、坚硬的食物。

（6）多吃高蛋白、高营养的食物，以增强机体抵抗力，防治感冒。

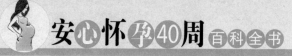

准妈妈吃鱼好处多 ●●●●●●●●●●●●●●●●●●●●

准妈妈多吃鱼，可使胎宝宝更加聪明。鱼类含有丰富的蛋白质、不饱和脂肪酸、氨基酸、卵磷脂、维生素D和钾、钙、锌等矿物质元素，这些都是胎宝宝发育所必需的。此外，鱼中有非常丰富的牛磺酸，后者能够直接影响脑细胞的增殖与成熟，对促进大脑发育有非常重要的作用，而且，牛磺酸还能间接地刺激人体对锌、铜、铁及其他16种游离氨基酸的吸收与利用。

营养食谱推荐 ●●●●●●●●●●●●●●●●●●●●

奶汤肚丝

原料 猪肚200克，姜5克，冬笋25克，熟鸡蛋黄片25克，冬菇（干）10克，味精0.5克，木耳（干）3克，葱10克，精盐3克，鸡汤或肉汤200毫升，烹饪油25毫升，香菜1克，胡椒粉少许。

做法 ❶先煮鸡蛋，去清取黄，切成4片。

❷冬笋、姜、发好的冬菇、木耳等都切成薄片。

❸香菜洗净，择好，切成香菜末。

❹先把猪肚漂洗干净，放进开水锅里煮开；捞出后，先刮去污物，放上精盐及醋等，用手揉去肚头里面的黏液；最后，用热水漂洗干净，放到开水锅里煮熟；捞出之后，切成8厘米长、4厘米宽的肚条；另在肚条一端，整齐地切开若干刀，使其呈佛手形状。

❺把锅放在旺火上，加入烹饪油、鸡汤、肚条，盖上锅盖，烧开，见汤汁呈乳白色的时候，就可加入味精、冬菇、木耳、熟蛋黄，再烧开时即可倒在汤碗内，撒上胡椒粉、香菜末即成。

功效 本菜含有人体所需的蛋白质、脂肪、钙、磷、铁等多种营养素，适宜于孕妇食用。

八珍豆腐煲

原料 净海参、净虾仁、净鱿鱼、

净干贝、鸡肝、冬笋、香菇、鹌鹑蛋各 30 克，豆泡 100 克，葱花 10 克，酱油、水淀粉各 1 大匙，白糖、精盐、鸡精、香油各 1 小匙，植物油适量。

做法❶ 将鱿鱼切花刀，海参切块，鸡肝切片，冬笋切片，分别焯水；鹌鹑蛋煮熟、去皮备用。

❷砂锅中倒入油烧热，煸香葱花，倒酱油，放入各主料和适量水炖 10 分钟，放白糖、精盐、鸡精调味，勾芡收汁，淋上香油即可。

功效 此汤品的多数原料都有高蛋白、高钙的特点，营养价值高，可以增强体质，快速消除疲劳，强化补钙。

 ## 胎教小课堂

 ### 给胎宝宝唱歌正当时

　　听觉能记录于脑电波中是在胎龄第 20～24 周，至胎龄 24 周左右，胎儿的耳蜗的形态和听神经的分化基本完成。因此，从 22 周开始，音乐胎教中应该增加准妈妈和准爸爸教胎宝宝"唱"音符的内容。

　　具体做法是：准妈妈或准爸爸采用练习音符发音。例如："1、2、3、4、5、6、7、i""i、7、6、5、4、3、2、1"，反复轻声教唱若干遍，每唱完一个音符停顿几秒钟，正好是胎宝宝复唱的时间。在教唱时，准妈妈应该充分地发挥自己的想象力，就好像子宫中的胎宝宝随着父母的音律和谐地跟着学唱。父母还可以选唱一些简单的乐曲。时间一长，音符刺激可以在胎宝宝的大脑中构成记忆，奠定后天的音乐基础。

　　在教胎宝宝唱音符时，室内应保持安静，尽量避免噪声干扰。每天教唱 1～2 次，每次 3～5 分钟。最好定时教，并拟订一个施教计划，由夫妻二人交替进行。

   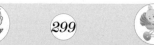

可爱的动物笑话 ••••••••••••••••••

小动物们每天快乐地生活在森林里，有时也会闹出不少笑话。今天，就让准妈妈给胎宝宝讲几个发生在小动物身上的笑话吧，让胎宝宝也体会一下动物们的欢乐世界。

忘交电费了

一群萤火虫在空中飞呀飞，其中有一只不发光！另一只就好奇地问它："哥们，你怎么不亮啊？"不发光的萤火虫幽默地答道："唉，哥们上月忘交电费了！"

第23周　真正的"大肚婆"

 孕育历程周报

 胎宝宝发育刻度尺 ••••••••••••••••••

23周的胎儿身长大约19厘米，体重400克左右，这个时候胎儿听力基本形成，他（她）已经能够辨认准妈妈说话的声音、心跳声音、肠胃蠕动发出的声音。宝宝肺中的血管形成，呼吸系统正在快速地建立。宝宝在这时候还会不断地吞咽，但是他（她）还不能排便，直到出生后他（她）才会自己独立完成这件事情。23周的宝宝更加喜欢听抒情优雅的古典音乐。你可以做一个实验，放些节奏快声音响的音乐，你会发现宝宝对这种音乐的反应很敏感，胎动次数增多、幅度加大；当音乐换成轻柔舒缓的，宝宝会安静下来。可见胎儿对音乐和声音很敏感。

准妈妈的变化

　　子宫增大将胃肠向上推移，使胃肠蠕动速度降低，从而使胃的排空变慢，所以准妈妈常有上腹饱足感和胃灼热感。子宫的增大还导致心率加快，准妈妈有时候会感觉心慌气短。

　　在孕23周的时候，子宫底的高度将近脐上2指，体重增加了5~7千克，比以前胖了许多。在孕中后期，准妈妈可能经常会感觉皮肤干燥，伴有一阵阵的瘙痒感，不抓不快。这是激素在起作用，抓挠解决不了，所以还是不要用力搔抓，以免抓破感染，可以咨询医生外用一些止痒的药物。另外，准妈妈的鼻腔黏膜此时比较干燥脆弱，加上鼻腔充血、肿胀，鼻子容易出血。发生鼻出血时不要慌张，及时止血即可。

准妈妈日常护理指南

定期化验尿蛋白

　　在妊娠20周以后，一般每隔2周去医院化验一次尿蛋白，测量血压，检查有无水肿等。一旦发现水肿、蛋白尿、高血压其中两种症状者，即为妊娠高血压综合征。

　　妊娠高血压综合征会出现蛋白尿是由于血压升高后全身小动脉、肾小动脉收缩痉挛，导致肾脏缺血缺氧，引起肾小球基底膜通透性增高，肾小管吸收功能不全，出现蛋白尿。定期检查蛋白尿可及时发现妊娠高血压综合征，以便及时采取措施。

出现宫缩不用怕

　　孕中期每个孕妇都有不规律宫缩，只是有人敏感，有人不敏感。频繁宫

   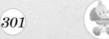

缩可能是由劳累、各种刺激、翻身、走路等动作造成的。过于频繁的宫缩会导致胎儿供血减少甚至流产。所谓频繁，应该是经常出现，或者稍微活动就出现。每天3～4次不能算异常。孕中期开始出现无痛性宫缩，随着孕周增加，其强度、频率也随之增加。它没有规律性，孕妇能感觉到，但没有痛感。如果宫缩太频繁，可以在充分休息后再看，看宫缩会不会减少。如仍不减少，服用控制宫缩的药物也是可行的，不过要有医生的指导。

本周饮食营养新知

准妈妈多喝豆浆好处多

准妈妈切记不要空腹饮豆浆，否则豆浆里的蛋白质大都会在人体内转化为热量而被消耗掉，不能充分起到补益作用。

豆浆由黄豆加水磨成，虽然其含有的钙、磷、糖等比牛奶低，但是豆浆除含有人体所需的8种氨基酸，其所含的维生素A、B族维生素以及铁、钾、钠等矿物质均高于牛奶，同时蛋白质、脂肪含量与牛奶相当。

孕妇经常喝豆浆可以维持正常的营养平衡、全面调节内分泌系统功能、优化血液循环、增加心脏活力、保护心血管，同时还能平补肝肾、抗癌、增强免疫力。

豆浆中的营养成分溶于水，食用后在体内易被人体消化吸收，在防治营养缺乏症上能起到重要的作用。豆浆中所含的蛋白质是植物蛋白，脂肪含量不高，有利于防止肥胖的发生。

准妈妈应忌食薯条、薯片

随着人们物质生活水平的不断提高，越来越多的地方出现了西式快餐，出售薯条、薯片等油炸的高脂肪、高热量食物。食用这些食物其实对孕妇是有害无益的。

德国最新研究成果表明：胎儿和新生儿特别容易受到炸薯条、薯片中含有的丙烯酰胺（一种可能致癌的化学物）的危害，丙烯酰胺很容易透过血-脑脊液屏障对神经造成损害，进而对胎儿幼嫩的大脑造成危害。因此，孕妇应禁食薯条、薯片等快餐食品。

营养食谱推荐

冬菇扣肉

原料 猪肉、冬菇各100克，鸡蛋2个，植物油、酱油、料酒各少许。

做法 ① 将猪肉刮洗干净后，切成5厘米长、1.5厘米厚的片状，下油锅略炒。

② 鸡蛋放到开水中煮熟，剥去壳，用酱油浸泡几分钟，下油锅中炸一下后取出，切成数瓣。

③ 肉与鸡蛋间隔排放于碗内，上锅蒸烂。

④ 冬菇炒一下垫底，将蒸好的肉扣在冬菇上即可。

功效 每100克猪瘦肉中含有17.7克蛋白质，这些蛋白质含有胎儿生长发育所必需的各种氨基酸，是重要的优质蛋白质的来源。成熟的冬菇含大量的麦角固醇，可补充体内维生素D的消耗，可预防软骨症、贫血病等。

肘子肉拌黄瓜

原料 黄瓜250克，熟肘子肉150克，海米、香菜、蒜泥各10克，精盐3克，香油、酱油、米醋各15毫升。

做法 ① 将黄瓜洗净、去把、切丝；熟肘子肉切丝；香菜洗净切成2厘米长的段；海米用沸水泡上。

② 把黄瓜丝码在盘内，上面码上肘子肉丝，放上香菜段，撒上海米。

③ 将精盐、味精、酱油、米醋、蒜泥、香油搅拌均匀后，浇在黄瓜和肘子肉上拌匀即可。

功效 此菜清淡可口，含有较多的动物蛋白质和动物胶质，还含有丰富的维生素及钙、铁、锌等矿物质及纤维素，有补血和润肠作用。

荸荠菜花虾羹

原料 虾仁、菜花、荸荠各100克，草菇、胡萝卜各50克，鸡蛋1个，姜 1 片，高汤 2 碗，水淀粉 2 大匙，精盐半小匙，酱油、植物油、香油、胡椒粉各适量。

做法① 将虾仁洗净，加入适量精盐和酱油腌渍 10 分钟，放入沸水中汆烫至熟，捞出来沥干水。

② 将草菇洗净，投入沸水锅中汆烫透，捞出来沥干水；将菜花洗净，掰成小朵，放入沸水中汆烫 1 分钟左右，过一遍凉水，捞出来沥干水。

③ 荸荠、胡萝卜分别去皮洗净，切成薄片；鸡蛋打入碗中，取出蛋黄，将蛋清打散备用。

④ 锅内加入植物油烧热，放入姜片爆香，加入高汤、草菇、荸荠、胡萝卜，大火煮 2 分钟左右。

⑤ 放入虾仁，加入精盐，大火烧开，用水淀粉勾芡，加入菜花，下入蛋清，搅拌均匀，待锅内沸腾，撒上胡椒粉，淋上香油即可。

功效 这道虾羹味道鲜美，而且含有丰富的蛋白质、脂肪、维生素和多种微量元素，非常有利于胎儿的生长发育。

胎教小课堂

色彩胎教给宝宝以不同的视觉感受

色彩能够影响人的精神和情绪，它作为一种外在刺激，通过人的视觉使之产生不同感受，给人以某种作用。因此，精神上是感到舒畅还是沉闷，都与色彩的视感有着一定的关系。

不舒服的色彩如同噪声一样，使人感到烦躁不安，而协调悦目的色彩则是一种美的享受。一般来说，红色使人激动、兴奋，能鼓舞人们的斗志；黄色明快、灿烂，使人感到温暖；绿色清新、宁静，给人以希望；蓝色给人的感觉是明静、凉爽；白色显得干净、整洁；粉红和嫩绿则预示春天，使人充满活力；灰色使人沉闷、忧郁；黑色使人肃穆、烦闷、丧气；浅绿浅蓝使人宁静轻松；橘黄使人胃口大开。

孕妇因体内激素的变化，往往性情急躁，情绪波动较大。因此，有意识地多接触一些偏冷的色彩，如绿色、蓝色、白色等，有利于稳定情绪。

  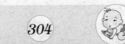

要使腹内小宝宝安然平和地健康成长，不宜多接触红、黑等色彩，以免产生烦躁、恐惧等不良心理，影响胎儿的生长发育。

 ## 每天定时进行音乐胎教

准妈妈进行音乐胎教应该每日定时，让胎宝宝养成按时"收听"的习惯和生物钟反应，每天早晚各做一次，每次 20 分钟左右。在进行音乐胎教时最好依照较固定的程序来做。

选择适合胎教的音乐，将收录机或 CD 机等放在离准妈妈正前方 1 米以上的距离，这样一是保证准妈妈左右耳收集到的声波相同；二是避免电磁波的辐射。选择那些音质柔和、优美，节奏明快、频率适中的音乐，不要选择那些节奏过于强烈、嘈杂，音频过高的音乐，也不要选择旋律低沉、悲哀、沮丧的乐曲。具体的音乐在前面的音乐胎教中已做过叙述，准妈妈们可以参考。

第 24 周　宝宝 1 斤重了

孕育历程周报

 ## 胎宝宝发育刻度尺

24 周的胎儿身长大约 25 厘米，体重 500 多克。宝宝这时候在妈妈的子宫中占据了相当大的空间，开始充满了整个空间。宝宝此时身体的比例开始匀称。这时候的宝宝皮肤薄而且有很多的小皱纹，浑身覆盖了细小的绒毛。

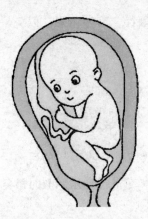

在前 20 周，习惯上我们提到的胎儿身长是指"头臀长"，即胎儿从头到臀部的长度。从本周开始，我们就要从头到脚趾测量了。这是因为在孕期的前一半，胎儿的腿蜷曲在躯干前面很难测量。到孕 6 月末期，胎宝宝身长约为 30 厘米，体重有 600 ~ 750 克，约为 4 个苹果的重量。现在，胎宝宝几乎所有的器官系统都完成了构造，只需做一些细微的调整就行了。

准妈妈的变化

准妈妈的腹围更大了，身体越来越沉重；脸上的妊娠斑可能更加明显，面积增大；腹部的妊娠纹颜色也有加重。另外，此时的准妈妈还会有眼睛发干、畏光的现象，这是正常现象，不必担心。

胎宝宝的大脑有了意识，准妈妈可以多给他一些锻炼。各种胎教都要坚持不懈地进行，以便促进他大脑的快速发育。

准妈妈日常护理指南

准妈妈洗澡忌坐浴

女性洗澡坐浴是不利的，孕期洗澡更不应坐浴，尤其孕晚期绝对禁止坐浴，防止引起早产。

通常情况下，女性的阴道会保持一定的酸度以防止病菌的繁殖。这种生理现象与卵巢分泌的孕激素和雌激素有着密切的关系。女性在怀孕期间，尤其是孕晚期，胎盘绒毛产生大量的雌激素和孕激素，而孕激素的产生量大于雌激素的就会造成阴道上皮细胞的脱落大于增生，从而使阴道环境的乳酸量降低，外来病菌的杀伤力随之增强。

准妈妈如果坐浴，沐浴后的脏水有可能进入阴道，容易引起宫颈炎、附件炎，甚至发生宫内或外阴感染而引起早产。因此，准妈妈不要坐浴，更不要到公共浴池里洗澡。

 ## 准妈妈手肿怎么办 ● ● ● ● ● ● ● ● ● ● ● ● ●

有的准妈妈在早晨起床时，容易感到手水肿和僵硬，这是睡觉时血液循环不良所导致的，可以通过下面的运动来进行缓解。

（1）手腕运动。轻轻晃动手腕，以不感到疼痛为适宜。

（2）指尖—手肘运动。

①弯曲手肘，双手用力握紧对侧肘部。

②用力张开双手，需要注意的是，准妈妈要保证双手完全张开。

③将手指一根根弯曲，然后回到基本姿势，如此反复数次，可以松弛手部的僵硬感。

（3）指尖—肩运动。

①准妈妈从右手的拇指开始一根根用左手像包住似地握着，另一侧的手也是同样操作。

②从肩膀到上臂，边轻轻压迫，边以感觉舒适的程度揉搓。

 ## 准妈妈要远离甲醛的危害 ● ● ● ● ● ● ● ● ● ● ● ●

甲醛污染主要来自于建筑材料、家具、地毯、燃料、吸烟、除臭剂、消毒液等，对于准妈妈来说，甲醛就像是危害胎宝宝的魔鬼。对于刚刚装修过的新屋，要开窗通风2个月后再入住。对于由一般性家庭用具引起的甲醛污染，最好的办法也是开窗通风，这样就能使室内甲醛的浓度迅速降低。在装修时，室内装饰可选用乙烯墙纸，以防止甲醛的挥发。此外，还可采用氨熏蒸消毒法降低甲醛浓度。具体方法是：把装满氨水的塑料盘放在房间内，并且使室内保持在27℃左右，熏蒸12小时以上，即可有效消除甲醛气体。

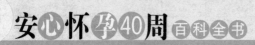

本周饮食营养新知

准妈妈不爱吃鱼怎么办 •••••••••••••••••

不喜欢吃鱼的准妈妈可以多吃坚果，并选用植物油来烹调食物。

鱼肉和畜肉一样，蛋白质含量丰富，约占 20%，水分占 65% ~80%，脂类占2% ~40%，而且含有丰富的维生素 D，能有效促进钙的吸收。此外，有些种类的鱼，例如鳗鱼，还富含维生素 A。鱼类含有大量 DHA，与脑部及神经传导有很大关系。不爱吃鱼的准妈妈，可能会缺乏蛋白质、脂肪、矿物质和维生素 D、维生素 A。建议这类准妈妈在日常饮食中适当增加以下食物的摄入量，以补充易缺乏的营养。

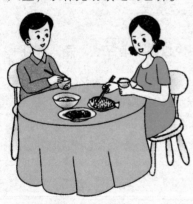

（1）食用鱼油。准妈妈最好选择以深海鱼为原料提炼而成的鱼油。

（2）用坚果当加餐。坚果的脂类含量丰富，可以作为不吃鱼的准妈妈的一种营养补充剂。

（3）做菜时多选用植物油。植物油如大豆油、菜籽油、橄榄油等是脂肪酸很好的来源，但要控制用量。

孕妈忌饥饱不一 •••••••••••••••••

有的准妈妈担心吃得过多，胎宝宝会过大过重，不利于分娩，或者是忧虑自身发胖增重，影响产后体形美，因此有意识地节食。但营养物质摄入受到人为限制，可使准妈妈抵抗力下降，易患多种妊娠并发症，还可以使体力下降，不利于日后分娩。同样，有的准妈妈大吃特吃，一次吃得过多，大量的血液就会集中到胃里，反而造成胎宝宝供血不足，影响胎宝宝生长发育。

营养食谱推荐

凤凰蛋

原料 鸡蛋 6 个，猪瘦肉 400 克，2 个鸡蛋的蛋清、酱油、精盐、味精、料酒、水淀粉各适量，葱末、姜末各少许，花生油 500 毫升（约耗 5 毫升）。

做法 ❶将 6 个鸡蛋放入冷水锅内，上火煮熟，用凉水冲凉，去壳备用。

❷猪肉洗净，剁成泥，放入碗内，加葱末、姜末、鸡蛋清、水淀粉、酱油、精盐、味精、料酒，搅至上劲，分成 6 份，包在每个鸡蛋上，用手团光备用。

❸将包好的鸡蛋放入热油锅内炸透捞出，将每个鸡蛋一切两半，蛋黄朝上放在盘内，排成圆形，再将剩余的调料和清水 50 毫升倒入盘内，上笼蒸 20 分钟，取出上桌食用。

功效 此菜色泽红黄，鲜香可口，含有丰富的维生素 A、维生素 D 和铁等营养素，也是蛋白质、维生素 B_1、维生素 B_2 等营养素的良好来源。常食可有效防治维生素 A、维生素 D 及铁营养素的缺乏症。

银鱼青豆松

原料 银鱼干 50 克，青豆角 200 克，瘦猪肉 200 克，胡萝卜丁、姜、精盐、糖、香油、料酒、水淀粉各适量。

做法 ❶银鱼干洗净，用清水浸泡 20 分钟，控干水，用热油炸脆；青豆角洗净切粒；瘦肉剁细；将精盐、糖、香油和水淀粉调成芡汁备用。

❷锅内放油烧热，先爆香姜，放入青豆角粒、胡萝卜丁炒熟，加入瘦肉，烹入料酒，下芡汁，收汁盛盘，再放上银鱼即可。

功效 银鱼富含蛋白质、钙、磷、铁和各种维生素等营养成分，具有补虚、养胃、益肺、利水之功效。准妈妈食用此菜，可开胃健脾，预防孕期水肿，止咳嗽。

黄瓜银耳汤

原料 嫩黄瓜、水发银耳各 100 克，大枣 5 枚，精盐 1 小匙，白糖适量。

做法 ❶将黄瓜洗净，切成薄片；银耳撕成小朵，洗净；大枣用温水泡透备用。

❷锅内加花生油烧至五成热，加适量清水，用中火烧开，下入银耳、大枣，煮5分钟左右。

❸下入黄瓜片，加入精盐、白糖，煮透即可。

功效 黄瓜性寒，味甘，有清热解毒、利水消肿等功效；银耳具有补肾、润肺、生津、止咳的功效。孕妇常喝此汤，对缓解妊娠不适有利。

胎教小课堂

准妈妈坚持阅读好处多 ●●●●●●●●●●●●●●●●●●●●

用医学的观点解释，人体必需的 14 种维生素都能够促进大脑细胞的兴奋，并可维持人体各组织器官的正常功能。而持之以恒地读书，则会使大脑充满活力。

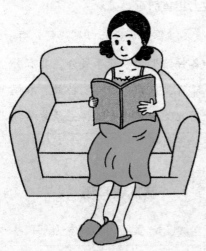

准妈妈通过阅读书籍，可以形成敏捷的思维和丰富的联想。医学研究表明：母亲思考和联想能够产生一种神经递质，这种神经递质经过血液循环进入胎盘而传递给宝宝，然后分布到宝宝的大脑及全身，并且给宝宝脑神经细胞的发育创造一个与母体相似的神经递质环境，使宝宝的神经向着优化方向发展。因此，准妈妈阅读有益的书刊，就犹如为子宫中的宝宝服用了"超级维生素"，使宝宝能够健康发育。

给胎宝宝唱首儿歌吧

儿歌优美的旋律、和谐的节奏、真挚的情感，可以给人带来美的享受和情感的熏陶，不但深受儿童的喜欢，很多成年人也很喜欢。对于准妈妈而言，她们既会情不自禁地憧憬孩子出生后的美好时光，也会回想起自己儿时的欢乐时光，在听、唱儿歌中获得愉快的情感享受。

儿歌语言浅显、明快、通俗易懂、口语化，有节奏感，便于吟诵，更容易被胎宝宝"听懂"，适宜用来"教育"胎宝宝。因此，儿歌适合准妈妈听，适合准妈妈唱，同样也适合用来给胎宝宝做胎教。

第25周　身体越来越沉重

孕育历程周报

胎宝宝发育刻度尺

此时胎儿体重稳定增加，与上周相比又长了100多克，大约已有570克了，皮肤很薄而且有不少皱纹，几乎没有皮下脂肪，全身覆盖着一层细细的绒毛，样子像个小老头，但身体比例已较为匀称。胎儿在妈妈的子宫中已经占据了相当多的空间，开始充满整个子宫。胎儿舌头上的味蕾正在形成，胎儿也有偏好甜食的特点呢，你知道吗？

准妈妈的变化

在孕7月，准妈妈的身体仍有一些让人不那么愉快的状况：妊娠纹、妊娠斑加重，腹部沉重，皮肤瘙痒，腰腿痛，小腿有时会抽筋，也有可能出现静脉曲张，行动笨拙。

这些变化都是正常的，是每一个准妈妈都会经历的，不要担心也不要烦躁，尽量以平和、愉快的心态应对这些变化。

需要引起注意的是脱发问题。如果只是少量脱发，可以不必在意，如果大量脱发，可能是因为贫血或营养不足引起的，要给予足够的重视，及时检查治疗。

 准妈妈日常护理指南

准妈妈的驱蚊策略

夏季妊娠的准妈妈，因为呼出的气体含有疟蚊所钟爱的物质，如二氧化碳和一些潮湿的气体等，而且准妈妈排汗量大，这使得准妈妈常常被蚊子锁定，甚至比未怀孕的女性更易遭蚊子"光顾"。因此，不少准妈妈竭尽所能地尝试各种灭蚊方法，以便及时摆脱蚊子的纠缠。

准妈妈最好不要用风油精或清凉油驱蚊，其中的冰片可能会超出准妈妈的承受力，很容易造成早产。蚊香等化学驱蚊剂要慎用，若一定要使用的话，最好严格按照一定的顺序来操作，即点上蚊香后立即回避1～2小时，回来后立即打开窗通风，以防准妈妈和胎宝宝中毒。购买蚊香时，不可贪图小便宜，要到正规的超市购买，还要注意蚊香的一些成分标识，一般含有机氯、有机磷等成分的蚊香不宜使用。

预防早产的生活习惯

早产和准妈妈的健康状况有直接关系。准妈妈患有糖尿病、高血压等疾病时，胎盘就不能有效地保护胎儿，也无法向胎儿供给营养，这样就可能导致胎儿早产。因此，应坚持定期检查，及时发现身体的异常，并采取相应措施，只有这样，才能最大限度地防止早产。

另外，妊娠期间不要使自己过度劳累，而且要保证充足的睡眠、减少心理压力、不要使腹部受到撞击等，总之要对身体进行全方位的呵护。在生活中，要养成下面这些好习惯，就能最大限度地预防早产。

（1）保证充分的休息和睡眠时间。

（2）放松心情，不要有心理压力。

（3）不宜进行激烈的运动。孕期从事剧烈运动会导致子宫收缩，当身体状态不佳时，应适当休息。不过产妇操等轻微的运动既可以使心情舒畅又可以增进体力，应该持之以恒。

（4）腹部痛时，应当卧床休息。

（5）不要吃过咸的食物，以免导致妊娠高血压疾病。

（6）考虑到胎儿和准妈妈的健康，应均匀摄取营养丰富的食物。

（7）不要从事压迫腹部的劳动，不要提重物。

（8）经常清洗阴部，防止阴道感染。

（9）出现忧郁症的症状时，应及时向医生咨询。

准妈妈会呼吸短促

怀孕期间因为必须"一人吸两人用"，因此你的呼吸系统会发生巨大的变化，帮助你吸进更多的氧气。怀孕期间你时常会觉得上气不接下气，甚至还会觉得吸进的空气不够，这些喘不过气来的现象，并不表示你或宝宝体内缺氧，只不过是表示你的肺没有足够的空间扩张，你的身体在进行抗议而已。

到了怀孕后期，喘不过气来的频率和强度都会增加，这是因为子宫的膨大限制了肺部每次呼吸时的扩张能力。为了弥补下方被挤掉的呼吸空间，怀孕激素会刺激你多呼吸，并且更有效率地呼吸。这样才能确保你和宝宝都获得足够的氧气。

如果这些正常喘不过气来的现象只是偶尔出现，那你就不必担心。到了第9个月，宝宝会下降到你的骨盆，对横膈膜的压力也就会消除，你的呼吸就能够比较顺畅了。

 本周饮食营养新知

控制晚餐后水分的摄入 •••••••••••••••••

准妈妈尿频的现象具有普遍性，尤其在妊娠7个月以后，尿频症状会更严重和明显。这多半是因为准妈妈在妊娠期，子宫变得越来越大，以致膀胱被子宫不断地压迫所致。

摄入过量的水分，并不是准妈妈尿频现象出现的原因，但是准妈妈如果晚上因为喝水多而多次醒来上厕所，则会极大地影响睡眠质量、缩短睡眠时间，因此准妈妈最好在晚餐过后，控制过多水分的摄入。这虽然起不到实质性作用，但多少能够减轻一点症状，准妈妈一定要高度重视。

芹菜可通便降压 •••••••••••••••••••••••

芹菜是一种可以增强精力的蔬菜，具有独特的气味，且含膳食纤维较多，有很好的通便作用，并可辅助治疗高血压。芹菜中含有较多的水溶性维生素，还含有维生素P，能降低毛细血管通透性，加强抗坏血酸作用。此外，芹菜还有清热、利湿、醒脑的作用，能有效降低妊娠高血压综合征患者血压，同时，对于高血压引起的头昏眼花、肩酸、头痛等症也非常有效，而且它对于降低血清胆固醇也有一定功效。新鲜的芹菜榨汁喝，效果很好。

营养食谱推荐

腰果炒鸡丁

原料 鸡腿肉150克，腰果100克，鸡蛋1个，胡萝卜小半根，葱末、姜末、蒜末、蚝油、淀粉各1小匙，料酒2小匙，白糖、精盐各半小匙，植物油适量。

做法 ❶ 将鸡腿肉洗净，切成1.5厘米见方的小丁备用；将鸡蛋磕破，取蛋清加入鸡丁中，加入1小匙料酒、蚝油、淀粉和少许精盐，腌渍10分钟。

❷ 将腰果洗净，投入沸水中汆烫5分钟，捞出沥干水分备用；胡萝卜洗净，切成小丁备用。

❸ 锅内加入植物油烧热，倒入腰果用小火慢慢炸熟，捞出控油，继续加热油锅，倒入鸡丁，小火炸熟，捞出控油。

❹ 锅中留少许底油烧热，倒入葱、姜、蒜爆香，加入鸡丁、腰果，烹入料酒，加入精盐、白糖，大火炒匀即可。

功效 腰果具有润肠通便、降压、利尿的功效，其中所含的油脂，还能起到润肤美容的作用；鸡肉中含有大量的磷脂、蛋白质和维生素A。两者搭配食用对帮助准妈妈和胎宝宝提高免疫力具有重要意义。

鸭块白菜

原料 鸭肉、白菜各150克，姜5片，料酒2大匙，精盐1小匙，鸡精少许。

做法 ❶ 将鸭肉洗净，切成小块；白菜择洗干净，切成4厘米长、2厘米宽的条备用。

❷ 将锅置于火上，放入鸭块，注入适量清水（以刚没过鸭块为度），大火煮沸，撇去浮沫，加入料酒、姜片，用小火炖至八成熟。

❸ 下入白菜，用大火一起煮烂。

❹ 加入精盐、鸡精调味即可。

功效 白菜含有丰富的粗纤维，具有润肠、排毒、利水消肿的功效；鸭肉具有滋阴养胃的功效，两者搭配食用，有助于提高身体免疫力，缓解便秘和生理性水肿。

槐花猪肚汤

原料 猪肚 200 克，木耳 15 克，槐花 20 克。

做法 将猪肚用盐擦过，除黏液，冲洗干净，切块，木耳浸软去蒂，槐花洗净后煮水，去渣留汁；先将猪肚与 10 杯清水同放入煲内，煮滚后加木耳、槐花汁再煮至猪肚软熟，调味即可食用。

功效 开胃健脾，补脑益智。

胎教小课堂

和胎宝宝一起享受日光浴

准妈妈可以时常带胎宝宝进行日光浴，至于什么时候晒太阳，应根据季节、时间以及每个人的具体情况灵活掌握。假如是烈日炎炎的盛夏季节，就用不着专门去晒太阳，树荫里的散射阳光就足以满足准妈妈的需要了。一般来说，春秋季以每天 9～16 时，冬季以 10～13 时阳光中的紫外线最为充足，准妈妈可选择在这段时间晒太阳。

继续进行触摸胎教

触摸是胎宝宝与准妈妈的直接互动，现在胎宝宝的反应越来越灵敏，准妈妈应持续以触摸的方法进行胎教。

准妈妈平卧在床上，保持轻松的状态，一只手捧着肚子，另一只手轻轻拍或抚摸或推动胎宝宝。也可以用一只手轻压、逗弄胎宝宝，做完以上的某个动作后等待他的回应，当胎宝宝习惯挤压后，他还会主动迎上来。当准妈妈能够摸出他的头、四肢和背部时，再采用轻轻拍摸的方式让他活动。如果胎宝宝在翻身、手足转动时，准妈妈可以轻拍帮助他进行动作练习。

准妈妈在进行触摸胎教时，每完成一个动作都要等待胎宝宝的反应，以决定是否要继续下去。触摸胎教每天要进行 2～3 次，每次 5 分钟左右，时间选在胎宝宝活跃的时候进行。在孕晚期，准妈妈开始出现不规律宫缩，就不要再进行抚摸了，以免引起早产。

第 26 周　放松心情陪宝宝成长

孕育历程周报

胎宝宝发育刻度尺 •••••••••••••••••••

现在胎儿的体重在 800 克左右，坐高约为 22 厘米。皮下脂肪开始出现，但并不多，胎儿还是显得瘦瘦的，全身覆盖着一层细细的绒毛。

此时胎儿开始有了呼吸动作，当然并不会真的吸入空气，胎儿的肺部尚未发育完全。

研究发现，这个时候胎儿的大脑对触摸已经有了反应，而且胎儿的视觉也有了发展，他的眼睛已能够睁开了。在光线变化明显的地方，胎儿就会自动把头转向光亮的来处，这说明胎儿视觉神经的功能已经在起作用了。

准妈妈的变化 •••••••••••••••••••

准妈妈的腹部还在增大，子宫底高也在上升。本周子宫底高约有 26 厘米，子宫底在肚脐上约6厘米处。准妈妈的体重现在增加了约8千克。

腹部增大、体重增加使准妈妈越来越臃肿，行动也变得笨拙，行事要更小心，不要剧烈运动，不要搬动重物，走路要稳当、缓慢。准妈妈此时可能会感觉到更多的不适，如腰背痛、骨盆痛、大腿痉挛、头痛等，少数准妈妈偶尔还会出现心律失常。不过不要担心，这些不适症状在产后都会自行消失。

准妈妈日常护理指南

 ### 准妈妈心神不安怎么办

此阶段对准妈妈来说，安心舒服的睡眠是一种奢侈，尿频、饥饿感及胎动都使准妈妈的睡眠支离破碎。睡眠不好的准妈妈可能会心神不安，经常做一些记忆清晰的噩梦，此时不妨试着向准爸爸或亲友诉说自己的内心感受，在他们的帮助下放松下来。准妈妈会发现脸上和腹部的妊娠斑更加明显并且增大，有的准妈妈还会感觉眼睛发干、畏光。这些都是正常的现象，不必担心。

 ### 准妈妈可以腹式呼吸

到这个时候，对于长大的胎儿来说，子宫这个摇篮好像已经显得狭窄了。这个时候，若准妈妈学会腹式呼吸，就可以将充足的氧气输送给胎儿。正确的姿势是：背后靠一小靠垫，把膝盖伸直，全身放松，把手轻轻放在肚子上，然后开始做腹式呼吸，用鼻子吸气，直到肚子膨胀起来；吐气时，把嘴缩小，慢慢地、有力地坚持到最后，将身体内的空气全部吐出。注意吐气的时候要比吸气的时候用力，慢慢地吐。每天做3次以上。

如何缓解腰部疼痛

妊娠中期以后，准妈妈常感到腰背疼，引起腰背疼的原因很多。

（1）怀孕后，子宫迅速增大，胎儿也与日俱增，增加了腰椎的负担。准妈妈腹部隆起，为了保持平衡，站立时必须挺腰，时间一久，腰背肌肉疲劳引起腰背疼。

（2）怀孕以后，为了胎儿产出，准妈妈的骨盆韧带松弛，容易疲劳，造成腰背疼。

（3）增大的子宫压迫主动脉和下腔静脉，血液回流受阻，引起腰背疼。准妈妈腰背疼痛是生理反应，不是病，只要注意自我保健，是可以减轻的。

（4）首先要注意保持良好的姿势，站立时骨盆稍向前倾，肩膀稍向后。避免较长时间站立、坐、走，要注意劳逸结合，姿势要常变化。

（5）不要穿高跟鞋，穿高跟鞋会加重腰疼。怀孕造成的生理性腰疼，分娩后就会消失。因此不用治疗，特别是不要服药、贴膏药，可以多散步，少站立，做做准妈妈操，适当休息。

（6）走路时要全身放松，坐时腰要舒服地靠在椅背上，不要长时间坐凳子。平卧睡觉时，可在膝关节后方垫个枕头或软垫，使髋关节、膝关节屈曲起来，帮助减少腰背后伸。

本周饮食营养新知

帮助准妈妈入眠的食物

妊娠期的准妈妈一般必须保证每天至少8小时的睡眠时间，一旦出现失眠，不仅会影响胎宝宝的正常生长发育，还会影响准妈妈的身体健康，更会影响分娩过程的顺利进行。

（1）睡前喝一杯热牛奶。牛奶富含色氨酸，能够补充大脑所需的化学物

质，起到诱发睡意的效果。另外，相比凉牛奶，热牛奶的热量更能够促进全身放松，帮助入睡。

（2）睡前吃些蛋白质丰富的零食。失眠的同时伴有多梦、头痛、盗汗症状的准妈妈，可以在睡前多吃些富含蛋白质的零食如鸡蛋，可以给大脑提供能量，以达到促进睡眠的作用。

（3）适量吃些核桃。核桃有治疗神经衰弱、健忘、失眠、多梦的功效。准妈妈可早晚吃几颗核桃，有利于睡眠。

准妈妈不宜多食菠菜 ●●●●●●●●●●●●●●●●●

人们一直认为菠菜含有丰富的铁质，具有补血功能，所以家人都会让准妈妈多吃菠菜。其实，这是一种错误的做法，是人们对菠菜长期以来的误解所致。专家经过检测发现，菠菜中所含的铁并不多，多吃菠菜起不到补血的效果。不仅如此，菠菜中还含有大量的草酸，而草酸会影响锌、钙的吸收。吃多了菠菜，准妈妈体内钙、锌的含量会减少，这非常影响胎儿的生长发育。

营养食谱推荐 ●●●●●●●●●●●●●●●●●

红烧海参

原料 水发海参 100 克，瘦肉、白菜各 200 克，生姜丝、葱丝、高汤、料酒、酱油、精盐、糖、淀粉、蚝油、香油、胡椒粉、花生油各适量。

做法 ❶将精盐、糖、酱油、料酒、高汤调成煨料；再将蚝油、淀粉、香油、胡椒粉、清水调成芡汁。

❷将海参、姜、葱放入开水内煮5分钟，切丝；瘦肉切丝，加入酱油、淀粉、花生油拌匀待用；白菜入沸水中焯一下捞出。

❸锅中下入花生油，烧热，放入姜、葱爆香，加入海参及煨料煮至海参软烂，放入瘦肉丝，炖2分钟后加

入白菜、芡汁，炒熟上盘即成。

功效 海参的营养价值极高，含丰富的优质蛋白质、钙和钠，具有补血调经、安胎及利于生产的作用。

牛奶豆浆小米粥

原料 小米 50 克，牛奶或豆浆 1 杯，蜂蜜或冰糖适量。

做法 ❶ 将小米粥煮熟，注意尽量稠一些。

❷ 再将牛奶或豆浆加入煮烂的小米粥中，小火煮 5 分钟。加蜂蜜或冰糖适量即可。

功效 健脑，补脑。

香菜牛肉末

原料 牛肉 200 克，香菜 100 克，葱、姜、酱油、糖、花生油、清汤、香油、胡椒粉、精盐各适量。

做法 ❶ 将牛肉剁碎；香菜择洗干净，切成小段；葱、姜洗净，切成末。

❷ 净锅置火上，放入花生油烧热，下入葱、姜末煸香，放入牛肉煸炒，炒至水分干时加入酱油、糖、清汤，至牛肉熟烂，放入精盐、香油、香菜段、胡椒粉即可。

功效 此菜富含蛋白质、脂肪、维生素 B_2 及纤维素等，适宜孕妇食用。

胎教小课堂

美化居室环境也是胎教

良好的环境不仅可以让孕妇的心情舒畅、身心放松，而且还能够促进胎儿的成长发育。居室环境对于孕妇是非常重要的，最基本的要求是要使居室整洁雅观。可以在居室的墙壁上悬挂一些活泼可爱的宝宝画片或照片，他们可爱的形象会使孕妇产生许多美好的遐想，形成良好的心理状态。悬挂一些景象壮观的油画也是有益的，它不仅能增加居室的自然色彩，而且能使人的视野开阔。也可以在居室悬挂一些隽永的书法作品，时时欣赏，以陶冶性情，书法作品的内容常常是令人深思的名句，从中不仅能欣赏字体的美，更能感受到一种使人健康向上、给人以鼓舞的力量。

给胎宝宝做体操

胎宝宝一般在傍晚时活动较多，最好选择此时进行抚摩互动。准妈妈排空膀胱后，仰卧于床上或坐在舒适的椅子上，全身放松，把双手手指放在腹部。然后，伴着轻松的音乐，按从上到下、从左到右的顺序，轻轻、反复做抚摩动作。经过一段时间，只要准妈妈一触摸，胎宝宝就会一顶一蹬地主动迎上来。

第 27 周　胎动像波浪一样

孕育历程周报

胎宝宝发育刻度尺

27 周的胎儿体重已有 900 克左右了，身长大约已达到 38 厘米，坐高大约为 25 厘米。很多胎儿此时已经长出了头发，眼睛也已可以睁开。这时胎儿的听觉神经系统也已发育，同时对外界声音刺激的反应也更为明显。你可以继续为他讲故事或者给他听音乐，这会让你和胎儿都感到平静和愉快。

这时胎儿的气管和肺部还未发育成熟，但是胎儿的呼吸动作仍在继续，当然是在水中呼吸而不是在空气中，不过这对他将来真正能在空气中呼吸的确是一个很好的锻炼。

准妈妈的变化

到了孕 27 周，准妈妈的子宫底高度会继续上升约 1 厘米，达到肚脐上约 7 厘米处，整个子宫底高度为 27 厘米。

身体负荷加重，身体重心前移，准妈妈腰酸背痛的感觉会更加明显。另外，乳房的胀痛感可能加剧。子宫更加接近肋缘，呼吸急促、心悸的感觉也更明显一些。准妈妈对生产的心理负担越来越大，建议多看些介绍分娩知识的书籍或者练习孕妇操，帮助自己缓解压力。

准妈妈日常护理指南

准妈妈胃又不舒服了

到了孕中晚期，孕妇没有了早孕反应，胃口变好了，但是每餐后，总觉得胃部有烧灼感，有时烧灼感逐渐加重而成为烧灼痛，尤其在晚上，胃灼热很难受，甚至影响睡眠。这种胃灼热通常在妊娠晚期出现，分娩后消失。

孕中晚期胃灼热的主要原因是内分泌发生变化，胃酸反流，刺激食管下段的痛觉感受器引起灼热感。此外，妊娠时巨大的子宫、胎儿对胃有较大的压力，胃排空速度减慢，胃液在胃内滞留时间较长，也容易使胃酸返流到食管下段。

为了缓解和预防胃灼热，在日常饮食中应避免过饱，少食用高脂肪食物等，不要吃口味重或油煎的食品，这些都会加重胃的负担。临睡前喝一杯热牛奶，是减轻胃灼痛的好办法。特别提醒的是未经医生同意不要服用治疗消化不良的药物。

准妈妈骑自行车的注意事项

只要活动适宜，在妊娠初、中期，骑自行车仍不失为一种比较好的运动方式，但必须注意以下几点：

（1）要骑女式车，以利于上下车方便。

（2）调整车座的倾斜度，让车座后边稍高一些，并套上一个厚实柔软的座套。

（3）骑车时活动不能太剧烈，剧烈时易形成下腹腔充血，容易导致早产、流产。

（4）骑车时间不宜过长，外出购物不要负荷太重。

（5）骑车不要上太陡的坡或是在颠簸不平的路上行驶，因为这样容易造成会阴部损伤。

（6）人多的地方最好下车推行，避免和他人发生碰撞或因躲闪不及而摔倒。在妊娠后期最好不要骑车，以防羊水早破。

准妈妈要预防贫血

在妊娠后期，孕妇体内新陈代谢加快，子宫、胎儿、胎盘的生长使血容量需求大大增加，如果不加以注意，很容易发生贫血。

妊娠期贫血，大多属于缺铁性贫血。成人体内含有 3 ~ 5 克铁，其中 70% 合成血红蛋白，成为红细胞的组成成分。在正常情况下，成人每日要从食物中摄取 1 毫克的铁。生育年龄妇女因月经失血，以及妊娠、分娩、哺乳等，消耗铁较多，更需要及时补充。一般妊娠后期母体内血液量将增加 1/3，所需的铁约 1 克，这些铁都要靠膳食来补充。

因此，孕妇要注意合理地安排饮食，有计划地增加富含铁的食物。如果没有发生贫血，每日所吃的食物应含 20 毫克以上的铁，如果已发生贫血，则需补充 40~60 毫克铁，同时还应在医生指导下服用铁剂。

本周饮食营养新知

大枣是天然的维生素丸 ●●●●●●●●●●●●●●●●●●

大枣是一种营养丰富的滋补品，含有丰富的糖分和维生素 C，鲜枣、干枣的含糖量分别为 37%、70%，维生素 C 的含量要比苹果高七八十倍。

大枣中还含有相对较多的叶酸、胡萝卜素和黄酮类物质。另外，大枣具有补脾益气、润肺生津、养颜驻容、延年益寿之功效，对于准妈妈强身健体及胎宝宝生长发育都有非常大的帮助。

维生素 C：维生素 C 是准妈妈和胎宝宝所必需的营养物质，对胎宝宝形成细胞基质、生成结缔组织以及心血管的生长发育、造血系统的健全都有着重要的作用。维生素 C 还可增强母体的免疫力，促进准妈妈对铁质的吸收。

叶酸：叶酸参与血细胞的生成，促进胎宝宝神经系统的发育。叶酸缺乏可能导致胎宝宝神经管发育畸形，易造成先天性神经管缺陷，导致无脑症与脊柱裂等先天畸形。怀孕期间缺乏叶酸，准妈妈会有贫血、倦怠、脸色苍白、呼吸急促等症状，同时也会造成胎盘自动剥落、自发性流产、早产、分娩困难等后果。

胡萝卜素：孕早期母血中维生素 A 浓度下降，孕晚期上升，临产时降低，产后又重新上升，胡萝卜素进入人体后会转变为维生素 A。

黄酮类物质：黄酮类物质对防治心血管疾病有重要作用，此外黄酮类物质能降低毛细血管的脆性及渗透性，防止毛细血管破裂出血。

孕妇能否服用人参

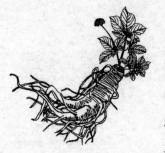

人参属大补元气之品，妇女怀孕后久服或用量过大，就会使气盛阴耗，阴虚则火旺，即"气有余，便是火"。服人参不当，易致阴虚阳亢，大多数人会出现兴奋激动，烦躁失眠，咽喉干痛刺激感和血压升高等不良反应。此外，服用人参过多会产生抗利尿作用，易引起水肿。孕妇滥用人参，容易加重妊娠呕吐、水肿和高血压等现象，也易促使阴道出血而导致流产。从胎儿来看，胎儿对人参的耐受性很低，孕妇服用过量人参有造成死胎的危险。所以，孕妇不可滥用人参。

营养食谱推荐

香肠炒油菜

原料 香肠 75 克，油菜 300 克，花生油 25 毫升，酱油 7 毫升，料酒 5 毫升，味精 1 克，精盐 6 克，葱、姜末各 4 克。

做法 ❶ 将香肠斜切成薄片；油菜择洗干净后切成 3 厘米长的段，梗和叶分置。

❷ 锅置火上，底油烧热后放葱和姜末略煸，投入油菜梗煸炒几下，再投入油菜叶同炒至半熟，放入香肠，并加入酱油、料酒、精盐、味精后用旺火炒几下即成。

功效 此菜口味清香，含有大量的蛋白质、糖、维生素和钙、铁等。

蒜蓉茄子

原料 茄子 3 个，大蒜、香菜、酱油、白糖、精盐、油、花椒各少许。

做法 茄子切段，放入盐水中浸泡 5 分钟，捞出；将茄子一剖为二，放入热油中炸软捞出；再用油爆一大匙花椒后，捞出花椒，放入蒜蓉炒匀，放入茄子、酱油、白糖和盐烧至入味，放入香菜末即成。

功效 此菜辛香浓郁，松软柔嫩。茄子的维生素 E 含量高，还富含磷、铁、胡萝卜素和氨基酸，可提高机体免疫能力。

黄豆排骨汤

原料 排骨 250 克，水发黄豆 100 克，姜片 10 克，葱段 20 克，料酒 1 大匙，白糖、鸡精各 1 小匙，精盐 2 小匙。

做法 ❶排骨洗净；黄豆洗净。

❷将排骨切成小块，放入锅中，加适量水烧开，撇去浮沫，放黄豆、葱段、姜片、料酒、白糖，小火炖 1 小时，放精盐、鸡精调味即可。

功效 黄豆中的大豆蛋白和排骨中的动物蛋白配合，有利于各种维生素和矿物质的吸收利用。

胎教小课堂

培养胎宝宝对语言的感受能力

为了培养孩子丰富的想象力、创造力以及进取精神，孕妇可以选择一些色彩丰富、富于幻想内容的幼儿画册，利用画册作教材进行故事胎教。只要适合胎儿成长的主题都可以采用，如提倡勇敢、理想、幸福、爱情等的内容。可以将画册中每一页所展示的幻想世界，用你富于想象力的大脑放大并传递给胎儿，从而促使胎儿的心灵健康成长。一定要注意把感情倾注于故事的情节中去，通过语气声调的变化使胎儿了解故事是怎样展开的。一切喜怒哀乐都将通过富有感情的声调传递给胎儿。而且，不仅仅是朗读，要通过你的五官使语言形象化，以便更具体地传递给胎儿，因为胎儿对你的语言不是用耳朵而是用脑来接受的。单调和毫无生气的声音是不能唤起胎儿的感受性的。

英语胎教进行时

从怀孕后7个月开始至胎宝宝出生之前的这段时期，是准妈妈进行英语胎教的黄金时间。准妈妈可以讲一些很简单的英语，例如："This is Mommy." "It's a nice day." "Let's go to the park." "That is a cat." 将自己看见、听见的事情，以简单的英语对胎宝宝说出。准妈妈可以常常呼唤胎宝宝的名字，在练习了"英语胎教"一个月之后，不妨试试其成效。方法是对着胎宝宝说些英文语句时，胎宝宝听到之后是否每次都有反应，例如会用脚踢准妈妈的肚子；当用英文叫胎宝宝别再踢时，胎宝宝是否可以平静下来。

第28周　在心理上轻装上阵

孕育历程周报

胎宝宝发育刻度尺

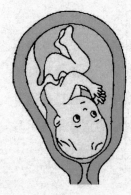

这个月的胎儿体重已有1100～1400克，坐高约为26厘米，几乎已经快占满整个子宫空间。

他的眼睛既能睁开也能闭上，而且已形成了自己的睡眠周期。有趣的是，他甚至会把自己的大拇指或其他手指放到嘴里去吸吮。

尽管胎儿的肺叶尚未发育完全，但是如果这个时候早产，胎儿在借助一些医疗设备的前提下，已经可以进行呼吸。

从现在开始应记录下每一次有规律的胎动，这时胎儿活动可能比较频繁，他会用小手、小脚在你的肚子里又踢又打，有时还会让自己翻个身，把你的肚子顶得一会儿这里鼓起来，一会儿那里又鼓起来。也有的胎儿相对比较安静。

准妈妈的变化

本周之后，胎动的次数会减少。准妈妈不要担心，胎动少并不说明胎宝宝的活动能力减弱或者安全出了什么问题，只是因为此时的胎宝宝已经长大，子宫对他来说已经显得有些小了。空间小了，活动就会少一些。

不过，胎动少不代表没有胎动，准妈妈还是要认真数胎动。此时准妈妈轻按腹部，可以感觉到胎宝宝的动作，甚至可以摸出小脚、小手、小屁股的形状。

马上就要进入孕晚期了，准妈妈可以安排一下产后的事。有实际的问题摆在面前时，对分娩的恐惧就会少一些。

准妈妈日常护理指南

准妈妈的衣着修饰

孕妇怀孕7个月后，子宫越来越大，腹部因此而向前方扩张，为了配合这种变化，孕妇所穿的衣、鞋、袜必须加以注意，除了选择质地轻柔、吸汗保温性好的纯棉制品外，还需选择宽松的衣服。如果衣服太紧，容易影响腹部的血液循环而使胎儿发育不良，孕妇也容易出现水肿等现象。鞋子要选择防滑、轻便、透气性好的，并且要有一个能牢牢支撑身体的大后跟，有一点坡度更好，可减轻孕妇身体沉重带来的腰部酸痛及脚跟痛。袜子要选择袜口不太紧，并有吸汗防滑性能的。孕妇还需戴孕妇专用的文胸。内裤应选择腹带式内裤，这样不仅能保暖，而且还可自行调节松紧度。

准妈妈夏季生活如何调理

夏季天气炎热，孕妇的身体代谢加快，皮肤的汗液分泌增多，易引起汗疹，甚至中暑，因此夏天做好生活安排极为重要。下面就衣、食、住、行方面值得注意之处提出一些建议。

洗澡

用温水淋浴是散热防暑的好方法，水温以28～30℃为宜。洗浴时注意外阴部和乳房的清洁。乳头要多擦洗，以加强其韧性；浴后宜涂点油脂，以防产后哺乳发生乳头皲裂。

勤换衣

内衣要常换洗，保持身体清爽。内衣要选择透气性、吸汗性好的纯棉制品。衣服最好是较宽大又不贴身的，这样可以保持凉爽。

卧室通风好

卧室要注意空气流通，睡觉时盖好腹部，以防受凉。用电风扇吹风时，宜用近似自然风的一档，并适可而止。用空调时，其温度不宜调太低。

注意饮食

饮食方面要少食多餐，因高温天气常常会使食欲减退，致使早孕反应加重。还要注意不食变质的食物，以防患痢疾，并多饮一些清凉饮品，可消暑。

避免烈日

夏天尽量减少外出，避免阳光直射，出门时应带遮阳伞或戴遮阳帽。

警惕环境中的隐形杀手

居室或附近环境如果太潮湿对准妈妈和胎宝宝不好，最好想办法避免。因为环境过于潮湿容易滋生细菌病毒，人处在这样的环境中也容易得病。南方有些地方梅雨季节时家中的桌子也会长毛，雨季时墙壁会滴水。最好买个抽湿器经常干燥一下屋子，或者经常开窗通风以驱走湿气。另外，现在不少公共场所采用完全密闭形式的窗户，有的机场候机厅、图书馆、学校教室、阅览室、豪华写字楼内的会议厅、办公室等场所也没有能开启的窗户，这使室内容易积聚污浊空气，新鲜空气却没法流进来，对准妈妈和胎宝宝健康不利，所以最好避免去这样的场所。

本周饮食营养新知

准妈妈吃栗子益处多

栗子不仅含有较多的淀粉，而且还含有蛋白质、脂肪、钙、磷、锌以及多种维生素等营养成分。这些营养成分对准妈妈和胎宝宝的好处体现在：可以健脾补肾，提高抵抗力；可以预防流产、早产；可以缓解孕期胃部不适的症状；可以帮助准妈妈消除水肿、缓和情绪，缓解疲劳；还可以预防妊娠纹的出现；可以促进胎宝宝的发育，特别是促进胎宝宝神经系统的发育。事实上栗子除了这些功效以外，还具有很高的药用价值，主要包括健脾养胃、补肾益气、活血止血等。

饭后不宜马上吃水果

一般情况下，准妈妈每日食用100克水果就可以了，最多每天不要超过250克水果，否则会引起代谢异常，诱发妊娠糖尿病。

饭后不宜马上吃水果。因为水果中含有大量的单糖类物质，很容易被小肠吸收。如果水果吃进后被饭菜堵塞在胃中，很快就会因为腐烂而形成胀气，出现屁多、胃部不适等症状。更重要的是，普通膳食中的铜元素偏低，每日大约只有0.8毫克。如果饭后马上吃富含维生素C的水果，就会阻碍铜元素的吸收。铜不仅是保护心血管的功臣（正常成年人每日需要铜2毫克），也是胎儿大脑发育必需的元素。因此，水果最好在饭前1小时或者饭后2小时吃。

营养食谱推荐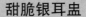

甜脆银耳盅

原料 水发银耳250克，罐头红樱桃5粒，白糖100克，琼脂5克，清水500毫升，香油少许。

做法 ❶银耳择洗干净，掰成小朵；红樱桃切成片。

❷炒锅置火上，倒入清水，放入琼脂，用小火熬化，下银耳，加白糖，烧沸后熬片刻。

❸将若干小碗洗净，抹上香油，分别放入少许樱桃片，倒入熬好的银耳；冷却后放入冰箱，凝成冻时即可食用。

功效 此菜中银耳有较高的营养价值和药用价值，是一种高级补品，含有丰富的蛋白质、糖类、钙、磷、铁和多种维生素。中医认为，银耳具有滋阴润肺、益气和血等功效。

奶油鲑鱼南瓜汤

原料 南瓜200克，鲑鱼肉100克，土豆50克，面粉30克，精盐、鸡精各半小匙，白糖、花椒粉各少许，奶油、料酒各1大匙。

做法 ❶南瓜洗净，去皮及瓤，切成小块，再放入蒸锅蒸熟，取出后装入榨汁机中，加入适量清水，打成南瓜汁；鲑鱼肉洗净，切成小丁；土豆去皮，洗净、切丁；面粉放入烧热的奶油中炒成金黄色，再添入适量清水烧开，调成面糊备用。

❷另起锅，加入南瓜汁，先下入土豆丁小火煮熟，再放入鲑鱼丁大火烧开，然后加入料酒、精盐、鸡精、白糖、花椒粉、面糊煮沸，即可出锅装碗。

功效 此菜能提供动、植物蛋白质和多种矿物质、维生素，是准妈妈补充营养的首选菜肴。

凉拌茭白

原料 绿嫩茭白100克，酱油15毫升，蒜泥2克，白糖5克，味精1克，香油25毫升。

做法 茭白洗净，用刀削去外皮，纵切成两瓣，用刀背稍拍一下，使其质地变松软，放开水锅中烫煮约10分钟，捞出，让其自然冷却；用刀切成片或滚刀块，或撕成条、段，放在盘内，加酱油、白糖、蒜泥、味精、香油，拌和均匀即成。

功效 此菜质地脆嫩，富含蛋白质、维生素 B_1、维生素 B_2 和维生素 E 等。

 ## 胎教小课堂

用彩色卡片教数字

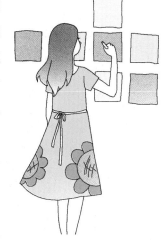

使用彩色卡片进行数字胎教，实质是通过深刻的视觉印象将卡片上描绘的数字、图形的形状和颜色，以及准妈妈的声音一起传递给胎宝宝。胎教成功的诀窍是不以平面，而以立体形象来进行信息传递。比如，在教胎宝宝数字"1"时，同时要联想起各种事物，如"竖起来的铅笔""一根电线杆"等，使"1"这个数字立体又形象。在教"1"的读音时，要将这些信息全部传递给胎宝宝。

教会胎宝宝简单的数字后，还可以教他简单的算术。例如教"1＋1＝2"的时候，可以说："这里有1个苹果，又拿来1个苹果，现在一共有2个苹果了。"要将具体的、立体的形象，也就是将三维要素导入胎教中去。

安心怀孕40周 百科全书

帮助宝宝塑造好的性格

随着宝宝的一天天长大，宝宝和妈妈的心灵感应也会日渐明显，如果妈妈的心情好，宝宝自然也会安静愉快；如果妈妈的心情乱糟糟，那么宝宝也会躁动不安、缺乏耐性；如果孕妇心情忧郁，缺乏活力，所怀孩子出生后会长时间啼哭。长大后感情脆弱，郁闷；如果孕妇能正确对待孕期反应带来的烦恼，积极、坚强地克服怀孕后期和分娩中的痛苦，这种坚强的意志会影响到胎儿，为胎儿出生后能有自尊自强、勇于与困难做斗争的好性格打下基础。

所以为了腹中的宝宝着想，准妈妈应该时时刻刻注意自己的情绪，即便是遇到特别让人生气的事，也要懂得随时调整自己的心态，尽量排除不良情绪，让自己尽快恢复平静。特别在胎儿6个月以后，能把感觉转换为情绪。这时胎儿的情感与母亲息息相通。因此，在怀孕过程中，要时刻注意当好胎儿的老师，塑造胎儿美好的性格。

第四篇

孕晚期，胎宝宝日渐茁壮

第29周 孕晚期到了

孕育历程周报

胎宝宝发育刻度尺 ●●●●●●●●●●●●●●●●●●●●●●●●●

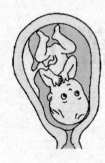胎儿体重大约已有1300克，身长大约43厘米了。胎儿有时会睁开眼睛并把头转向从妈妈子宫壁外透射进来的光源。现在皮下脂肪已初步形成，宝宝看上去胖了很多，手指甲也已能看得很清楚了。胎宝宝现在有1.3千克了，如果他能够站起来，有43厘米高了。

准妈妈的变化 ●●●●●●●●●●●●●●●●●●●●●●●●●

这时候是准妈妈体重迅速增加的一个时期。准妈妈的身体越发沉重，肚子大到低下头都看不到脚的地步，行动越来越吃力。另外，准妈妈会明显感觉到子宫顶到了胃部，一吃东西就会觉得胃不舒服，食欲也减弱了。

不过，此时大多数准妈妈都可以明确地从肚皮上看到胎动。胎宝宝会时不时把肚皮顶得这里一个包，那里一个包，准妈妈会为此而忘记身体的很多不适。

准妈妈日常护理指南

准妈妈不宜提重物

据临床观察发现，准妈妈在做一些重活，比如搭晒被褥、攀高、举重、搬运重物或推重车，除了会引起或加重下肢静脉曲张以外，还可能引发流产、胎膜早破或早产。这是因为负重或举重时，一方面可使腹压增高，另一方面可加重子宫前倾下垂的程度，从而刺激诱发子宫收缩，造成早产或流产等不幸。更有研究发现，在妊娠中晚期，准妈妈提拿25千克物品时，子宫无变化或仅有轻微受压，提拿30千克物品时，子宫倾斜度会发生明显变化，而受压情况也会更加明显。

开始为母乳喂养做准备

母乳因其营养丰富，容易消化吸收，能够增进婴儿免疫力，所以是婴儿最适宜的食物。从这个月开始，准妈妈就要为哺乳做好准备了。首先必须注意乳房、乳头的清洁，每天用毛巾蘸温水擦洗乳头及乳晕。如有乳头内陷，在擦洗后用手指牵拉，严重乳头内陷者可使用吸奶器吸引，若手法不能矫正者，可以进行手术矫正。另外，按摩也是乳房护理的重要方法之一。按摩乳房可促进局部血液循环，有利于乳腺小叶和乳腺管的生长发育，增加产后的泌乳功能，并可有效地防止产后乳汁排出不畅。

在产前，准妈妈在每天晚上睡前用对侧手掌顺时针方向按摩乳房，并从乳房基底部向乳头方向搓揉，推进。按摩前需洗净双手，先对一侧乳房进行按摩，再按摩另一侧，也可以让准爸爸来帮忙。

准妈妈如何活动腿 ● ● ● ● ● ● ● ● ● ● ● ● ● ● ● ● ●

平坐床上，两膝分开，两小腿一前一后平行交接。这样可以锻炼腹股沟的肌肉和关节韧带的张力，以防怀孕末期由于子宫的压力而产生的痉挛。于怀孕 3 个月后开始做，每天做 1 次，时间由 5 分钟逐渐增加到30 分钟。

盘坐时双手平放在膝盖骨上，利用双臂力量帮助双腿上下运动。这种运动可以增加小腿肌肉的张力，避免腹股沟扭动与小腿抽搐。怀孕 3 个月后开始做，每天至少 1 次，每次做 5 遍。

站在地上，以手轻扶椅背，双腿交替做 360°旋转。这种运动可以增强骨盆肌肉的力量和会阴部肌肉的弹性，以利分娩。每日早晚各做 5 ~ 6 次，可坚持到妊娠末期。

 ## 本周饮食营养新知

 饭后胃烧灼别担忧 ● ● ● ● ● ● ● ● ● ● ● ● ● ● ● ● ●

孕晚期的准妈妈经常感到胃部不舒服、有烧灼感，很可能是由于胃灼热引起的。胃灼热通常在孕晚期出现，主要原因是内分泌发生变化，胃酸反流，刺激食管下段的痛觉感受器引起灼热感。此外，妊娠时巨大的子宫、胎儿对胃有较大的压力，胃排空速度减慢，胃液在胃内滞留时间较长，也容易使胃酸反流到食管下段。

胃灼热的具体感觉，就是每餐吃完之后，总觉得胃部麻乱，有烧灼感，有时烧灼感逐渐加重而成为烧灼痛。尤其在晚上，胃灼热很难受，甚至影响睡眠。

为了缓解和预防胃灼热，准妈妈在日常饮食中应避免过饱，少食用高脂肪食物等，不要吃口味重或油煎的食品，因为这些都会加重胃的负担。临睡前喝一杯热牛奶也有很好的效果。睡觉时还可多用几个枕头。未经医生同意不要服用治疗消化不良的药物。

通常胃灼热会在分娩后消失，准妈妈不必过于担心。

孕妇不宜饮用糯米酒

糯米甜酒和一般酒一样，含有一定比例的酒精。与普通白酒的不同之处是，糯米甜酒含酒精的浓度较低。但即使是微量酒精，也可以毫无阻挡地通过胎盘进入胎儿体内，使胎儿大脑细胞的分裂受到阻碍，导致其发育不全，并可造成其中枢神经系统发育障碍，形成智力低下和某些器官畸形，如小头、小眼、下巴短，甚至会发生心脏和四肢畸形。

营养食谱推荐

茄汁煎鸡腿

原料 鸡腿 300 克，番茄 2 个，鸡蛋、洋葱各 1 个，生菜叶适量，面粉 1 小匙，精盐半小匙，白糖、植物油各适量，胡椒粉少许。

做法 ❶将鸡腿洗净，去骨后切成块，放入碗中；将鸡蛋打入碗中，加入面粉、精盐、胡椒粉拌匀，腌渍 10 分钟左右；将番茄洗净，切成小片；洋葱洗净，切小片备用；生菜叶洗净备用。

❷取一半番茄片，挤出汁水，加入白糖，调成甜茄汁。

❸锅内加入植物油烧热，放入洋葱片煎香。

❹倒入鸡腿，用小火煎熟，取出控干油，放入盘中。

❺将余下的番茄片和生菜围在鸡腿边，淋上甜茄汁即可。

功效 鸡肉中含有丰富的优质蛋白质，可以帮助准妈妈增强体力、强壮身体；番茄中含有丰富的维生素、矿物质和碳水化合物，具有生津止渴、健胃消食、清热解毒、降低血压的功效。两者搭配食用，可以帮助准妈妈增强食欲，补充身体所需的能量，促进胎儿的生长发育。

拌三鲜

原料 水发海参、大虾各 100 克，鸡胸脯肉 50 克，冬笋 15 克，黄瓜 30 克，精盐、酱油、醋、香油各适量。

做法❶将大虾去头、须、爪，扒去皮，摘去脊背上的沙线，用凉水冲洗干净，切成片；把发好的海参和鸡胸脯肉洗净，斜刀切成片；把冬笋洗净，切成片；把黄瓜洗干净，用凉开水冲一下，切成片。

❷将海参、大虾、鸡胸脯肉、冬笋放入开水锅中烫熟，捞出，控水，放在盘中，再放上黄瓜，加入精盐、酱油、醋、香油拌匀即可。

功效 含有高质量蛋白质，还含有丰富的钙、铁、碘等矿物质及维生素 A、维生素 D。

红果包子

原料 面粉 500 克，面肥 150 克，山楂糕 125 克，青梅 10 克，糖桂花 5 克，碱面适量。

做法❶山楂糕、青梅均切成细末，同放碗内，加糖桂花拌匀成馅。

❷面粉放入盆内，加面肥和温水 250 克，和成发酵面团。

❸待酵面发起，兑入适量碱液，揉匀后搓成长条，揪成每个约 50 克的面团，擀成中间稍厚、边缘稍薄的锅底形圆片；然后逐个放入馅料，收严剂口，做成石榴形；再用剪刀从生坯底部，逐层剪若干三角形（最底层 5 个，第二层 4 个，第三层 3 个，第四层 2 个，第五层 1 个），顶端再剪成小花嘴形，即成包子生坯（也可在包入馅心后制成椭圆形红果包）。

❹将包子生坯摆入屉内，上笼用旺火蒸 15 分钟即成。

功效 含有丰富的碳水化合物、蛋白质和钙、磷、铁、锌、维生素 C 等多种营养素。作馅用的山楂糕，具有开胃消食、活血化瘀、收敛止痢、软化血管等功效。

胎教小课堂

可以继续联想胎教 ● ● ● ● ● ● ● ● ● ● ● ● ● ● ●

联想胎教是通过孕妇的联想产生一种信息传输给胎儿，在胎儿身上产生作用的胎教法。所以，它可以贯穿于所有胎教方法中，比如，母亲在欣赏音乐时，就可以借助乐声对乐曲所描述的画面展开联想。比如，母亲在阅读文学作品、欣赏绘画作品时，也可以展开场景的联想和画面意境的联想。再如，孕妇在大自然中也可以展开对美景诗情画意的联想。通过联想，孕妇把这些意识的信息传递给胎儿，达到对胎儿产生影响的目的。

联想胎教要求孕妇所听的音乐、所读的作品、所欣赏的画面是积极美妙的，孕妇所联想的内容也必须是健康美好的。只有这样，胎儿才能接收到良好的意识信息，从而促进意识的萌芽和心智的发育。

行之有效的图画胎教 ● ● ● ● ● ● ● ● ● ● ● ● ● ●

图画胎教并不是要准妈妈必须去看美术作品，其实，看一些自己喜欢的美丽风景或者照片也可以。与理解比较困难的抽象画相比，一眼就能把握内涵的构思图或者风景画会更适合。

除了单纯的观赏之外，准妈妈还要向胎儿讲述有关画家的故事或者选择这幅画的理由等，这对胎儿非常有益。

另外，在家中贴一些漂亮宝宝的照片或者图画，在观看的同时想象腹中胎儿的模样，也是行之有效的图画胎教方法。

第30周 宝宝3斤重了

孕育历程周报

胎宝宝发育刻度尺 • • • • • • • • • • • • • • •

　　胎儿现在重1500克左右，从头到脚长约44厘米。男孩的睾丸正在向阴囊下降，女孩的阴蒂已很明显。这周胎儿的眼睛可以自由开闭，大概能够看到子宫中的景象，孩子还能辨认和跟踪光源。胎儿在0.85升羊水里漂浮，有足够的空间移动，因此不必担心他现在是否处于一个奇怪的胎位上。

准妈妈的变化 • • • • • • • • • • • • • • • • • •

　　怀孕30周，准妈妈大概增重了7.6千克，宫高约30厘米，肚子上的肌肉已经撑大并且松弛了，肚子像个大西瓜，已经很难看到脚下了。准妈妈会感觉身体越来越沉重，行动将越来越困难，就连弯腰这个在平时很简单的动作，也几乎成为一大难事了。随着腹部的增大，现在的准妈妈行动不便，呼吸困难，而且胃部也会感到不适。不过不用太烦恼，再过几周，随着胎儿头部开始下降，进入骨盆，这些不适感会逐渐减轻的。

准妈妈日常护理指南

妊娠晚期阴道出血

妊娠晚期出血指妊娠 28 周以后的阴道出血，最常见的原因是前置胎盘。在正常情况下，胎盘附着于子宫的前、后壁或者两侧壁。如果胎盘附着在子宫的下部，将子宫颈口全部或部分遮盖，就叫前置胎盘。前置胎盘引起阴道出血的特点是无痛、无原因的突然出血，往往在不知不觉中发生，而且经常于夜间出现。正常位置的胎盘在妊娠晚期胎儿未出生前，部分或全部与子宫壁分离，称为胎盘早期剥离，简称胎盘早剥。胎盘早剥也会造成阴道出血，但有剧烈的腹痛及腹部压痛。

前置胎盘和胎盘早期剥离都是产科严重的出血性疾病，可以威胁孕产妇及胎儿的生命。所以，一旦于妊娠晚期发现阴道出血，应该立即送往医院处理。确诊为胎盘早剥后，无论胎儿是否能存活，都应立即采取措施终止妊娠。前置胎盘患者如果不再继续出血，可以卧床休息，严密观察，尽量等到胎儿月份更大，有生活能力时再予处理。

此外，妊娠合并宫颈糜烂、宫颈息肉、子宫黏膜下肌瘤以及阴道静脉曲张破裂时，也可于妊娠的任何时期发生出血。总之，妊娠晚期出现阴道出血应及时就医，以便决定采取何种处理措施。

准妈妈要注意嘴唇卫生

空气中不仅有大量的尘埃，而且其中还混杂有不少的有毒物质，如铅、氮、硫等元素，它们会落在准妈妈的嘴唇上，而一旦进入准妈妈的体内，会使胎宝宝因此而无辜受害。所以，准妈妈要注意嘴唇的卫生。外出时，最好在嘴唇上涂上能阻挡有害物的护唇膏。如果要喝水或吃东西，一定要先用清洁湿巾擦拭干净嘴唇。回到家后，洗手的同时别忘了清洁一下嘴唇。

准妈妈夜晚失眠怎么办 ●●●●●●●●●●●●●●●●●●

造成怀孕后期夜间醒来有几个原因：一个是睡眠周期的改变，你会出现更多快速动眼期的浅睡，也就是做梦较多，较容易出现苏醒的状态。同时，子宫变大会让你难以入睡，子宫向上压迫到胃而引起胃灼热，向下压迫到膀胱，使你夜间频繁地跑厕所。而且就算变大的子宫不会造成你半夜醒来，里面的"小房客"也会让你不得不醒来。有时候你醒来只不过为了翻个身，移动身体换个舒适的睡眠姿势。大部分的孕妇都认为侧睡用枕头垫着肚子最舒服。如果胃灼热得厉害，试试用几个枕头微微垫高身体来改善一下。不要忘了在白天尽量多找机会小睡片刻，以补充夜晚睡眠的不足。另外，在床边准备一瓶果汁或水，半夜口渴的时候可以随手取用。

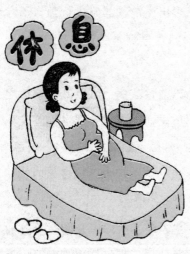

睡眠不好的准妈妈，心里常常感到很焦急，越焦急越睡不好，越睡不好越焦急，形成恶性循环。其实，准妈妈这时大可不必过于焦虑担心。因为在整个妊娠期间，准妈妈都有失眠的可能，尤其到了孕晚期。不断上厕所、胎儿踢你的肚子、日益膨胀的腹部等因素都会令你感到不舒服，从而造成失眠。关键是准妈妈应该自我摸索出一种适合自己、能帮助自己入睡的方法，比如，睡前翻几页轻松的读物，做缓和的松弛运动，洗个温水澡，或是在两腿间垫一个枕头等。

本周饮食营养新知

准妈妈不要贪食荔枝 ●●●●●●●●●●●●●

荔枝富含糖、蛋白质、脂肪、钙、磷、铁及多种维生素等营养成分。夏日食荔枝能消暑生津，其壳煎水代茶饮可消食化滞。

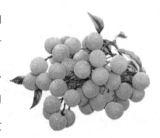

准妈妈吃荔枝时，每次以100~200克为宜，如果大量食用可引起高血糖。如果血糖浓度过高，可导致糖代谢紊乱，使糖从肾脏排出而出现糖尿。虽说高血糖可在2小时内恢复正常（正常人空腹时的血糖浓度为80~120毫克/100毫升），但是反复多量吃荔枝可使血糖浓度持续增高，这样可致胎儿巨大，容易并发难产、滞产、死产、产后出血及感染等。所以，对于准妈妈而言，千万别因一时贪吃而造成高血糖。

孕期水肿忌食哪些食物 ●●●●●●●●●●●●●

含盐的调味品

食盐是我们最常用的调味品，咸味是食物的基本味，也是我们最习惯的味，但当你出现水肿时，就要注意食盐的摄入量了，因为盐的摄入越多，引起的水潴留也越多，就会加重水肿。其实，钠盐的来源并不只限于食盐，许多调味品中也含有钠盐，如酱油、甜面酱、辣酱、牛肉酱、醋、味精等中均含钠盐。每100克酱油中的钠盐含量在3~7克；100克酱制品的钠含量也有1~7克，因此，如果我们在烹调食物时用了这些调味品，就要在食盐的用量中适当扣除。

各种酱菜

如榨菜、萝卜干、腌黄瓜、大头菜、咸菜等。蔬菜在腌制过程中加入了大量的食盐，其钠盐的含量可以增加几百倍，甚至更多。

各种腌制品

如腌肉、腌鱼、咸鸭蛋等。为了达到腌制品的风味要求，以及保质期的需要，往往要在腌制品中加入高浓度的食盐。

经过高度加工的食品

如方便面、挂面、油条、肉松、香肠、火腿肠、红肠、午餐肉、熏制品等，在加工的过程中，不但要加入比较多的食盐，同时为了延长食用的时间，还要加入一些防腐剂。而许多人工合成的防腐剂都是以钠盐的形式存在的，这样也在无形中增加了加工食物中钠盐的含量。

营养食谱推荐

奶油鱼头

原料 大白鲢鱼头1个，葱15克，姜片5克，料酒10毫升，胡椒粉2克，鲜菜心100克，香菜10克，精盐5克，肉汤200毫升，熟猪油2毫升，素油50毫升（实耗约5克）。

做法 ①鱼头去鳞去鳃，并在鱼鳃和肉相连处割断，剖开下颚，洗净，然后在鱼肉上刻花纹，将鱼的脑壳剁一刀，戳破，便于加热和入味，再用葱姜片、料酒、精盐加味30分钟。

②锅置大火上，下油烧至七八成热，拣去姜葱，将鱼头沿锅边放入煎，煎炸时以锅铲拨动，防止粘锅，煎至鱼皮呈黄色捞出。

③滤去锅内余油，留下少许，下姜葱爆炒，随即掺入肉汤，下鱼头，烹料酒，用大火烧沸，撇去浮沫，加少许精盐，然后移入大砂锅内，改用小火焖炖90~120分钟，见鱼眼凸起，鱼皮软糯呈灰色，汤汁乳白醇浓即可。

④菜心去筋洗净，放入沸水中略焯一下，捞入砂锅鱼头汤中，再加胡

椒粉、精盐调好味；香菜洗净，切碎后撒在汤面上。

❺另起锅将猪油烧至七成热时，淋泼在汤面上即可食用。

功效 鱼头完整，鱼脑香肥鲜嫩、汤汁乳白醇厚，具滚烫鲜美特色，富含优质蛋白质。

肉丁豌豆饭

原料 大米250克，嫩豌豆150克，咸肉丁50克，熟烹饪油25毫升，精盐适量。

做法 ①大米淘洗干净，沥水3小时左右；嫩豌豆冲洗干净。

②锅置旺火上，放入熟烹饪油，烧至冒烟时，下咸肉丁翻炒几下，倒入豌豆煸炒1分钟，加精盐和水（以漫过大米二指为度）；加盖煮开后，倒入淘好的大米，用锅铲沿锅边轻轻搅动；此时锅中的水因被大米吸收而逐渐减少，搅动的速度要随之加快，同时火力要适当减小，待米与水融合时将饭摊平，用粗竹筷在饭中扎几个孔，便于蒸气上升，以防米饭夹生；再盖上锅盖焖煮至锅中蒸气急速外冒时，转用微火继续焖15分钟左右即成。

功效 本品含有丰富的蛋白质、脂肪、碳水化合物、钙、磷、铁、锌和维生素 B_1、维生素 B_2 等多种营养素。

 胎教小课堂

朗诵优美散文

今天，准妈妈可以充当一下朗诵演员，给胎宝宝朗读一段自己喜欢的优美散文。在音乐伴奏与歌曲伴唱的同时，朗读诗或词以抒发感情，也是一种很好的胎教形式。一些胎教音乐也正在朝着这个方向发展。在这些胎教音乐中，器乐、歌曲与朗读三者前后呼应，优美流畅，娓娓动听，达到有条不紊的和谐统一，具有很好的抒发感情的作用，能给准妈妈与胎宝宝带来美的享受。

坚持胎教训练 ●

　　怀孕晚期，准妈妈常常动作笨拙、行动不便。许多准妈妈因此而放弃孕晚期的胎教训练，这样不仅影响前期对胎宝宝训练的效果，而且影响准妈妈的身体与生产准备。因此，准妈妈在孕晚期最好不要放弃自己的运动及对胎宝宝的胎教训练。适当的运动可以促进胎宝宝的运动平衡能力。为了巩固在此前胎宝宝对各种刺激已形成的条件反射，孕晚期更应坚持继续进行前面的各项胎教。

第31周　准妈妈"孕味十足"

孕育历程周报

 胎宝宝发育刻度尺 ● ● ● ● ● ● ● ● ● ● ● ● ● ● ● ● ● ● ●

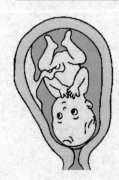

　　进入孕晚期的胎宝宝发育越来越快，从怀孕31周的胎儿 B 超图中可以得知，胎宝宝身长约45 厘米，体重1500～1800 克。皮下脂肪更加丰富，皱纹减少，看起来更像一个初生的婴儿了。他的肺部和消化系统已基本发育完成了，眼睛也开始有颜色了，但直到出生后6～9个月才会显出真正的颜色，这是因为眼睛里的色素需要见光才会显出真正的颜色。

准妈妈的变化

现在子宫底已经上升到了横膈膜处，所以呼吸困难已经变得很平常，几乎每一个准妈妈都会有所感觉，时时觉得喘不上气来。不过这种情况不会持续很久了。大部分准妈妈到了孕 34 周胎头入盆后，这种紧迫感就会有所缓解。

胎动的幅度减小，频率降低，但这不会影响胎宝宝用胎动和准妈妈交流，此时准妈妈可以更加清楚地从腹壁看到胎宝宝的活动。准妈妈可以根据腹部的凹凸猜测一下胎宝宝在干什么，哪一个动作是小手在一举一伸，哪一个动作是小脚在一踢一踹，哪一个动作又是小屁股在一拱一撅，这也很有趣。

准妈妈日常护理指南

谨防脐带打结

脐带打结有两种：真结和假结。

脐带假结可以是脐静脉比脐动脉长，脐静脉形成迂曲形结构，外形像结；或因脐血管的长度较脐带长，血管卷曲形似结。这种假结无实际危害，很少因血管破裂而出血。

脐带真结较少见，多发生于脐带相对过长者。开始时脐带缠绕在胎体上，以后胎儿可穿过脐带套环而形成真结。多在妊娠 3~4 个月时形成。脐带真结形成后若没有拉紧，并无症状，只有当脐带拉紧、脐血管阻塞时才可造成胎死宫内。

足月妊娠时脐带的直径为 1.0~2.5 厘米，脐带中央有一条管腔较大、管壁较薄的脐静脉，两侧有两条管腔较小、管壁较厚的脐动脉，血管外面有含水量丰富的胶样组织包裹，有保护脐血管的作用。脐带是母体及胎儿气体交换、营养物质供应和代谢产物排出的重要通道。

脐带扭转较少见。胎儿在子宫内活动时可使正常的脐带呈螺旋状扭转，扭转6~11周属生理范围。过分扭转时，脐带多在近胎儿脐轮部变细坏死，管腔狭窄与缩窄引起血管闭塞，胎儿因血运中断而致胎死宫内。

帮助准妈妈调节情绪

此时的准妈妈由于乳房肿胀、尿频、便秘、恶心呕吐、偏食等，常常感到疲劳和烦躁，再加上准妈妈对分娩的恐惧心理很容易造成情绪上的波动。此时，可学习卧室放松法，对调整情绪非常有益。

当你的身躯日渐"庞大"，感觉身心俱疲时，可侧卧于床上或沙发上，将头部和腰部用垫子垫起来。要记住，起身时一定要先用四肢支撑。此外，刺激内关穴，可以缓解不安和焦虑症状，还具有平心静气、稳定血压的功效。

高龄准妈妈的孕期保健

35岁以上的准妈妈首次分娩，称为高龄初产。高龄初产准妈妈较非高龄者的难产率高，因此比一般准妈妈更需加强孕期保健。高龄初产准妈妈应缩短检查间隔时间，并要特别注意血压和尿的检查，以便及时发现异常。在饮食上，既要保证充足的营养供应，又不要吃得过多，并要适当进行体力活动，防止胎宝宝长得过大，不利于正常分娩。

本周饮食营养新知

准妈妈宜吃冬瓜

冬瓜中含有丰富的蛋白质、糖类、胡萝卜素、维生素、粗纤维和钙、磷、铁等营养成分，钠盐和钾盐的含量也比较低，具有利水消肿、清热解毒的独特功效。由于子宫增大压迫静脉，导致血液循环回流不畅，很多准妈妈在怀

  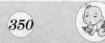

孕中后期会出现生理性的水肿。适当吃一些冬瓜，既可以消肿，又能够清热解毒，并且不会对身体产生伤害，是一举多得的好办法。

冬瓜中还含有一种名为丙醇二酸的物质，能够有效抑制糖类转化为脂肪，对帮助准妈妈控制体重、预防过度肥胖也有一定的作用。

准妈妈吃果蔬益处多

如果准妈妈的孕晚期是在夏天，就可以选择一些水果菜肴，比如蜂蜜水果粥、香蕉百合银耳汤、水果沙拉等。蜂蜜水果粥制作简单，准备好半个苹果、半个梨、少许的枸杞，然后放入粳米煮成的粥里，煮沸后熄火，等温热的时候加入一匙蜂蜜。这样的粥含有丰富的膳食纤维，具有清心润肺、消食养胃的作用。

营养食谱推荐

佛手白菜

原料 白菜帮 150 克，猪肉馅（肥三瘦七）120 克，姜末 20 克，葱末 10 克，胡椒粉、精盐、味精、水淀粉、鸡蛋清、香油、料酒各适量。

做法 ❶ 将白菜帮修成 10 厘米长、8 厘米宽的长方块，用刀顺长在每块白菜上划四条刀纹，要求刀口不出白菜的四边。

❷ 猪肉馅中加入调料，顺一个方向搅拌均匀。

❸ 锅中烧开水，下白菜帮氽一下捞出，控干水分，在每片白菜中间抹上肉馅，再将白菜对折，使之成为佛手形状。

❹ 将卷好的白菜整齐码入盘中，入蒸笼蒸熟，取出后淋上香油即成。

功效 富含维生素 C 和维生素 E。

番茄鱼片

原料 净鱼肉 150 克，黄瓜 1 条，番茄酱 50 克，鸡蛋、料酒、精盐、味精、白糖、淀粉各适量。

做法 ❶ 先将鱼肉洗净，切成片，用精盐、味精、蛋清和淀粉调匀入味；黄瓜切片。

❷锅内放油烧热，放入鱼片滑散，至鱼片呈白色时捞出，控干。

❸锅内留底油，加番茄酱炒出红色后，加入清汤烧沸，酌加盐和白糖，再放入鱼片和黄瓜片，最后用湿淀粉勾芡收汁即成。

功效 番茄有蔬菜中的"维生素仓库"的美称，所含维生素量多且质高，与鱼片成菜，营养十分丰富，孕妇可多食用。

什锦咸味粥

原料 胡萝卜30克，鱼肉45克，生姜6片，里脊肉3片，芹菜50克，香菇3克，粳米100克，香油、精盐、味精各适量。

做法 ❶将胡萝卜去皮，清洗干净，切成细丝；把鱼肉洗净，切成片，加少许盐腌渍；把生姜片洗净，切成细丝；把里脊肉洗净，切成细丝；把香菇用温水浸泡，换水洗净，切成丝；把芹菜切成小段，在沸水锅内烫一下。

❷把粳米洗净，入锅加水煮粥，大火烧沸后，再把胡萝卜、鱼肉、里脊肉、香菇、姜丝加入锅内继续煮。

❸粥熟后，加入精盐、味精、香油、芹菜即成。

功效 此粥原料多样、色彩鲜艳、营养丰富，所用原料均含益智营养成分，可谓大补之品。

胎教小课堂

准妈妈可以学习简笔画

准妈妈进行绘画不仅能提高审美能力，使人产生美的感受，还能通过笔触和线条，释放内心情感，调节心绪平衡。画画的时候，不要在意自己是否画得好，你可以持笔临摹美术作品，也可随心所欲地涂抹，只要你感到是在从事艺术创作，感到快乐和满足就可以继续画。在绘画的过程中，你还可以向胎宝宝说说你画的内容。看看自己的笔下有没有童趣和稚拙感，慢慢地你就会通过笔触进入胎宝宝的世界。线条先要用铅笔画，整个完成了再用彩笔或勾线笔把画画好。

 ## 参加合唱也是很好的胎教方法

俄罗斯彼尔姆州索利卡姆斯克市的"新医学"产科医院组织准妈妈定期进行大合唱，而这一方法被证明有益于胎宝宝和新生儿机体和智力发育。它与哼歌谐振法一样，都可划归于音乐胎教的一种。

"新医学"产科医院所推崇的准妈妈大合唱，其参加合唱的人通常是8～10人，部分也以家庭为单位，合唱的歌曲有《摇篮曲》《襁褓曲》《游泳曲》等。拉扎列夫等医学胎教专家认为，准妈妈仕胎教和朗诵诗歌时，腹中的胎宝宝也会学着歌唱和咏诗。这能刺激胎宝宝脑细胞的生长，提高其运动的活力，改善母体和胎盘的血液循环，改善宫内环境。

第32周　沉甸甸的幸福

孕育历程周报

 ## 胎宝宝发育刻度尺

胎儿现在的体重为2000克左右，全身的皮下脂肪更加丰富，皱纹减少，看起来更像一个婴儿了。你会发现胎动次数比原来少了，动作也减弱了，这是因为胎儿身体长大了许多，妈妈子宫内的空间已经快被占满了，他的手脚动不开了，但只要胎动次数符合规律就问题不大。

准妈妈的变化

从孕29~32周末，准妈妈的体重可增长1300~1800克。这时的准妈妈经常会感到很疲劳，而且休息不好，加上行动不便，所以常常会感觉不耐烦，有时候情绪会不佳。建议准妈妈忍耐一下，孕育过程很快就要结束了，这是准妈妈能够将孩子"随身携带"的最后时期了，好好珍惜吧。

准妈妈日常护理指南

妊娠皮肤瘙痒怎么办

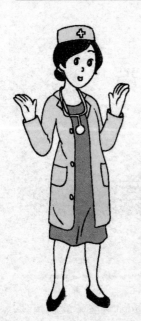

在怀胎十月的过程中，每5个孕妇当中就有1个曾经有过皮肤瘙痒症状，分娩后这种症状即可自行消退，这在医学上称为妊娠期肝内胆汁郁积症。

有妊娠性瘙痒的孕妇，肚皮会很痒，但是除了皮肤上一条条的抓痕外，看不到特别的疹子，发生率在0.2%~24%，常在怀孕的最后3个月发生。产后这种痒感会很快消失，只有少数孕妇会持续到产后几个星期。妊娠性皮肤瘙痒可能与雌激素、黄体激素浓度升高造成胆汁郁积有关。少数孕妇会有肝功能异常，甚至出现眼白、皮肤变黄等轻微黄疸现象，这些都可在产后恢复正常。

如何避免早产

近几年来，早产征在经济发达的国家及地区，不但没有减少的情形，反而有上升的趋势。易致早产的因素很多，除了身体因素外，很多外界因素也起到了重要作用。孕晚期最好不要长途旅行，避免路途奔波劳累；不要到人多拥挤的地方去，以免碰到腹部；走路，特别是上下台阶时，一定要注意一步一步地走稳；不要长时间持续站立或下蹲；在孕晚期，须禁止性生活。

要注意保持精神上的愉快，避免初次分娩的不安等精神紧张。为防早产及流产，准妈妈饮食安排应科学合理：忌用茴香、花椒、桂皮、辣椒、大蒜等；少食山楂、黑木耳、杏子、杏仁以及苡仁等食品，多吃莲子等保胎食品。

鼻塞或流鼻血怎么办

大约有20%的孕妇在妊娠期容易鼻堵塞和鼻出血，尤多见于最后3个月。这常会使孕妇误认为是患了感冒，因而担心腹中的宝宝会受到影响。实际上，妊娠期鼻堵塞不一定是感冒导致的，大部分是由于内分泌系统的多种激素刺激鼻黏膜，使鼻黏膜血管充血肿胀所致。

此现象常在分娩后消失，不会留下后遗症，因此孕妇不用紧张。

孕妇在鼻子不通气、流涕时，可用热毛巾敷鼻，或用热蒸气熏鼻部，这样可以缓解症状。

孕妇不要擅自使用滴鼻药物，如麻黄素、萘甲唑啉等。特别是血压高的孕妇，使用麻黄素类药物会导致血压升高。即使使用激素类、抗组胺等抗过敏药也应遵医嘱，以免服用后影响胎儿的正常发育。

本周饮食营养新知

营养丰富的紫色食物

紫色食物包括紫茄子、紫玉米、紫洋葱、紫扁豆、紫山药、紫甘蓝、紫辣椒、紫胡萝卜、紫秋葵、紫菊苣、紫芦笋等。紫色蔬菜中含有最特别的一种物质——花青素。花青素除了具备很强的抗氧化能力，有预防高血压、减缓肝功能障碍等作用之外，其改善视力、预防眼部疲劳等功效也被很多人所认同。对于女性来说，花青素是防衰老的好帮手，其良好的抗氧化能力能清除人体内的自由基。长期使用电脑或者看书的准妈妈更应多摄取。

孕期铁需要量增高

孕期准妈妈的铁需要量增高。孕期血容量会增加40%～50%，储备相当数量的铁，可以补偿分娩时失血造成损失。另外胎儿生长发育过程中也会在肝脏内储存一定量的铁，以备出生后消耗，而无论母乳还是牛乳含铁量均很少，产后半年胎儿基本消耗自身储存的铁。准妈妈应每天摄入铁28毫克，且应多摄入来自于动物性食物的血色素型的铁。准

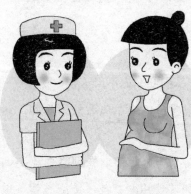

妈妈应经常摄取奶类、鱼和豆制品，最好将小鱼油炸或用醋泡酥后连骨吃，还可饮用排骨汤。另外，虾皮含钙丰富，汤中可放入少许；动物的肝脏和血液含铁量很高，利用率高，应经常选用。

营养食谱推荐 ●

红杞活鱼

原料 枸杞 15 克，活鲫鱼 3 尾（约 750 克），香菜 6 克，葱、醋、料酒、胡椒粉、姜末、精盐、味精、香油、烹饪油、清汤、奶汤各适量。

做法 ❶将活鲫鱼除去鳞、鳃和内脏，洗净，用开水略烫一下；在鲫鱼身上每隔 1.5 厘米斜刀切成十字花刀；香菜切段（长 0.6 厘米）；葱切成细丝和葱末。

❷在铁锅里放烹饪油，置火上烧热，依次投入胡椒粉、葱末、姜末，随后放入清汤、奶汤、味精、精盐；同时将切过花刀的鲫鱼放在开水锅内烫约 4 分钟（使刀口翻起，并去腥味），取出放入汤里；将枸杞用温水洗净后，下铁锅内，烧沸后，移小火上炖 20 分钟；加入葱丝、香菜段、醋，并淋入香油即成。

功效 此菜除营养丰富、口味清淳外，又具有温中益气、健脾利湿的作用。适合于脾胃虚弱、饥而不食、精神倦怠的孕妇食用。

四喜蒸蛋

原料 鸡蛋 2 枚，海米 15 克，冬笋 50 克，熟鸡胸肉 150 克，蘑菇 50 克，葱姜汁、酱油、料酒、精盐、味精、胡椒粉、菜油各适量。

做法 将鸡蛋打入碗中，搅打均匀；海米用温水泡软，切成细粒；蘑菇、冬笋、熟鸡胸肉中加入清水、酱油、料酒、味精、精盐、葱姜汁、胡椒粉、菜油，搅和均匀；将所有主、辅料混合调匀，蒸约 20 分钟即成。

功效 此菜含丰富的蛋白质、钙、磷、铁、锌和维生素 A、维生素 B_1、维生素 B_2 和维生素 E 等。孕妇长期食用可预防妊娠综合征。

什锦豆腐汤

原料 豆腐 150 克，香菇 26 克，冬笋 25 克，火腿 50 克，油菜 200 克，高汤、熟猪油、精盐各适量。

做法 ❶将豆腐切片，香菇、油菜、冬笋、火腿切丝。

❷锅内加高汤和熟猪油烧沸，放香菇丝、笋丝、油菜丝、火腿

丝、精盐，煮熟后捞出，盛入汤碗内。将汤再烧开后放入豆腐片，待豆腐片浮起，立即捞出，加入汤碗中即可。

功效 此汤清淡可口，富含蛋白质、维生素A、维生素C、铁、锌等。

胎教小课堂

睡眠也是在胎教 ●●●●●●●●●●●

准妈妈休息是非常重要的，睡眠是休息的最高形式。因此，准妈妈必须保证有良好的睡眠，保证充足的休息。睡眠能调节人的神经，放松肌肉。通过睡眠可使内脏器官的血液循环正常，新陈代谢平衡。如果睡眠不足，准妈妈非常容易疲劳，对胎儿也很不利。为保证充足的睡眠，准妈妈每天夜间至少要睡够8个小时。以前就习惯8小时睡眠或午间休息不好的准妈妈应延长1~2个小时。夜间醒过几次的，也要晚起2小时左右。

为了能睡个舒服的觉，保证睡眠的质量，一定要注意睡觉的姿势。睡觉时，最好能在脚下垫一个枕头，这样有利于血液循环，防止两腿水肿，起到解乏的作用。胎儿在母体内可得到很好的保护，一般准妈妈可采取自己所喜爱的睡姿，但到了怀孕中期，准妈妈应采取左侧卧位，可改善子宫的右旋程度，利于子宫供血。这样做，胎儿能更好地生长发育，准妈妈也能安全分娩。

准妈妈教宝宝《Do re mi》 ●●●●●●●●●

《Do re mi》是奥斯卡经典电影《音乐之声》的主题曲之一，是主人Maria（玛利亚）带着7个孩子外出时唱的一首歌，同时也打开了孩子们被军事家庭禁锢多年的浪漫和想象。这首歌曲的旋律简单，内容活泼，歌词积极向上。

同时这首长达 5 分 40 秒的歌曲也成为音乐启蒙歌，在世界各地广泛流传。准妈妈也给自己的胎宝宝做做音乐启蒙吧。

第 33 周　守候宝宝

孕育历程周报

胎宝宝发育刻度尺

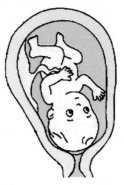

胎儿的呼吸系统、消化系统发育已近成熟。有的胎儿头部已开始降入骨盆。有的胎儿已长出了一头胎发，也有的头发稀少，胎儿的指甲已长到指尖，但一般不会超过指尖。

如果是个男孩，他的睾丸很可能已经从腹腔降入了阴囊，但是也有的胎儿的一个或两个睾丸在出生后当天才降入阴囊，别担心，绝大多数的男孩都会是正常的。如果是个女孩，她的大阴唇已明显隆起，左右紧贴。这说明胎儿的生殖器官发育也已近成熟。

准妈妈的变化

现在准妈妈的体重大约以每周 500 克的速度增长，增长的量大约有一半来自于胎宝宝的体重增加。另外，因为胎头逐渐下降，准妈妈的膀胱受到了较严重的压迫，所以准妈妈现在尿意频繁。准妈妈还会感到骨盆和耻骨联合处也酸疼不已，这是此处的肌肉和韧带变得松软导致的。韧带和肌肉的松软是为了将来能更顺利地分娩。还有，此时不规则的宫缩次数明显增多了，这是迫使胎宝宝胎头下降的手段。

准妈妈现在可能更懒于活动了，不过为了将来分娩有力，还是要坚持适当活动，锻炼肌肉和骨盆。

准妈妈日常护理指南

准妈妈该停止工作了 ●●●●●●●●●●●●●●

一般来说，准妈妈健康状况良好，一切正常，所从事的工作又比较轻松，就可以到预产期前 4 周左右再停止工作，而有些身体、工作条件好的准妈妈即使工作到出现临产征兆也不为晚。如果进入休产假的时间过早，反而会由于休息时间过长，导致体重增加并引起肥胖，还会有产生妊娠高血压的危险。同时，必须想到，如果过早进入产假，那么返回工作岗位的时间就会提前，这样与宝宝在一起的时间就会相应缩短。但是，若准妈妈患有较严重的疾病，或产前检查发现有显著异常，或有重要妊娠并发症，则应提前休息。如果出现先兆早产、妊娠高血压等异常情况，医生建议休息或住院监护时，准妈妈应绝对服从医生的指挥而停止工作。

考虑谁陪自己生产 ●●●●●●●●●●●●●●

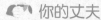 你的丈夫

支持的理由：他比别人更能支持你、安慰你、鼓励你。他知道你的生育

计划并能帮助你做决定，能把你的想法传达给医护人员。

反对的原因：如果他不愿意陪伴你，有洁癖或晕血，那你也会紧张和不安。你也许还会发现，他在场不但不能让你放松，反而感到拘谨。

做了妈妈的女性亲属

支持的理由：她自己经历过生育过程，会凭直觉和经验了解你需要什么样的帮助，如背部按摩、告诉你如何呼吸或喝水等。

反对的原因：并不是所有有生育经验的女性都能胜任这个角色，主要取决于她的性格。她在紧要关头能否保持冷静？你是否愿意在她面前彻底袒露自己？

专业助产士

支持的理由：她能够做到冷静客观。最新研究发现，有助产士在场，能让产妇减少对止痛药品的依赖。

反对的原因：你也许想和更亲近的人分享自己的分娩经历，而且选择助产士会需要你支付额外的费用。

打包住院必需品

让准妈妈想想要带的东西：梳妆用品、袜子、拖鞋、内衣、卫生护垫、一件婴儿服、一顶婴儿帽子（用于遮阳或防寒）、热水袋，一个前置式背袋以及一些尿布。还有什么呢？一面小镜子（镜边别太锋利），这样她能看见孩子出生时的情景；她最喜欢的毛巾，你可以用来给她擦拭前额的汗水；果汁以及各类零食，包括高能量食品；一个装冰块的隔热袋；几本轻松读物，可以缓解产房的紧张感（不要过分相信自己讲故事的天分，在那儿你可能发挥不出来）；家里和朋友的电话号码；笔和纸。然后，在已列好的单子上再增加一串要做的事情：谁去接替你的工作；你需要支援时，打电话让谁去医院。考虑清楚每件事情。最后把包放在床下，里面放上本和笔。

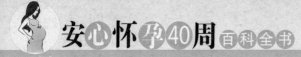

本周饮食营养新知

少吃感光食物 ●●●●●●●●●●●●●●●●●●●●●●

　　研究发现，有些食物可以起到防晒的作用或是帮助巩固防晒效果，但并不是所有食物都能防晒。事实上，有一些感光食物可能还会帮倒忙。感光食物有一个共性，就是感光性强。如果大量摄入就会降低肌肤的抗晒能力，加速肌肤表面色素的沉着。比较常见的感光食物主要有柠檬、香菜、芹菜等。这些食物里都含有感光类物质，经紫外线照射后，肌肤易出现过敏、发炎、色素沉着，使妊娠斑变得更加明显。当然，与暂时性的烦恼相比，孕期营养更为需要，准妈妈只要不过度食用或在阳光明媚的日子里外出前吃，就不会造成肌肤损害。

准妈妈少吃味精 ●●●●●●●●●●●●●●●●●●●●●

　　味精作为调味品，在烹调中几乎不可缺少。味精有解毒作用，医学上可用来治疗严重的肝功能不全、肝炎、肝性脑病等肝病。味精中的谷氨酸也是脑组织能量的重要来源，能增强大脑记忆力，解除大脑疲劳。因此，谷氨酸也可作为神经病患者的中枢神经滋补剂。连续服用谷氨酸，可以改善儿童的智力。

　　那么，味精是不是有益无害、吃得越多越好呢？事实并非如此。实验表明，给新生小鼠注入味精，可引起骨骼生长受阻、肥胖及视网膜退行性改变等。一次摄入味精的主要成分谷氨酸钠 5 克时，还会出现轻度的眩晕、背部发麻、心悸、疲软无力、下颌颤抖等症状。

　　因此，使用味精要掌握好用量。对于体重 50 千克的准妈妈，每天摄入量不超过 6 克。味精长时间受热后会失水，生成焦谷氨酸钠，失去鲜味和营养价值，甚至有一定的毒性。临出锅前放入味精，可避免味精因受热过度、时间过长而受到破坏。

营养食谱推荐

三鲜烩鱼唇

原料 水发鱼唇 500 克，叉烧肉、西蓝花各 100 克，冬菇（干）6 朵，胡萝卜 5 片，姜 3 片，葱（切段）2 根，上汤 300 毫升，料酒 10 毫升，生抽 15 毫升，精盐 2 克，糖 1 克，淀粉 3 克，麻油、胡椒粉各少许。

做法 ❶将鱼唇洗净，加入少量姜、葱，放入开水中煮 5 分钟取出，冲洗干净，切成小段；西蓝花洗净择成小朵，放入开水锅中，加少量油、精盐，焯熟盛起；冬菇泡软去蒂；叉烧肉切片备用；将淀粉用水调稀备用。

❷锅中加植物油烧热，下入姜片、葱段爆香，加上汤，加入各种调味料煮开。

❸放入鱼唇烩软，加入胡萝卜、叉烧肉、西蓝花拌匀，用水淀粉勾芡，即可出锅。

功效 可以为准妈妈补充丰富的优质蛋白质，满足胎儿的生长需要，预防短小儿或早产的发生。

鱼羊美味羹

原料 鲫鱼 1 条，羊五花肉 100 克，姜 2 片，葱半根，香菜少许，八角 2 粒，酱油 2 大匙，白糖、精盐各 1 小匙，胡椒粉少许，植物油适量。

做法 ❶将鲫鱼洗净备用；羊肉切成 6 厘米长、3 厘米宽的块，放入沸水锅中氽烫一下，捞出来洗净，沥干水分备用；葱洗净切段备用。

❷锅内加入植物油烧热，倒入羊肉略炒，加入 2 碗清水、1 大匙酱油、少许葱段、1 片生姜、1 粒八角、少许白糖、少许精盐，烧至八成熟，转放至砂锅中。

❸锅内加入植物油烧热，放入鲫鱼煎成金黄色，取出来放入砂锅中。

❹将剩下的葱、姜、八角、酱油、白糖及烧羊肉的原汤加入砂锅中，用小火煮 30 分钟左右。

❺待鱼酥肉烂时，加入精盐，撒上胡椒粉、香菜即可。

功效 此汤品具有非常好的补益

作用，对孕期水肿、蛋白质缺乏等症状有很好的促进复原的功效，还有利于促进乳汁的分泌。

 葡萄干糯米粥

原料 葡萄干 50 克，糯米 150 克，冰糖 1 大匙。

做法 ❶ 将糯米洗净，放入锅中，加适量水烧开，撇去浮沫，改中火煮 30 分钟。

❷ 放入葡萄干和冰糖，再煮 10 分钟，至粥黏稠即可。

功效 葡萄干含糖分很高，糯米同样富含碳水化合物，这道甜点可用来作主食或点心，随时补充能量，还有补气安胎的功效。

胎教小课堂

全家一起来胎教

胎教不仅仅是未来父母的责任，家庭的其他成员，尤其是孩子未来的爷爷、奶奶、外婆、外公等人也将在胎教中占据一席地位。

一些老人，尤其是爷爷、奶奶往往希望生一个小孙子，而不想要孙女。这样就给准妈妈带来了一定的精神压力，甚至造成心理障碍，以至影响母腹中胎宝宝的发育。还有一些老人，往往是准妈妈的母亲或婆婆，总是滔滔不绝地介绍自己当年的亲身感受和经验，甚至把一切说得困难而又痛苦。这对于准妈妈来说无疑也是一种不良刺激，甚至使她产生条件反射，从而导致一场痛苦而又沉闷的妊娠和分娩。这同样会给胎宝宝造成极为不利的影响。

此外，还有一些老年人，认为准妈妈现在变得又懒惰又娇气，这对于准妈妈来说是一种不良刺激，往往是给准妈妈原本就烦躁不安的情绪火上浇油，甚至发生口角，进而殃及胎宝宝。

家庭其他成员应共同努力为准妈妈营造一个宽松的生活环境，多体谅、关心准妈妈，使胎宝宝在祥和的气氛中健康地成长。

教胎宝宝学习算术

准备彩笔和图画纸，把要教胎宝宝的算术写在图画纸上，可以由易到难，例如：1＋1＝2，1＋2＝3。一张图画纸只写一个算式，每个数字都用不同颜色写上去。

把写好的几张图画纸排列起来，构成一幅丰富多彩的图案。按照这种方法，每天教5个，教到30以后，再回到0，之后可把乘除运算写在图画纸上。

此外，还可以将实物与闪光卡片对照起来运用。例如，在一个苹果的旁边再放一个苹果，就变成两个苹果，用算式表示就得出"1＋1＝2"这个算式，再通过你的视觉将其印在脑子里，同时出声地对胎宝宝讲："这里有一个苹果，我再从筐里拿一个摆在这里，现在变成几个了？"用于算式的实物可以选一些你喜欢吃的东西，像小熊饼、梅子、李子等，也可以是一些好玩的，像台球、折叠的小动物等。

这些数字卡片、图形卡片以及字母、汉字卡片，也可以用来做孩子出生后幼儿期的教材，所以准妈妈可好好保存起来。

第34周　在忐忑中等待

孕育历程周报

胎宝宝发育刻度尺

胎儿现在的体重大约2300克，坐高约为30厘米。此时胎儿应该已经为分娩做好了准备，将身体转为头位，即头朝下的姿势，头部已经进入骨盆。

这时起医生会格外关注胎儿的位置，胎位是否正常直接关系到你是否能正常分娩。如果胎儿是臀位（即臀部向下）或是有其他胎位不正的姿势，医生都会采取措施进行纠正。

准妈妈的变化

准妈妈骨盆和耻骨联合处的肌肉和韧带还在继续变松弛，而全身的关节和韧带也都开始变得松弛，外阴变得柔软而肿胀，都是为分娩准备的。

准妈妈在此时可能腿脚会肿得更厉害，也都属正常，注意休息即可。但是如果发现自己的脸或手也都突然肿胀起来了，就要及时看医生，及时发现并控制妊娠高血压。

另外，大多数的准妈妈此时乳房都会有零星的乳汁分泌出来，这是为产后哺乳准备的，是乳房的"试生产"。在孩子出生后才会正式开始生产乳汁，量逐渐大起来。

准妈妈日常护理指南

上下楼梯的注意事项

爬楼梯是一项很好的有氧运动，危险性比较低，对于孕早期和孕中期的准妈妈来说，可以轻松做到，但孕晚期的准妈妈则需要注意。临近分娩的准妈妈行动不便，要相应减少运动量，尤其是爬楼梯。

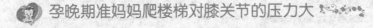 孕晚期准妈妈爬楼梯对膝关节的压力大

爬楼梯时，准妈妈的膝关节要负担体重的3~4倍，而身体越重，对膝关节的压力越大。由于爬楼梯时膝关节弯曲度增加，髌骨与股骨之间的压力也

会相应增加，从而加重膝关节疼痛。

因此，准妈妈爬楼梯锻炼时要结合自己的实际情况。偶尔爬几次楼梯时一定要掌握好速度与持续时间。开始时，应采取慢速，坚持一段时间后，可以逐步加快速度或延长时间，但是不能过于剧烈，否则会增加心肺的负担。

必须爬楼梯时怎么办

如果准妈妈住在没有电梯的楼房，每天必须爬楼梯的话，上下楼梯要多注意：

上楼梯时一定要注意脚下踩稳，不要着急。上下楼梯都要慢一点儿。上楼梯相对来说要吃力一些，可以手扶楼梯扶手，将身体的一部分重量转移给扶手，每上一步都要踩踏实了再移动另外一条腿。

下楼梯时，为了防止膝关节承受的压力增大，应前脚掌先着地，再过渡到全脚掌着地，以缓冲膝关节的压力。此外，隆起的腹部会遮挡视线，所以，一定要确定是否踩实。而且手仍需攀着扶手，但不要过于弯腰或挺胸凸肚，看准阶梯再跨步。

谨防子宫感染

正常的妊娠和分娩，子宫内可保持无菌，不易发生感染。这是因为子宫颈内有黏稠的黏液起到阻挡作用，使细菌不能进入子宫腔。羊水也具有抗菌能力，细菌即使进入子宫腔也不能生存，但在孕晚期，羊水的抗菌能力减弱，有些情况会引起子宫内感染。

产妇一旦有子宫内感染，会出现体温升高，白细胞增多，心率增快，子宫体有压疼的现象。胎膜已破者，可有混浊的羊水流出，味臭。当临产羊水流出时，胎心可增快。出现以上情况，应立即入院检查、治疗。

子宫内感染是可以预防的。孕晚期时，应严禁性生活，还要注意休息、调节情绪和营养。当发现阴道流水时，切不可粗心大意，应及时到医院检查，以便采取及时的防治措施。

胎儿的出生检查不能忽视 ● ● ● ● ● ● ● ● ● ● ● ● ●

虽然孕期有定期检查，但到了孕晚期，孕妇还应到医院做胎儿出生前的检查，产前的定期检查可为胎儿出生前检查提供依据。有以下情况之一的孕妇更应重视胎儿的出生前检查，以便及早发现胎儿疾患，并可及时采取相应措施：

35 岁以上的孕妇；有反复流产史的孕妇；有遗传性疾病家族史的孕妇；夫妇一方患有先天性代谢性疾病或者已生过患儿的孕妇；子宫内胎儿发育迟缓的孕妇；血清学检查风险系数在 1∶300 以上的孕妇；超声波检查发现与染色体疾病有关的标记或畸形的孕妇。

本周饮食营养新知

准妈妈可吃些酵母片 ● ● ● ● ● ● ● ● ● ● ● ● ●

酵母片是在制造啤酒过程中，由发酵液中滤取酵母，洗净后加入适量蔗糖，再经干燥粉碎后制成的。酵母片中的维生素 B_2 可促进胎宝宝视觉器官的发育，并营养胎宝宝的皮肤，使其细腻柔嫩，防止皮肤疾患；维生素 B_6 对孕早期的呕吐现象有明显的治疗效果；维生素 B_1 可促进消化液的分泌，增强准妈妈的食欲，进而促使胎宝宝的健康成长。

准妈妈不宜服用过量鱼肝油 ● ● ● ● ● ● ● ● ● ●

以前，人们将鱼肝油作为准妈妈和婴儿必补的营养物质，认为其有增强体质的功效，于是，怀孕以后，有些准妈妈为了能使胎宝宝优生，便盲目服用鱼肝油。实际上，这样做却适得其反。因为长期服用大剂量的鱼肝油，会引起毛发脱落、皮肤发痒、食欲减退、眼球突出、血中凝血酶原不足和维生素 C 代谢障碍等。所以，怀孕期间不宜过量服用鱼肝油。

营养食谱推荐 ●●●●●●●●●●●●●●●●●●●●●●●●●●●

鲜蘑豆腐汤

原料 水发蘑菇 100 克，豆腐 2 块，蒜苗段 10 克，海米 5 克，精盐、味精、香油、姜末、醋、胡椒粉、清汤各适量。

做法 ① 把水发蘑菇和豆腐均切成小片。

② 锅内添放清汤，放入豆腐、蘑菇、泡洗好的海米、精盐和姜末烧开，撇出浮沫，加入胡椒粉、醋，淋入香油，撒入味精，即可出锅。撒上洗净的蒜苗即可食用。

功效 蘑菇益肠胃、理气，又含有脂肪、蛋白质、钙、磷等营养物质，是不可多得的保健食品，孕妇应多食。

木耳烧猪腰

原料 猪腰 2 只，水发黑木耳 50 克，水发金针菜 20 克，大枣 3 枚，葱花、姜末、香菜末各 5 克，酱油 1 大匙，料酒 1 小匙，水淀粉适量，白糖、精盐、鸡精、胡椒粉各少许。

做法 ① 将猪腰洗净，剥去外膜，去掉臊腺，在上面剞麦穗花刀；金针菜、黑木耳洗净焯熟，放在一个大碗里；大枣洗净，泡软去核备用。

② 锅中加花生油烧热，下入姜末、葱花煸香，加入白糖、料酒、精盐和适量清水烧沸，下入腰花、大枣，烧沸，略煮几分钟。

③ 加入酱油、鸡精，用水淀粉勾芡。

④ 撒上胡椒粉、香菜，倒入盛木耳和金针菜的大碗中即可。

功效 补肾壮腰、填精生髓、宁心安神，对胎儿脑髓、脊髓及骨骼的发育有很好的促进作用。此菜特别适合血压偏高、睡眠质量差、有水肿的准妈妈食用。

牛奶粳米饭

原料 粳米、小米各 75 克，鲜牛奶 250 毫升。

做法 将粳米、小米淘洗干净，放入锅中。米锅里倒入鲜牛奶，用大火烧沸后，改用小火焖熟。

功效 米饭柔软，洁白油亮，奶香扑鼻。含有丰富的动物性和植物性蛋白质、糖类（碳水化合物）、钙、磷以及维生素 B_1、维生素 B_2 等。

   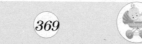

胎教小课堂

给宝宝听听名曲《杜鹃圆舞曲》 ·············

　　《杜鹃圆舞曲》是挪威作曲家约翰·埃曼努埃尔·约纳森创作的，在曲调和节奏上，具有挪威民间舞曲的风格。《杜鹃圆舞曲》由于曲调优美，音乐形象生动鲜明，深受人们的喜爱。活泼的曲风，似乎可以将准妈妈和胎宝宝带动起来。全曲采用三拍子圆舞曲体裁，C大调，中板。简短的引子后立即出现模仿杜鹃叫声的音调。婉转的鸟鸣和轻松的三拍子节奏，形成了温和迷人的气氛。杜鹃主题之后出现的第二个主题旋律，连贯而流畅，具有明显的歌唱性，展示了一个欢乐的舞蹈场面。然后，再现杜鹃主题，在愉快的气氛中结束全曲。

简单易行的常识课 ·····················

　　对于准妈妈来说，将看到的、听到的和经历的事情讲述给腹中的胎宝宝，既是语言胎教中很有意义的常识课内容，又是牢固母子之间感情，培养孩子感受能力和思维能力的基础。比如：当准妈妈正在散步时，就可以一边走，一边给腹中的胎宝宝上课："宝宝看，树上有两只小鸟。鸟儿是有翅膀的，它们可以在天空中飞翔，它们有的还特别会唱歌，歌声可好听啦！"在吃饭时，也可对胎宝宝这样说："宝宝，你看，餐桌上有什么？让妈妈来告诉你，有米饭、鸡翅、豆角，还有一盘水果沙拉，这些都是爸爸为你和我准备的哟！"在你娓娓道来的同时，腹中的胎宝宝也在感受着你对他的这份关爱。

第35周　准备分娩用品

孕育历程周报

胎宝宝发育刻度尺 ●●●●●●●●●●●

　　35周时，胎儿的听力已充分发育，如果你还没有和你的胎儿说过话，那现在马上就开始吧。要用孩子的语气与胎儿说话，不要觉得这有些可笑，事实上，实验证明细而高的音调更能吸引胎儿或婴儿的注意。绝大多数的胎儿，如果在此时出生都能够成活，而且大多也不会发生什么大的问题，尽管胎儿的中枢神经系统尚未完全发育成熟，但是现在他的肺部发育已基本完成，存活的可能性为99％。

准妈妈的变化 ●●●●●●●●●●●

　　胎宝宝在不断长大，逐渐下降入骨盆，此时你可能会觉得腹坠腰酸，骨盆后部附近的肌肉和韧带变得麻木，甚至有一种牵拉式的疼痛，使行动变得更为艰难。在有的准妈妈身上，这种现象可能逐渐加重，并将持续到分娩以后，如果实在难以忍受，可以向医生寻求帮助。

  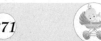

准妈妈日常护理指南

为宝宝准备哺喂所需物品

（1）喂奶器具。大奶瓶4~6只，宝宝喝奶时用；小奶瓶2只，其中一只喂糖水，另一只喂果汁；奶嘴2~4个，选择时注意大小适中。

（2）消毒器具。奶瓶消毒锅/器1个，想节约时间的妈妈可选蒸汽式的，选铝质锅在消毒时勿加热过头；奶瓶夹1个，奶瓶消毒后用奶瓶夹既卫生又安全。

（3）出行器具。奶瓶奶嘴刷1个；保温奶瓶1个，便于夜间或外出时使用；温奶器1个，选择免水式并能自动调温37℃的为宜；外出奶粉携带盒1个，选有四层结构的较宜；吸奶器或吸喂乳两用瓶1个，以备喂母乳时用。

（4）加工器具。果汁压榨器1个，食物研磨器1个，母乳冷冻机1~2个，适合喂母乳的上班族妈妈用。

（5）储藏器具。食物箱1个，放置所有的哺喂用品，不仅卫生且使用时方便易找。

准妈妈在孕晚期也要美美哒

孕晚期，皮肤很容易过敏，不要随意改用护肤品，可以用自己习惯了的，否则可能会使皮肤粗糙或留下斑点。

为了弥补体形上的不足，准妈妈应该更加注意头发的美容。头发要梳理得整齐美观，可以剪短一些，容易打理且看起来很利落。

为了保持良好的姿势，得选一双合适的鞋子。到了孕晚期，鞋子应宽大一些。因为在此期间，双脚会有轻微肿胀的趋势。

穿袜子时，要穿与裙子的颜色协调一致的袜子，这样会显得身材修长。

准妈妈可以提前熟悉产房 ● ● ● ● ● ● ● ● ● ● ●

生孩子前，如果对你所要待的产房环境有所了解，你就不会那么紧张了。

（1）产床。产床上设有利于产妇分娩的支架，有些部位可以抬高和降低，床尾可去掉。

（2）胎儿监测仪。可时刻记录宫缩和胎儿心跳。通过这种仪器，可以了解胎儿情况。

（3）保温箱。因新生儿的热量易于丧失，为防止体温降低，必要时将其放入保温箱内。

（4）吸氧设备。宫缩时，胎儿的血液和氧气供应都会受到影响，吸氧会使产妇的氧气储备增加，增加对宫缩的耐受能力，对产妇和胎儿都有好处。

（5）吸引器。胎儿在母体内处于羊水包围之中，口腔和肺内有一定量的羊水存在。新生儿受到产道的挤压，羊水被挤压出去，可减少肺部疾患的发生。少数新生儿口腔内仍有羊水，甚至还会有胎粪，需要用吸引器吸出，这是产房必备的设备之一。

本周饮食营养新知

孕晚期准妈妈要补充维生素 K ● ● ● ● ● ● ● ● ● ●

在孕晚期，准妈妈应注意摄食富含维生素 K 的食物，以预防产后新生儿因维生素 K 缺乏引起颅内、消化道出血等。维生素 K 有"止血功臣"的美称，经肠道吸收，在肝脏能生产出凝血酶原及一些凝血因子。若维生素 K 供给不足，血液中凝血酶原减少，易引起凝血障碍，发生出血症。

怀多胞胎的准妈妈需要更多营养 ● ● ● ● ● ● ● ● ●

多胎妊娠的准妈妈比单胎妊娠的准妈妈身体负担要大，对于营养的需要会更高。因此，怀多胞胎的准妈妈要多吃，并且要吃营养含量较高的食物。准妈妈需要更多的蛋白质、矿物质、维生素和必需脂肪酸。多胎妊娠的准妈妈通常比单胎妊娠准妈妈更容易出现胃灼痛。要减轻这些不适症状，就要减轻胃肠的负担，维持少食多餐的饮食习惯，睡前不进食，少吃酸味重、含过多香料的食物，以免刺激肠胃。

营养食谱推荐

芸豆烧荸荠

原料 荸荠 300 克，芸豆、牛肉各 100 克，高汤 3 大匙，料酒、葱姜汁、水淀粉各 1 大匙，植物油、精盐、鸡精各适量。

做法 ❶荸荠削去外皮，切成片；芸豆斜切成段；牛肉抹刀切成片，用料酒、葱姜汁各半小匙和精盐少许拌匀腌渍入味，再用水淀粉半小匙拌匀上浆。

❷锅内加入植物油烧热，放入肉片用小火炒至变色，加入芸豆段炒匀，烹入余下的料酒、葱姜汁，加汤烧至微熟。

❸放入荸荠片、余下的精盐炒匀至熟，加鸡精，用余下的水淀粉勾芡即可。

功效 牛肉营养丰富，能够为准妈妈补充全部种类的氨基酸，同时脂肪含量少，胆固醇含量也不高。芸豆可抑制胆固醇的吸收，具有解热、利尿、消肿的功效。

双耳牡蛎汤

原料 水发木耳、牡蛎各 100 克，水发银耳 50 克，高汤 500 毫升，葱姜汁 20 毫升，料酒 10 毫升，精盐 3 克，鸡精 2 克，醋、胡椒粉各少许。

做法 ❶将木耳、银耳洗净，撕成小朵；牡蛎放入沸水锅中焯一下捞出。

❷锅内加高汤烧开，放入木耳、银耳、料酒、葱姜汁煮 15 分钟。

❸下入焯好的牡蛎，加入精盐、醋煮熟，加鸡精、胡椒粉调匀即可。

功效 此汤可以为准妈妈补充钙、铁、锌等营养素，还有安神和防治便秘的作用。

鲤鱼白菜粥

原料 鲤鱼1条（约500克），白菜500克，粳米100克，精盐、味精、料酒、葱末、姜末各适量。

做法 ❶鲤鱼去鳞、鳃及内脏，洗净；白菜择洗干净，切丝。

❷锅置火上，加水烧开，放入鲤鱼，加葱末、姜末、料酒、精盐，煮至极烂后，用汤筛过滤去刺，倒入淘洗干净的粳米和白菜丝，再加适量清水，转小火慢慢煮至粳米开花、白菜烂熟，加入味精即成。

功效 此粥鲜美可口，营养丰富，含有丰富的蛋白质、碳水化合物、维生素C等多种营养素。

胎教小课堂

锻炼宝宝的语言能力

9个月的胎儿虽说已具有了听力，但还不是通过耳朵而是通过大脑来接受语言的，此时，准父母与胎儿的对话内容应以理解性和系统性语言为主。对于难度较大的词语，如眼、耳、热的、冷的、彩色、好香等，要一个字一个字地说。只要准父母有兴趣，耐心地教，胎儿就会愉快地接受。

准父母仍然可以给胎儿讲故事。讲故事时，一定要精力集中，吐字清楚，通过语气声调的变化使胎儿了解故事是怎样展开的。故事的内容应该丰富多彩，只要是适合胎儿成长的主题都可采用。

另外，准父母也可以选些浅显的古诗、纯真的儿歌、动人的经历讲述给胎儿听。这对胎儿来讲，都是有益处的。

和宝宝一起做床上体操

这是一套简单的床上体操，清晨和晚上都可进行。

（1）自然地坐在床上，两腿前伸成"V"字形，双手放在膝盖上，上身右转。保持两腿伸直，足趾向上，腰部要直。目视右脚，慢慢数至10；然后再转左边，同样数至10，恢复原来的正面姿势。

（2）仰卧床上，膝部放松，双足平放床面，两手放在身旁。将右膝抱起，使之向胸部靠拢，然后左腿做同样运动。

（3）仰卧，双膝屈起，手臂放在身旁，肩不离床，滚向左侧，用左臀着床，头向右看，恢复原来的姿势。然后滚向右侧以右臀着床，头向左看，动作可以反复做上几次，以活动颈部和腰部。

（4）跪式，双手双膝平均承担体重。背直，头与脊柱成一直线，慢慢将右膝抬起靠近胸部，抬头，并伸直右腿。然后改用左腿做这一动作。

第36周　了解一些生产知识

孕育历程周报

胎宝宝发育刻度尺

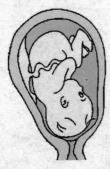

36周的胎儿大约已有2800克重，身长46~50厘米。这周胎儿的指甲又长长了，可能会超过指尖。两个肾脏已发育完全，他的肝脏也已能够处理一些代谢废物。这时每当胎儿在你腹中活动时，他的手肘、小脚丫和头部可能会清楚地在你的腹部凸现出来，这是因为此时的子宫壁和腹壁已变得很薄了，也正是因此会有更多的光亮透射进子宫，这会使胎儿逐步建立起自己每日的活动周期。

准妈妈的变化

现在准妈妈的体重增长已达到最高峰，增重 11 ~ 13 千克，需要每周做一次产前检查，以随时监测胎儿在子宫中的情况，必要时可以做一次胎心监护。同时，从有利于分娩的角度出发，医生会根据胎宝宝的状况以及准妈妈自身的情况，建议增加营养或适当控制饮食。

准妈妈日常护理指南

孕晚期准妈妈忌开车、骑自行车

孕早、中期，孕妇的子宫不是很大，如果上班或出门办事距离不远，可以骑车或开车。但在孕晚期，孕妇子宫增大明显，身体比较笨重，肢体又不灵活，应付紧急情况的能力、反应力都较差，因此骑车或开车有一定危险。一旦发生碰撞，很可能引起早产，胎盘早剥、阴道大出血，甚至发生胎儿宫内窒息、死亡。所以，孕妇在孕晚期不要骑车或开车。

准妈妈要拒绝长途旅行

旅行，尤其是长途旅行，是一件十分辛苦的事情，人的身体容易因气候、地点的变化而出现不适，正常人均有可能发生旅途生病的事情，对于准妈妈，特别是孕晚期的准妈妈，就更为辛苦。妊娠晚期，由于身体的变化，准妈妈的活动能力会明显下降，适应环境的能力也远远不如从前，加上此时胎儿已临近生产，如果进行长途旅行，长时间的颠簸、作息时间的打乱、环境的变化无常，极易使准妈妈精神紧张、不安，身体疲惫；由于旅途条件有限，车船中人员高度集中，准妈妈免不了受到碰撞或拥挤。另外，由于交通工具内人员杂聚，空气相对浑浊，各种致病细菌比其他环境要多，准妈妈清洗比较困难，容易感染疾病。在这种条件下，准妈妈往往还易发生早产、急产等意外情况，旅途中由于当地的医疗条件不一定好，当地的医务人员也不了解准妈妈的情况，在处理紧急情况时难免会有所偏差。因此，妊娠晚期旅行对准妈妈来说是不可取的，最好能避免。

准妈妈怎样站更轻松

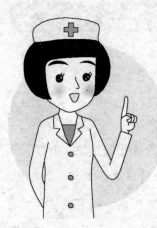

如果孕妇的工作性质需要长时间站立，这会减缓腿部的血液循环，导致水肿以及静脉曲张，因此，准妈妈必须定期让自己休息一会儿，坐在椅子上，把双脚放在小板凳上，这样有利于血液循环和放松背部。如果没有条件坐，那就选择一种让身体最舒适的姿势站立，活动相应的肌肉群。

比如，收缩臀部，就会体会到腹腔肌肉支撑脊椎的感觉。孕妇常常想伸直腰背挺肚子，这样会引起钻心的疼痛。因此，需要长时间站立的孕妇，为促进血液循环可以尝试把重心从脚趾移到脚跟，从一条腿移到另一条腿。

本周饮食营养新知

准妈妈食欲缺乏可吃马铃薯

准妈妈在孕期有时候会食欲缺乏，此时吃些马铃薯可以改善。

马铃薯俗称土豆，虽说其貌不扬，但却营养丰富。据测定，马铃薯不仅富含粗纤维素，食用后容易产生饱腹感，且含有丰富的维生素 B_6、维生素 C，对缓解孕期厌油腻、呕吐均有良好的防治作用。马铃薯还含有钾、钙、铁、镁、碘等矿物质以及糖类等。

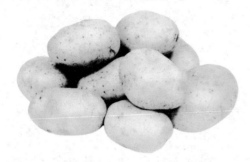

印度戈克尔博士的研究表明：马铃薯富含钾，每天吃 5~6 个鸡蛋大小的马铃薯，可以维持血压正常及预防中风。因此，马铃薯也是妊娠中、晚期防治妊娠高血压的食疗保健品。

研究证实，生活在缺少新鲜蔬菜或水果地区的人，只要常吃马铃薯，就很少患维生素缺乏症，故马铃薯素有"地下苹果"的美称。美国的营养学专家断言：每餐只要吃全脂奶和马铃薯，就可以得到人体需要的营养素。

锌元素有助于分娩

国外有研究证明，准妈妈的分娩方式与怀孕后期饮食中的锌含量有关，摄取锌足够多，自然分娩的机会越大。锌是公认的有助于分娩的营养素。

锌之所以能对分娩方式起这么大的作用和影响，主要是因为锌可加强子宫酶的活性，促进子宫肌收缩，进而在分娩时能把胎宝宝娩出子宫腔。当准妈妈体内缺锌时，子宫肌的收缩程度就会减弱，不能自行娩出胎宝宝，因而需要借助产钳、吸引器等外力帮助。若准妈妈严重缺锌，则只能采用剖宫产娩出胎宝宝了。

锌是人体必需的微量元素，对人体的正常生理功能的发挥有着重要的作用。准妈妈在孕晚期应注意多从饮食中补充锌，多吃一些含锌丰富的食物，如猪肝、猪肾、瘦肉、鱼、紫菜、牡蛎、蛤蜊、黄豆、绿豆、蚕豆等。其中牡蛎含锌量最高，可适当多吃一些。

营养食谱推荐

干炸虾肉球

原料 虾仁300克，鸡蛋2个，口蘑25克，猪肥肉15克，面粉50克，葱、姜末各2小匙，料酒2小匙，精盐半小匙，鸡精少许，植物油适量。

做法 ❶将猪肥肉、口蘑、虾仁洗净，剁成末备用；鸡蛋打入碗中，搅成蛋液。

❷将猪肥肉、口蘑、虾仁、蛋液、葱、姜放入一个比较大的盆中，加入面粉、料酒、精盐、鸡精，顺同一方向搅成馅。

❸锅内加入植物油，烧至五成热，将调好的虾肉馅制成大小均匀的小丸子，下入油锅中用小火炸至金黄色，捞出来控干油即可。

功效 虾肉中所含的钙不但是胎儿骨骼和牙齿的重要构成成分，还具有降低准妈妈神经细胞的兴奋性，预防抽筋、水肿，促进准妈妈体内多种酶的活动，维持体内酸碱平衡的作用。

海苔蛋黄面

原料 面粉500克，海苔100克，鸡蛋4个，精盐1小匙，鸡粉1.5小匙，胡椒粉、香油、一品鲜各1小匙，植物油20毫升。

做法 ❶面粉加精盐、鸡蛋、清水和成面团饧好，擀成片，切成细面条备用。

❷海苔切成丝；鸡蛋黄摊成方形，温度到刚熟就出锅备用。

❸面条入热水煮熟，再把汤调好味道，倒入碗中；把摊好的蛋黄放入碗中，表面散上海苔，即可食用。

功效 此面含有丰富的维生素和矿物质，适合准妈妈在孕晚期食用。

冬瓜绿豆汤

原料 冬瓜250克，绿豆1汤匙，高汤、生姜、葱、精盐各适量。

做法 ❶汤锅上火，加高汤烧沸；姜洗净拍破放入锅内，葱洗净挽结入锅。

❷绿豆淘洗干净，去掉浮于水面的豆皮，然后入汤锅炖烂；冬瓜去皮去瓤，洗净，切块投入汤锅内，炖至软而不烂，加少许精盐即成。

功效 清热利尿解暑。此汤适用于夏季水湿阻滞引起的小便不利或小便色黄而少、口渴心烦、水肿或尿道感染、灼热疼痛等病症的食疗。

 胎教小课堂

 准爸爸给胎宝宝讲成语故事 ●●●●●●●●●●

一诺千金

秦朝末年，在楚地有一个叫季布的人，性情耿直，为人侠义好助。只要是他答应过的事情，无论有多大困难，都会设法办到，受到大家的赞扬。楚汉相争时，季布是项羽的部下，曾几次献策，使刘邦的军队吃了败仗。刘邦当了皇帝后就下令通缉季布。后来季布到山东一家姓朱的人家当佣工，朱家明知他是季布，仍收留了他。朱家又到洛阳去找汝阴侯夏侯婴说情。刘邦在夏侯婴的劝说下撤销了对季布的通缉令，还封季布做了郎中，不久又让他改做河东太守。

季布有一个叫曹邱生的同乡，专爱结交有权势的官员，借以炫耀和抬高自己，季布一向看不起他。听说季布做了大官，他就马上去见季布。季布听说曹邱生要来，就虎着脸，准备让他下不了台；谁知曹邱生一进厅堂，不管季布的脸色多么阴沉，话语多么难听，立即对着季布又是鞠躬，又是作揖，并吹捧说："我听到楚地到处流传着'得黄金千两，不如得季布一诺'这样的话，您怎么能够有这样的好名声传扬在梁、楚两地的呢？我们既是同乡，我又到处宣扬你的好名声，你为什么不愿见到我呢？"季布听了曹邱生的这番话，心里顿时高兴起来，留下他住了几个月，作为贵客招待。临走，还送给他一笔厚礼。后来，曹邱生确实也照自己说过的那样去做，每到一地，就宣扬季布如何礼贤下士，如何仗义疏财，季布的名声越来越大。后来后人就用"一诺千金"来形容一个人很讲信用，说话算数。

音乐胎教不能停 ●●●●●●●●●●●●●●●●●●

在妊娠晚期，因接近临产，孕妇会有些急躁。这一时期，可多听些摇篮曲、幼儿歌曲，使孕妇感受到为人母的幸福。例如勃拉姆斯的《摇篮曲》："安睡吧！小宝贝，你甜蜜地睡吧！睡在那绣着玫瑰花的被里。愿上帝保佑你，一直睡到天明。"这类歌充满母爱，充满做母亲的自豪感，语言优美，旋律轻柔，是孕妇和胎儿都能接受的。

音乐可使孕妇放松紧张情绪，心情舒畅。对于能欣赏音乐的人来说，可以得到美的体验、艺术的享受。有些孕妇认为自己没有"音乐细胞"，音乐对自己无益。其实，所谓的音乐并不光指贝多芬、莫扎特的乐曲，也包括孕妇喜欢听的轻音乐、民歌等通俗歌曲和地方戏曲，甚至包括孕妇童年时所喜爱的歌。

胎儿是一个活泼敏感的小生命，他的发育与准妈妈紧密相关，受准妈妈情绪影响更为明显。因此，准妈妈若疼爱"腹中人"，就要为胎宝宝创设良好的宫内环境和精神世界。准妈妈豁达乐观的情绪有助于小生命的健康发育，也有助于宝宝活泼开朗性格的形成。

第37周　就要相见了

孕育历程周报

胎宝宝发育刻度尺 ●●●●●●●●●●●●●●●●●●

现在胎儿的重量大约3000克，身长51厘米左右。胎儿之间的差别还是比较大的，有的胖一些，有的瘦一些，但一般只要胎儿体重超过 2500 克就算正常。

这时胎儿在母腹中的位置在不断下降，下腹坠胀，不规则宫缩频率增加。妈妈会不断地想上厕所，便次增加，阴道分泌物也更多了，要注意保持身体清洁。

准妈妈的变化

随着预产期的临近，准妈妈时常感到腹部收缩疼痛，有时甚至会认为阵痛已经开始，如果是不规则阵痛，那么这其实只是身体准备适应生产时的阵痛而产生的正常现象。

另外，子宫逐渐变得柔软，且富有弹性，这是在为胎宝宝出生做准备。这时，阴道分泌物增多，有的准妈妈还会出现子宫口提前张开的现象，这时应该保持心神稳定，注意观察身体变化。

准妈妈日常护理指南

过期妊娠的不利影响

从最后一次月经来潮算起，达到或超过 42 周的妊娠被称为过期妊娠。过期妊娠可能产生两方面不利的影响：一是胎宝宝过大，造成难产；二是胎盘功能减退，胎宝宝供氧及营养不足，从而增加胎宝宝病死率。准妈妈如果超过预产期两周仍未出现宫缩，应到

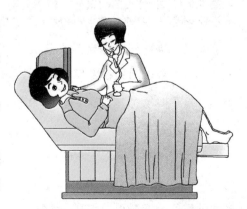

医院进行进一步检查，此时进行胎盘功能检查和胎宝宝状况的检查对于制订处理方案是很必要的。如确诊为过期妊娠，且胎宝宝大、颅骨较硬、羊水较少，尤其是对于高龄初产妇或伴有妊娠期高血压疾病者，医生可能会建议采取引产或剖宫产等措施。

减轻分娩痛苦的呼吸法

科学的呼吸方法可以减轻分娩时的痛苦，准妈妈现在就应该开始练习。首先选择稳固的椅子，要有椅背及把手，坐下时腰肢保持挺直，全身放松，进行呼吸时手部最好用物件承托着。

（1）高位呼吸。准妈妈将手肘放在台面或能承托手臂的平面，手轻按于锁骨位置进行，以口轻轻吸气及呼气，频率快及短，吸入的空气只会到达支气管位置。

（2）中位呼吸。准妈妈把手臂放在把手上，手轻按于腋下及乳房下位置进行，以鼻吸气以口呼气，频率慢及长，吸入的空气只会到达肺的上半部。

（3）低位呼吸。准妈妈把手臂同样放在把手上，手轻按于两旁肋骨底部进行，以鼻吸气，圆形状口形呼气，频率更慢及长，吸入的空气达肺部低位。

临产前坚持散步有好处

有很多准妈妈在临产前不愿活动，也不出屋散步，怕累，怕不安全，这不对，只要身体可以，准妈妈在临产前还是要坚持散步，这对分娩大有帮助。当然，这个时候身体沉重，参加体育运动困难，但散步一般还是可以的，而且同样会起到锻炼身体的作用。

散步对准妈妈有以下益处：

（1）准妈妈散步，可以加强肌肉的力量，同时还可以帮助骨盆运动。这有助于产妇分娩时用力和减少疼痛。

（2）散步还可以改善准妈妈脚部的血液循环，并可促进全身血液循环，有利于准妈妈减轻水肿症状和保持身体健康，也有利于胎宝宝血液供应。

（3）准妈妈通过散步，还可刺激脚下诸多穴位，因此可调理脏腑功能，健身祛病，对减轻脚部和下肢水肿有利。

（4）准妈妈散步可安定神经系统，增加肺部换气功能，帮助消化、吸收和排泄。

（5）准妈妈到室外散步，可呼吸新鲜空气和进行日光浴，有利于母子健康。

本周饮食营养新知

巧克力是助产大力士

当前，很多营养学家和医生都推崇巧克力，认为它可以充当"助产大力士"。这是因为巧克力营养丰富，含有大量的优质糖类，而且能在很短时间内被人体消化吸收和利用，产生大量的热量供人体消耗。另外，它体积小、产热多，而且香甜可口，吃起来很方便。因此，准妈妈临产时吃几块巧克力，可以缩短产程，顺利分娩。

准妈妈宜食用植物油

一些研究发现，准妈妈在怀孕期间吃植物油少，婴儿湿疹发生率就高。婴儿湿疹，是一种常见的与"变态反应"有密切关系的皮肤病，一般以剧烈的瘙痒、多种形态的皮肤损害、反复发作为特点。人体所必需的脂肪酸，如亚油酸、亚麻酸和花生四烯酸等，人体自身不能合成，只能靠食物供给。而这些脂肪酸主要存在于植物油中，动物油含量极少。因此，为了预防胎宝宝出生后患湿疹，准妈妈应多吃植物油。

营养食谱推荐

鱼香素菜

原料 干沙丁鱼20克，胡萝卜、白菜各80克，南瓜80克，姜、精盐各适量。

做法 将沙丁鱼去杂，洗净；胡萝卜切成细丝；南瓜和白菜切成片；锅内放油烧热，先炒沙丁鱼、胡萝卜、南瓜和白菜；炒一会儿后，加汤汁、精盐和半杯清水，改中火煮至水干即可。

功效 菜软烂，味清香，健脑，益智，润肠通便。

核桃粉汤

原料 核桃（去壳）、糯米粉各100克，大枣3个，红糖2大匙。

做法 把核桃仁用热水浸泡5分钟左右，去掉薄皮，用研钵充分研碎；把大枣放入锅内加水煮至发软，取出去掉枣核，倒入研钵中研烂；把适量的水和红糖添入已研好的核桃仁、枣泥中，搅拌成糊状，中火煮30分钟；用糯米粉做成小糯米团，煮熟，倒入里面即可。

功效 甜香、糯软。富含糖类、钙、锌、B族维生素，是很好的健脑主食。

黑米埋珍珠

原料 黑糯米200克，粟米粒100克，鲜椰汁200毫升，冰糖约250克，精盐少许。

做法 黑糯米用清水浸泡30分钟，洗净；椰汁、精盐拌匀，备用；将清水约8杯煮沸，放入黑糯米、冰糖和粟米，待沸后转中火，煲至黑糯米熟（约1小时）。倒入深碗中，待进食时加入椰汁便成。

功效 含有多种维生素和锌、铁、钼、硒等人体必需的微量元素，滋阴补肾、补胃暖肝、明目活血、健身功效显著。

胎教小课堂

 音乐胎教要投入

胎教专家发现，有的准妈妈每天在胎动时间听优美的音乐，胎宝宝就会很快安静下来，而当音乐一停下来、胎宝宝便又开始活动起来；有的准妈妈错过了每天听胎教音乐的时间，胎宝宝便会在子宫里"等不及"。对活泼好动的胎宝宝，可多播放一些舒缓优美的乐曲，对文静少动的胎宝宝，则应多给他听一些明快轻松的音乐。

在听胎教音乐时，准妈妈应取舒适的位置，精神和身体都应放松，精力要集中，必须强调的是，准妈妈应与胎宝宝一起投入，逐渐进入艺术氛围，而不能以"局外人"的身份出现，认为胎宝宝自己听就行了。于是一边听，一边胡思乱想，或是一边做一些与此无关的事情。准妈妈可以通过音乐陶冶性情，母体在精神上得到和谐和愉快的同时，也使胎宝宝从中得到感情上和感觉上的双重满足。

 产前安抚胎宝宝

临近分娩，准爸爸妈妈在抚摩胎宝宝的时候谈谈心，憧憬一下宝宝出生后的美好生活，营造温馨、甜蜜的气氛，这样有利于加深一家三口的感情。胎宝宝在准爸爸妈妈的爱抚下，更加向往着外面的世界。因为这时候的胎宝宝已经是有知有觉的小人儿了，胎宝宝对外界的刺激和感受是相当灵敏的，他能强烈感受到父母的安抚，会做出相应的反应，比如拳打脚踢，或者静静地吸吮着自己的小手指，倾听父母的谈话，享受着父母的爱抚。

第 38 周　关注分娩信号

孕育历程周报

胎宝宝发育刻度尺

胎儿可能已经有 3200 克了，身长也有 52 厘米左右了。胎儿的头在你的骨盆腔内摇摆，周围有骨盆的骨架保护，很安全。

现在胎儿身上原来覆盖着的一层细细的绒毛和大部分白色的胎脂逐渐脱落、消失，胎儿的皮肤变得光滑。这些物质及其他分泌物也被胎儿随着羊水一起吞进肚子里，贮存在他的肠道中，变成黑色的胎便，在他出生后的一两天内就会排出体外。

准妈妈的变化

在表示分娩的真正子宫收缩之前，准妈妈还会经历假阵痛收缩。假阵痛收缩的出现是没有规律的，只要稍加运动，阵痛就会消失。

现在，准妈妈可能会感觉到心情烦躁、焦急，既盼望宝宝早日降生，又对分娩的痛苦有些恐惧。其实不必如此，顺其自然地等待宝宝的到来吧。你需要做的是注意观察分娩征兆，随时做好准备，坚强、忍耐、沉着地去应对。

准妈妈日常护理指南

警惕过期妊娠 ●●●●●●●●●●●●●●●●●●●●●

正常情况下，胎儿从受孕生长发育到娩出约需 280 天，即 40 周左右。

准妈妈未足 37 周分娩称为早产，超过 42 周（即超过预产期两周）时称为过期妊娠。过期妊娠的原因主要有：

（1）遗传因素。过期妊娠一般有家族史。

（2）准妈妈内分泌失调。

（3）孕激素分泌过多，雌激素分泌过少，不易激发子宫收缩引起分娩。

（4）胎儿畸形。多见于无脑儿，因缺乏头颅骨，先露部分少，不能很好地压迫子宫，反射性地引起子宫收缩，故分娩不易发动。

常言道："瓜熟蒂落。"胎儿发育成熟，自然就会降生。若"瓜已熟"而"蒂不落"，即到生产期还未生产，则意味着准妈妈的胎盘老化。此时准妈妈胎盘的物质交换和传输能力下降，会直接影响氧和营养物质的输送，致使胎儿处于慢性缺氧和营养不良的状态。

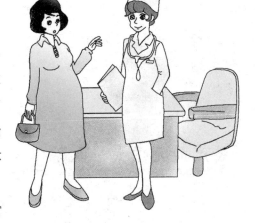

此外，胎儿耐受不住临产时子宫收缩产生的压力，很容易窒息而死。超过预产期生产对母亲也有害处。此时胎儿颅骨变硬，顶骨凸起，囟门变小，在临产期胎头适应产道的变形能力减弱，致使产妇的并发症显著增多，最常见的就是难产率增加。因此，准妈妈如到了预产期仍不见动静，应及时去医院妇产科检查。切忌在家中待产，这样容易危及母婴。

临产运动注意事项 ●●●●●●●●●●●●●●●●●●●●●●●●●●●●●

（1）运动量不宜过大。临产前的孕妇要注意禁止跳跃、旋转、快跑等剧烈运动和运动量较大的活动，以免引起早产。在整个怀孕期间，均应避免做腹部挤压和剧烈震动的运动。

（2）锻炼时间要合适。每次锻炼的时间不宜过长，以免过度劳累。每次锻炼的时间以 20 分钟左右为宜。锻炼过程中，心跳超过每分钟 120 次时，即应暂停锻炼。锻炼时最好不要播放音乐，以免准妈妈在欢乐轻快的乐曲声中不知不觉地超量运动，引起疲劳甚至发生意外情况。

（3）锻炼后自我观察心跳、呼吸、胎动等情况。自我观察的项目有：一分钟心跳次数、一分钟呼吸次数、胎动次数以及阴道有无出血等。发现异常情况应及时去医院检查，并要遵照医嘱定期进行产前检查，以确保准妈妈和胎宝宝的健康和安全。

（4）锻炼后慢慢放松。锻炼后慢慢放松以消除疲劳。每次锻炼后，要花 20 ~ 30 分钟来放松，如闭上眼睛 5 ~ 10 分钟，把双脚抬高，这样休息一会儿准妈妈就可以完全消除疲劳；紧张有可能加剧疼痛，学会放松的方法，在分娩时特别有用。把注意力集中在呼吸的节律上，能减少焦虑、保存精力。

产前无须太早入院 ●●●●●●●●●●●●●●●●●●●●●●●●●●●●●●

毫无疑问，临产时身在医院是最保险的办法。可是，提早入院等待时间太长也不一定就好。首先，医疗设置的配备是有限的，医院不可能像家中那样舒适、安静和方便；其次，准妈妈入院后较长时间不临产，会有一种紧迫感，尤其看到后入院者已经分娩，对她也是一种刺激。另外，产科病房内的每一件事都可能影响住院者的情绪，这种影响有时候并不十分有利。

本周饮食营养新知

产前要养足体力

分娩是件很耗体力的事情，因此，越接近生产预定日，准妈妈越要有均衡且规律的饮食。注意，越接近生产，胎宝宝的头会越往骨盆下移，准妈妈的食欲会逐渐恢复。这时准妈妈可不要再毫无顾忌地吃喝，要控制自己的饮食，少吃脂肪、精盐含量高的食物。

如果无高危妊娠因素，准备自然分娩的话，建议准妈妈在分娩前准备些易消化吸收、少渣、可口味鲜的食物，如面条鸡蛋汤、面条排骨汤、牛奶、酸奶、巧克力等食物，吃饱吃好，为分娩准备足够的能量。否则，吃不好睡不好、紧张焦虑，容易导致疲劳，可能引起宫缩乏力、难产、产后出血等危险状况。

准妈妈忌食的几种鱼

美国食品和药物管理局提醒准妈妈要避免吃鲨鱼、旗鱼及方头鱼，因为这3种鱼的汞含量可能会影响胎儿大脑的生长发育。汞进入准妈妈体内，会破坏胎儿的中枢神经系统，造成胎儿认知能力低下。有调查显示，每年受汞影响的儿童约有6万名。

金枪鱼因为所含的汞少而没被列入准妈妈禁食范围。但有人认为，准妈妈在怀孕期间多吃罐装的金枪鱼也是不好的。不过，如果有哪位准妈妈偶尔吃了，也大可不必惊慌，因为吃这些鱼的危害在于汞的长期积累，偶尔吃一两顿是没什么大碍的。准妈妈应尽量吃不同种类的鱼，不要集中吃一种，而且每周平均吃鱼量不要超过340克，这样就不用担心汞的摄入量超标了。

营养食谱推荐 ●●●●●●●●●●●●●●●●●●●●●●●●●●

芋头烧牛肉

原料 牛肉 300 克，芋头 200 克，葱段、姜片、大料、桂皮、花椒各少许，精盐、料酒、鸡精、糖色各适量。

做法❶ 牛肉洗净切成小方块；芋头洗净，去皮，切成滚刀块；葱段、姜片、大料、桂皮、花椒包入纱布袋中备用。

❷锅置火上，加足量水烧沸，放入牛肉焯水后捞出，用凉水洗净血沫。

❸另起锅，加入清水适量，下入牛肉块和包了香料的纱布袋，大火烧开，加糖色煮 10 分钟左右，改小火继续煮。

❹至牛肉九成熟时，放入精盐、料酒调味，再把芋头放入锅内，炖至牛肉块酥烂时，取出料包，加鸡精拌匀即可。

功效 芋头具有健脾强胃、消疬散结、清热解毒、滋补身体的功效。牛肉含蛋白质、脂肪以及多种维生素，具有健脾益肾、补气养血、强筋健骨的功能。牛肉与芋头搭配食用，

对脾胃虚弱、食欲缺乏及便秘有防治的作用，还有防止皮肤老化的功效。

陈皮白糖海带粥

原料 水发海带、粳米各 100 克，陈皮、白糖各适量。

做法❶将海带切成碎末。陈皮用清水浸透，清洗干净，待用。

❷粳米淘洗干净，直接放入锅内，加水适量，置于火上，煮开后加入陈皮、海带，并不时地搅动，用小火煮至粥成，再加白糖调味即可。

功效 补气养血，清热利水，安神健身。准妈妈临产食之，能积蓄体力，使其有足够力气完成分娩过程。

什锦咸味粥

原料 红萝卜 30 克，鱼肉 45 克，生姜 6 片，里脊肉 3 片，芹菜 50 克，香菇 3 克，粳米 100 克，香油、精盐、味精各适量。

做法 将红萝卜去皮，清洗干净，切成细丝，把鱼肉洗净，切成片，加少许盐腌渍；把生姜片洗净，切成细

丝；把里脊肉洗净，切成细丝；香菇用温水浸泡，换水洗净，切成丝；把芹菜切成小段，在开水锅内烫一下；把粳米洗净，入锅加水煮粥，旺火烧沸后，再把红萝卜、鱼肉、里脊肉、香菇、姜丝加入锅内继续煮；粥熟后，加入精盐、味精、香油、芹菜即成。

功效 此粥原料多样，营养丰富，所用原料均含益智营养素，可谓大补之品。

胎教小课堂

临产准备也是胎教

这时已接近整个孕期的尾声，面临最后的"冲刺"，准妈妈在做好胎宝宝的教育的同时，要积极进行分娩前的准备。有人认为孕产前的准备是属于大人的工作，和宫内胎宝宝没有多大关系。实际上，临产准备工作很重要，也是胎教的内容之一。准备工作如果做得好、做得充分，准妈妈将免除后顾之忧。而且这些准备工作伴随着即将做爸爸妈妈的喜悦心情，预示着迎接胎宝宝的诞生。要知道，腹中的胎宝宝能感受到准妈妈的好心情。

巩固之前的胎教

随着预产期的一天天临近，准妈妈腹部开始抽痛，心中忐忑不安，全身都进入分娩的准备状态，这时心里再怎么努力保持平静，也难免会紧张不安。因此，怀孕最后一个月的胎教实际上很难坚持。不过，可以将前期进行的胎教回顾一遍，使得胎教成果得以巩固。

第39周　相见为时不远

孕育历程周报

胎宝宝发育刻度尺

现在出生的宝宝就已经是足月儿了。胎儿现在的体重应该已有3200～3400克，体重在3500克以上的新生儿也很常见，甚至4000克以上的高体重新生儿和巨大儿也增多了，这跟人们营养状况的改善有很大关系。一般情况下，男孩比女孩的平均体重略重一些。

准妈妈的变化

由于胎宝宝位置的下降，准妈妈腹部的隆起位置也靠下了。下降的子宫压迫膀胱，尿频会越来越明显。但上腹憋闷的症状显著缓解，胃部的压迫减轻，饭量有所增加。

子宫出现收缩现象。当子宫收缩时，把手放在肚子上，会感到肚子发硬。随着分娩临近，准妈妈的羊膜囊可能会破裂。羊水一般是细细流出而不是大量涌出。准妈妈要在怀孕的最后时期，注意自己的行为，千万要小心谨慎，充分休息，稳定心情，做好孕期的最后护理。

准妈妈日常护理指南

准妈妈要调整好心理状态 •••••••••••

　　每个宝宝都是父母一把屎一把尿带大的，听过来人说起育儿的艰辛，也许会让准父母们觉得很害怕。自己从来没有带过小孩，做父母是不是很复杂呢？这是很多人都会担心的问题。其实妊娠和分娩是正常的生理现象，准妈妈不必过于忧虑和紧张。宝宝诞生之后，虽然要细心照料，但也是一种体验幸福的过程，夫妻可以分工合作。准妈妈一定要在心理上做好充分的准备，保持乐观的心情，可减少疼痛，使产程进展顺利，愉快地迎接宝宝的降临。要坚定母乳喂养的信心，用自己的乳汁培育宝宝健康成长。

孕晚期睡眠质量要保证 •••••••••••

　　随着胎宝宝的日渐发育，孕妇身体重心发生变化，使得多年来养成的最佳睡眠姿势和习惯变得不再舒适。此外，还有其他一些因素会影响孕妇睡眠。例如，有的人睡觉多梦，甚至做噩梦。特别是如果孕妇信心不足，担心不能顺利生产、宝宝不健康及以后难以抚养等，这些心理压力都会影响睡眠质量。以下一些措施可以帮助改善孕妇的睡眠质量：

　　（1）在睡前2小时内不要大量吃喝。

　　（2）睡前不要做剧烈运动或令孕妇兴奋、劳累的事情。可以冲个热水澡，喝杯自己喜爱的热饮料。

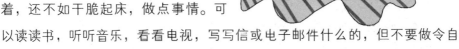

　　（3）如果努力入睡却怎么也睡不着，还不如干脆起床，做点事情。可以读读书，听听音乐，看看电视，写写信或电子邮件什么的，但不要做令自

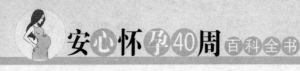

己兴奋的事。过一会儿，就会因劳累而自然入睡了。

（4）多与其他准妈妈或有经验的女性交流，她们会有很好且实用的建议。特别是如果在心理压力大，自己难以克服的情况下，更要与别人多交流，多学一些相关的知识，加强自信，摆脱烦恼，从而保证睡眠，促进健康。

（5）不要开灯睡觉。灯光可对人体产生一种光压，长时间照射会引起神经系统功能紊乱，导致情绪焦躁不安。如果是日光灯，可与室内的污浊空气产生含臭氧的光烟雾，形成室内污染。另外，开灯睡眠干扰生物钟，不利于准妈妈形成规律的生活习惯。因此，准妈妈在睡眠时一定要将灯关闭，关灯之前，先把窗户打开 10 ~ 15 分钟，将室内有害空气清除出去。即使是白天，在各种灯光下工作的准妈妈，工作一段时间后，也不要总是待在房间里，要出去呼吸新鲜空气。

本周饮食营养新知

剖宫产前的饮食注意事项 ● ● ● ● ● ● ● ● ● ●

准妈妈在接受剖宫产手术前，在饮食上需注意以下两点。

（1）不宜滥用高级滋补品。如高丽参、洋参，以及鱿鱼等食品。因为参类具有强心、兴奋作用；鱿鱼体内含有丰富的有机酸物质——EPA，它能抑制血小板凝集，不利于术后止血与创口愈合。

（2）剖宫产术后 6 小时内禁食。剖宫产手术后，由于肠管受刺激而使肠道功能受影响，肠蠕动减慢，肠腔内有积气，易造成术后的腹胀感。6 小时后宜服用一些排气类食物（如萝卜汤等），以增强肠蠕动，促进排气，减少腹胀，并使大小便通畅。易发酵、产气多的食物，如糖类、黄豆、豆浆、淀粉等，产妇也要少吃或不吃，以防腹胀。

营养食谱推荐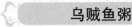

乌贼鱼粥

原料 干乌贼鱼50克，粳米100克，葱段、姜片、花生油、精盐各适量。

做法❶ 将乌贼鱼用水泡发，冲洗干净，切成丁块；粳米淘洗干净。

❷ 炒锅中放入花生油烧热，下葱段、姜片煸香；加入清水、乌贼鱼肉煮至熟烂；加入粳米，继续煮至粥成。

❸ 最后放精盐调味即可。

功效 此粥滋补养血，是准妈妈养胎、利产的养生保健佳品。

豆豉蒸鳕鱼

原料 鳕鱼肉1段（约400克），豆豉15克，姜、葱各适量，料酒、精盐各少许。

做法❶ 鳕鱼肉洗净，沥去水分，抹上精盐，装入盘内；姜、葱洗净，均切细丝。

❷ 将豆豉均匀地撒在鱼上，再撒上葱丝、姜丝、料酒。

❸ 锅中加水煮开，放入鱼盘，隔水大火蒸熟即可。

功效 鳕鱼的肉质厚实、刺少、味道鲜美。营养专家指出，它的蛋白质含量非常高，而脂肪含量极低，非常适合准妈妈食用。

核桃仁酪

原料 牛奶250克，核桃仁50克，糯米200克，大枣数枚，白糖适量。

做法❶ 将核桃仁用开水泡一会儿，取出剥去仁皮，洗净，捣碎成末；糯米用水淘洗干净，捣碎；大枣泡好，剥去外皮，去核，也捣碎。

❷ 锅上火，加水约250毫升，放入核桃仁、糯米、枣末，烧开煮粥，加入牛奶，将熟时再加入白糖，煮至完全熟时，装入碗中食用。

功效 此品含有较多的铁、钙、磷和维生素，营养丰富，可为人体补水、补铁等，适合临产准妈妈食用，也可作为零食，于临产前不断食用。

   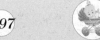

胎教小课堂

语言胎教：多与宝宝对话

　　胎宝宝的听觉器官几乎发育完成，听觉已经相当发达。因此，怀孕晚期刺激胎宝宝脑部发育的最佳方式是声音刺激，语言胎教是其中重要的一种。日常对话是最方便的语言胎教方式，如：可反复给胎宝宝读童话、讲故事、笑话等，同一个故事或童话可以变换多种语气和声调来读，也可以准爸爸和准妈妈分别轮流读。准爸爸准妈妈可观察一下胎宝宝的反应。

综合胎教不能停

　　妊娠10月，胎儿的各系统已经发育得比较完善，此时各种胎教方法对胎儿都可以使用，所以，孕妇在这时要将各种胎教方法综合进行，灵活应用。

　　一般的做法是：每天清晨起床，都要轻轻拍着腹中的胎儿对其说一些关于天气或问候的话语；然后到户外散步，可以边散步边对胎儿进行抚摸和说话；晚上睡觉前则进行音乐胎教，一边听音乐一边抚摸胎儿。

　　也可通过写字、画画进行胎教，与宝宝讲的同时要联想实物，如苹果、梨、牛、羊、蔬菜，边讲边告诉他形态、颜色。妈妈写字或画画时，也要边写边画边讲，如画竹时可讲"先画一个圆圆长长的竹身，竹是一节一节的，再画……"

　　当然，每个孕妇可以根据自己的实际情况来选择适合自己的胎教方法，只要是对胎儿有益的都可进行。另外，在进行胎教时，应按照各种方法提出的要求进行，这样做收效会更大。

第40周　结束所有的辛苦等待

孕育历程周报

胎宝宝发育刻度尺

　　胎儿所处的羊水环境也有所变化，原来的羊水是清澈透明的，现在由于胎儿身体表面绒毛和胎脂的脱落，及其他分泌物的产生，羊水变得有些浑浊，呈乳白色。胎盘的功能也从此逐渐退化，直到胎儿娩出即完成使命。

准妈妈的变化

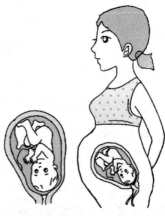

　　本月，准妈妈的子宫底高度为29～35厘米。准妈妈会出现下腹部轻微胀痛，这种现象常在夜间出现，清晨消失，或上腹部比以前感到舒适，但又发生尿频，或阴道分泌物中有少量血液，都预示着准妈妈不久将要临产。特别是见红，多发生在阵痛前24小时内，是分娩即将开始的比较可靠的征兆。有规律且逐渐增强的腹部阵痛、持续30秒或以上、间歇5～6分钟是临产的标志，如果出现这种现象，不要慌张，要立即去医院就诊。

准妈妈日常护理指南

准妈妈要克服恐惧心理 ●●●●●●●●●●●●●●●●●●

进入孕晚期以后，准妈妈心理上的压力是比较重的，有许多准妈妈会产生一种兴奋与紧张的矛盾心理，从而导致情绪不稳定，甚至会因心理作用而自感全身无力。再加上临近预产期，有些准妈妈对分娩的恐惧、焦虑或不安会加重，所以，准妈妈需要做好心理准备。

临产前有哪些准备 ●●●●●●●●●●●●●●●●●●●

上班的准妈妈在怀孕后期差不多要请产假待产了。不在公司的这段时间，有许多工作必须先准备好并交代给同事，不可过度劳累。临产前什么状况都可能发生，可能一大早肚子发胀觉得不舒服，或是因为轻微的感冒需临时请假。这个时候，准妈妈事先将手上的工作内容让同事知道，会比较安心。不妨每天将工作进展情况记录下来，事先放在办公桌上。要放弃"这份工作只有我能做"的想法，使任何时候任何人都可以接手。

平常在家庭和公司两头忙的准妈妈，放产假后大概开始忙着为生产做准备了吧！其实，产假就是要休息，为生产和产后育儿培养体力。小宝宝一生出来，等待着准妈妈的将是忙得眼花缭乱的日子。只要做好了相应的准备，产假中还是尽可能放松吧！

一定要事先准备好的是产后小宝宝的托婴。产后请谁代为照顾婴儿可依产假而定，事先要计划好，是请亲人代为照顾，还是请个有经验的保姆。

如果产后要继续上班，不要将育儿工作全部加在妈妈身上，夫妻间最好事先商量好如何分担育儿工作。

准爸妈一起学习育儿知识 ● ● ● ● ● ● ● ● ●

做父母并不是一件很复杂的事情，对于没有育儿经验的夫妻来说，可以在宝宝未出生之前，一起了解相关的育儿知识。准爸爸可以为准妈妈买来各种育儿的书籍，夫妻二人共同探讨，一起交流，也可以请过来人介绍经验，比如说双方的母亲，将宝贵的实践经验与科学的育儿理念相结合，相信自己一定会迅速成长为合格的父母。

本周饮食营养新知

临产前的饮食注意事项 ● ● ● ● ● ● ● ● ●

在这最后的冲刺阶段，准妈妈补充的大部分营养都会被胎儿吸收，因此仍然要注重均衡饮食，不可以大量地食用高热量、高脂肪的食物，以免胎儿体重增加过快，为分娩带来不便。

孕40周，准妈妈最好采用少食多餐的方法，烹饪时也要本着易消化、易吸收的原则。准妈妈多吃含丰富蛋白质、糖分和维生素的食物。蛋白质在人体内约占29%，是组成器官和组织的主要成分，是必不可少的营养。糖分可以使孕妇体内储存更多的能量，以供分娩时的消耗。维生素也是人体所需的营养元素，少了它很多组织的运转都会受到阻碍。

分娩时会造成大量血液的流失，因此准妈妈在产前要多摄取铁元素，铁元素有助造血及骨骼发育。绿色蔬菜、动物肝脏、瘦肉、干果中含有丰富的铁质，在做饭时可以选它们为食材。但是茶、咖啡、膳食纤维、蛋白质会抑制铁元素的吸收，准妈妈要少食。如果你患有胃病，要减少食用制酸剂，胃酸分泌减少也会降低身体对铁元素的吸收。

分娩当天吃什么好

准妈妈分娩要消耗极大的体力，一般整个分娩过程要经历 12~18 个小时，分娩时子宫每分钟要收缩 3~5 次。这一过程消耗的能量相当于跑完 1 万米或走完 200 多级楼梯所需要的能量，可见分娩过程中体力消耗之大。待产期间准妈妈要适当进食，以补充体力，可以多吃一些富有营养、易于消化且清淡的食物，例如挂面、馄饨、鸡汤、鱼汤等。也可以随身携带一些高能量的小零食，如巧克力等，以便随时补充分娩时消耗的体力。

第一产程：半流质食物

第一产程并不需要产妇用力，但是耗时会较长，所以准妈妈可以借机尽可能多地补充些能量，以备有足够的精力顺利度过第二产程。准妈妈可以多吃稀软、清淡、易消化的半流质食物，如蛋糕、面条、糖粥、面包等，因为这些食物多以碳水化合物为主，在胃中停留时间比蛋白质和脂肪短，易于消化，不会在宫缩紧张时引起产妇的不适或恶心、呕吐。

第二产程：流质食物

在即将进入第二产程时，随着宫缩加强，疼痛加剧，体能消耗增加，多数产妇不愿此时进食。可尽量在宫缩间歇适当喝点果汁或菜汤、红糖水、藕粉等流质食物，以补充体力，增加产力。

营养食谱推荐

五花肉烧土豆

原料 带皮五花肉 300 克，土豆 100 克，葱 2 根，姜 2 片，酱油 1 大匙，精盐、白糖、料酒各 1 小匙。

做法 ❶ 将五花肉洗净，切成 3 厘米见方的块；土豆去皮洗净斜切块；葱切段、姜切片备用。

❷ 锅内加入植物油烧至六成热，放入土豆，炸至表面呈金黄色，捞出

控油。

③锅中留少许底油，烧至八成热，放入肉块翻炒，至肉色变白，加入酱油、白糖，翻炒至肉块裹满酱汁。

④加入料酒、葱、姜，加水（以刚没过肉为宜），先用大火烧开，再用小火炖至八成熟。

⑤拣出葱段和姜片，加入土豆块和少许盐，用小火烧至熟烂，再加少许盐炒匀即可。

功效 猪肉有助于预防妊娠贫血。土豆所含的纤维素较为细嫩，对准妈妈便秘有一定的疗效。

虾鳝面

原料 龙须面100克，虾仁、鳝鱼肉、菠菜各50克，葱花少许，料酒1大匙，精盐、酱油、植物油、香油各1小匙。

做法 ①将虾去沙线，洗净；鳝鱼洗净，切段；菠菜洗净，焯水备用；龙须面煮熟，过水后盛入汤碗。

②锅中倒油烧热，煸香葱花，放虾仁、鳝鱼和适量水烧开，放菠菜和调料后浇在面上即可。

功效 虾仁、鳝鱼都是富含优质

蛋白的食品。这道面食适合在产前补充体力，兼有补血的功效。

洋葱牛肉汤面

原料 挂面100克，牛肉、洋葱、胡萝卜各50克，葱末10克，酱油、精盐、鸡精各1小匙。

做法 ①将牛肉、洋葱、胡萝卜分别洗净，切片；挂面煮熟，过水备用。

②锅中倒油烧热，下洋葱炒香，放牛肉炒至变色，放胡萝卜和适量水烧开，放调料后盛入汤碗，放入面条，撒上葱末即可。

功效 牛肉含铁量高，有补血的作用，也有助于产妇保持足够体力。面条是临产前最适宜的半流质食物，最好选择食用软烂、易消化的细面条。

红苋绿豆汤

原料 红苋菜100克，绿豆50克，白胡椒粉、精盐、鸡精各1小匙。

做法 ①将红苋菜洗净，切段；绿豆浸泡在清水中。

②锅中放绿豆和适量水，煮至豆

皮裂开，放苋菜和调料，再煮开即可。

功效 红苋菜和绿豆都是滑胎利产的食物。准妈妈到了预产期还没有动静的话，不妨多喝此汤，临产前喝有助于顺产。

 胎教小课堂

 ## 和宝宝一起听大自然的声音

自然界的声音即使重复听，胎宝宝也不会厌烦，而且这种天籁之音能够使人保持愉快的心情。因此，与人为的机械声音相比，大自然的声音效果更好。最好将大自然中各类天籁之音录下来放给胎宝宝听：鸟儿的叽叽喳喳声、草丛里昆虫的唧唧声、萧萧的风声、淅沥的雨声等。这也是最简单的胎教。

 ## 胎教与早教的衔接

新生儿离开母体独立生活后，胎教就已完成。经过胎儿期各种人为刺激训练，新生儿已具有良好的感觉器官功能和反应能力，为早期教育打好了基础。如果出生后停止了训练，胎教的效果就会逐渐消退乃至消失，因此，要重视胎教并将其与早期教育衔接起来。

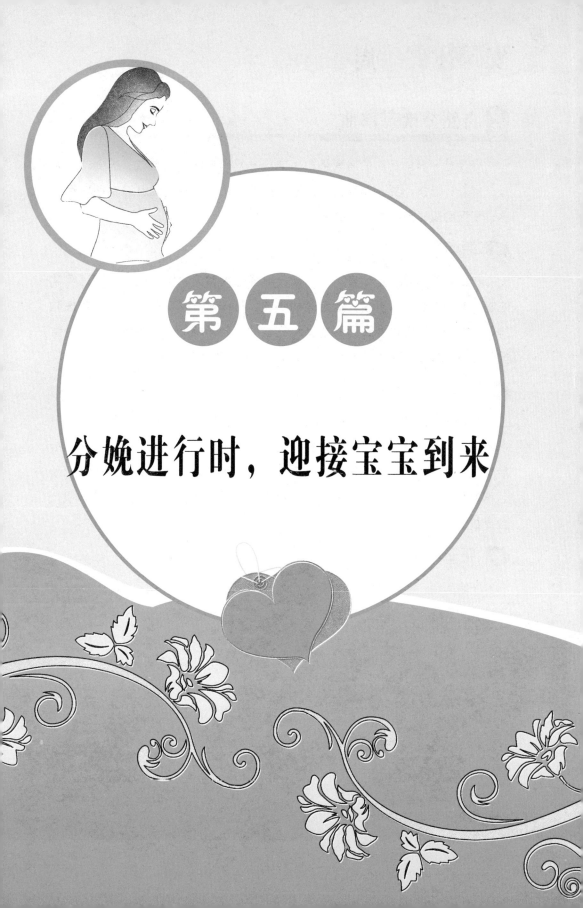

第五篇

分娩进行时，迎接宝宝到来

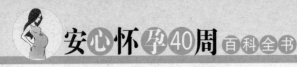

自然分娩三部曲

分娩是一种自然的生理现象，大部分准妈妈都能顺利完成。因此，不必过分紧张和恐惧，更不要在宫缩加紧、强度增加时因疼痛而乱喊乱叫，因为这样反而会阻碍产程进展，引起难产。

第一产程

产妇应思想放松，尽量下地活动，或同别人聊天，以分散注意力。照常吃喝一些易消化、营养多、能量高的食物，可以适当吃一些巧克力。要按时排尿、排便，以免过度膨胀的膀胱和充盈的直肠影响胎儿的下降。宫缩时由准爸爸协助按摩，宫缩间隙时，尽量放松全身肌肉休息，以保存体力。

第二产程

根据医生的指导及平时的练习在宫缩时配合用力。正确的动作是双腿蹬在产床上，双手握住床把，或取抱膝位，或取蹲位。宫缩时，先深吸气，然后屏住气像排便一样向下用力，尽可能屏得时间长点，紧接着做一次深呼吸后再深吸一口气，再屏气用力，这样每次宫缩时用 2 ~ 3 次力。宫缩间隙时，全身放松，安静休息，准备迎接下一次宫缩。

第三产程

子宫每 2 ~ 3 分钟收缩 40 ~ 50 秒，有时甚至持续 1 分钟或 1 分钟以上。到了这个时期，由于子宫强烈地收缩使产妇会自然用力，因而促使变大的胎胞破裂，羊水流出，这就是胎宝宝即将诞生的征兆。产妇用力后不久，就可从阴道外隐约地看到胎宝宝的头部。这个时期就称为"排临"。

此时，产妇会有排出某种硬物的感觉。实际上，如果仍有粪便残留在母体内，也会被推挤出来。不过，通常在分娩前产妇就已灌肠排便，所以此时只是有感觉，而非真的排便。即使真的排便，也不必不好意思，尽管安心用力即可。

此外，如果膀胱中有尿液积存，也可能会顺势排出，但一般都会有导管协助排尿，所以也不必担心。子宫收缩时，从外面可以看见胎宝宝的头部，停止收缩时就看不见（排临），不久后会进入到另一个阶段，即使子宫停止收缩，胎宝宝也不会再缩进去，这个时期就称为"发露"。从此时到头部出来的期间，随着外阴部强烈的紧张，产妇会有如同烧灼般的炙热感受。

胎宝宝的头部出来后，其余的部位就容易多了，按照肩膀、手、身体、脚的顺序——出来，同时流出温暖的羊水。婴儿平安地诞生了，但脐带仍与残留子宫内的胎盘相连。

婴儿出生后，原本变大的子宫会逐渐缩小，羊水也会全部流出来，至于不具伸缩性的胎盘，会自然地从子宫壁剥离而娩出。

此时，子宫会再度轻微地收缩，等助产者确定胎盘已剥离时，会指示产妇再次用力，胎盘就会顺利地出来。

自然分娩的用力方法

自然分娩需要配合医生巧用力才能缩短产程。而真正需要用力的是第二产程，初产需 2~4 小时，经产约需 1 小时。这段时期每 1~2 分钟宫缩 1 次，1 次收缩持续约 1 分钟。为了轻松地度过这段收缩期，使胎儿顺利生出来，在持续 1 分钟的收缩时间内，至少用力 3 次。这是由于 1 次的用力，从吸气开始之后，有 15~20 秒的有效时间。

为了避免无谓的体力消耗，必须尽量达到用力的最大效果。方法正确时，可使 4 小时的产程缩短成 2 小时。方法错误时，即使经过 4 小时，产程也可能只进行了一半。分娩时，产道并非已完全扩张，等待胎儿的通过。而是要靠孕妇正确的用力法，使胎儿以前进两步、后退一步的形式，逐渐向前进。如果用力的方法错误，无法产生前进两步的力量，而且又在此松一口气，变成进一步、退一步时，胎儿就会滞留原地不进不退了。因此，在第一产程前半程，最好以"侧卧式"为主要的用力法，并可以左右交替做。

当分娩进行顺利、开始消毒外阴部时，为了保护会阴，助产士会要求孕妇以"仰卧式"的用力法用力。如果以这种姿势无法有效用力时，可以利用仰卧抱起双脚的方法进行。

产程中胎儿的姿势

初产与经产多少有些差异。若是初产的话，妊娠末期胎儿的头部多半已进入骨盆的入口。经产妇常于临产后胎头才入骨盆。由于骨盆的入口横径比前后径大，所以胎儿会配合这种情形，朝向左或向右的正侧面旋转。而胎儿的头部以上下为最长，所以胎儿在这种状态下，会把下颌贴近胸口，尽量缩小头部的范围，以便快速通过骨盆。但是骨盆的中央部分又是斜幅最宽的地方，胎儿头部最长的部分为配合骨盆的角度，会由正侧面转为斜向姿势。此时，脸部可以朝向前方，也可以朝向后方。但为了使重要的后头部避开骨盆背侧坚硬骨头的压迫，脸部多数会朝向后方。也就是说，胎儿的脸边由正侧面逐渐向母体的斜后方旋转，边下降到骨盆的中间。

另外，若是经产的话，即使宫口已全开，在破水之前胎儿的头部仍不固定，通常在骨盆腔的上方活动，在破水的同时，才一口气通过骨盆腔，当然，此时胎儿的头部仍会有规律地一面转动，一面下降。胎儿的头骨是由几片骨头组成的，仍未固定，所以开始分娩时，头骨会自然重叠，使头部成为细长的形状，好让头部能顺利地通过骨盆。

新生儿出生后，头骨就会恢复原状，重叠处也逐渐分开。但头顶前部分，四片头骨的交叉点会出现一块菱形的口，用手去摸，会感觉瘪了一块似的。这个部分称为前囟门，等它完全长满大约要一年半的时间。头顶后方，枕骨和项骨交叉处有一三角形缺口，叫小囟门。

如何缓解分娩痛苦

分娩时由子宫收缩而引起的疼痛，将会贯穿整个分娩过程。宫缩痛主要在下腹部，有时也发生在两股内侧或腰背部。多数女性感觉到的宫缩痛与月经期痉挛相似，只是更强烈些。在胎儿即将出世时，由于会阴和外阴部的扩散，产妇还会感到这些部位有烧灼感和疼痛。

产痛是生理性疼痛，是间歇性的，疼的时间短，放松的时间长，一般人都可以忍受。对于分娩之痛，通常有两种镇痛方法：非药物镇痛方法和药物镇痛方法。通常不主张使用药物镇痛，一般都是鼓励和提倡使用非药物镇痛。

第一招：孕妇自我缓解

增强分娩的信心，保持良好的情绪，可提高对疼痛的耐受性。

想象及暗示：想象宫缩时宫口在慢慢开放，阴道在扩张，胎儿渐渐下降。同时自我暗示：我很顺利，很快就可以见到我的宝宝了。

有助于放松的方法：如肌肉松弛训练、深呼吸、温水浴、按摩、改变体位，在孕期就应该学习，为分娩做准备。

分散注意力：与产妇交谈、听音乐、唱歌，或让她看最喜欢的照片或图片，看书、看电视等，尤其是听音乐，美国的产科专家表示，分娩时让产妇聆听音乐可以帮助她们减轻产痛，并且促进分娩。

微弱宣泄：如借助于哼、呻吟、叹气等减轻分娩疼痛。

第二招：分娩球帮助镇痛

分娩球也是镇痛的一个好工具。分娩球是一个直径1米的彩色橡胶球，固定在有扶手的座椅上，产妇在规律宫缩的间歇骑坐上去，可以放松盆腔肌肉，感到柔软舒适，减轻疼痛。

第三招：提供导乐（DOULA）或其他分娩陪伴者

导乐是指一个有生育经验的妇女在产前、产时及产后给产妇持续的生理上的支持和帮助，以及精神上的安慰和鼓励。她们不仅有生育经验，而且能给产妇安全感和依赖感。因此，提供导乐是一种减轻分娩疼痛和消除产妇紧张情绪的很好的方法。在专业的妇产医院，导乐由多年有接生经验和专业医学知识的产科助产士担任。

如果没有导乐，最好由丈夫作为分娩陪伴者给予妻子全程支持和鼓励陪伴，在妻子感到困难时握着妻子的手不断地抚摸，随时鼓励并说安慰话语，如"不要害怕""别紧张，很快就会好"等，不让她感到孤立无援。

   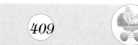

生产过程中腹痛的原因 ●●●●●●●●●●●●●●●●●●●

在产程中，有的孕妇突然出现难以忍受的剧烈疼痛，这是什么原因引起的呢？

（1）宫缩过强：因临产时阵发性宫缩过强，出现剧烈腹痛。

（2）胎盘早剥：胎儿娩出前胎盘部分或全部从子宫壁剥离而造成剧烈腹痛，持续时间长，伴恶心、呕吐，往往是一种严重的并发症。

（3）子宫穿孔：多因子宫破裂、妊娠子宫外伤、分娩时胎位不正、胎儿畸形、头盆不称而引起。多有破裂先兆，如胎动不安、血尿等。破裂时出现剧烈腹痛，有撕裂感、血压下降、恶心、呕吐等，有时无明显症状。这是非常危险的，应及时抢救。

（4）卵巢囊肿蒂扭转：囊肿被妊娠子宫向上推，临产时体位急剧变动又发生扭转而出现剧烈腹痛。

（5）腹腔因素：因急性大量出血而变为全腹性痛伴休克，应立即抢救。另外，急性阑尾炎、肠梗阻在临产时也可能出现疼痛。医师应及时做出处理。

 发生意外情况怎么办 ●●●●●●●●●●●●●●●●●

临产前，准妈妈可能会遇到多种意外情况，耻骨疼痛只是其中一种，如果准妈妈感觉耻骨疼痛到已经无法走路或正常生活，就应立即入院检查。正常情况下不会引起疼痛，当耻骨分离较大时，就可能引起牵拉痛，在走路尤其是上楼时疼痛明显。这是因为上楼时后脚着地，身体重心偏向一侧，造成左右耻骨形成剪切力，牵拉耻骨间的纤维软骨及周围韧带，引起疼痛，分离严重者甚至引起韧带断裂、水肿、不能走路。

准妈妈耻骨联合分离较轻者会自觉疼痛，一般均能忍受，不影响日常的生活与工作，不需要特殊处理，避免重体力劳动和长时间行走就可以了。疼痛明显时需卧床休息，而且要侧卧位，其中以左侧卧位为好。疼痛剧烈时，除卧床休息外，可用布制骨盆兜带将骨盆扎紧，以减轻疼痛。耻骨联合分离一般并不需要剖宫产，如果胎宝宝按时在预产期前 2 周入盆，可以经阴道分娩，如果胎宝宝较大、胎头迟迟不入盆，为避免入盆后可能使耻骨联合进一步分离，可以考虑剖宫产结束妊娠。

什么情况下需要剖宫产

剖宫产一般用于解决各种难产及妊娠分娩过程中的并发症。不过若不能正确掌握此种手术的使用标准，不仅达不到预期目的，还可能造成不良后果。不管怎样，医生决定是否采用剖宫产时，大致注意以下几种情况：

胎儿窘迫

胎儿窘迫可以发生在妊娠的各个时期，特别是后期及阵痛之后。胎儿窘迫的原因很多，例如脐带绕颈、胎盘功能不良、吸入胎便，或是产妇本身有高血压、糖尿病、子痫前症等并发症。

大部分的胎儿窘迫可通过胎儿监视器看到胎儿心跳不好，或是在超声波下显示胎儿血流有不良变化，如果经过医师紧急处理后仍未改善，则应该施行剖宫产迅速将胎儿取出，防止发生生命危险。

产程迟滞

产程迟滞是指产程延长，在产科学上有很明确的定义及分类。通常宫颈扩张的时间因人而异，但初产妇的宫颈扩张时间平均比经产妇长，需 14～16 小时，超过 20 小时称为产程迟滞。遇到这种情况的产妇最辛苦，因为阵痛已经持续了一段时间，才不得已改为剖宫产，等于是产前阵痛和术后痛都必须经历，痛了两次。

一般产程迟滞可以根据分娩的异常分为 3 种：潜伏期延长、活跃期延长、活跃期停滞。通常造成产程迟滞的原因，有可能是子宫收缩力量的异常、胎儿身体或胎位或胎向异常、产妇产道异常等。如果有明显的产程迟滞情况发牛，却仍然勉强选择经阴道分娩，可能会对胎儿或母体造成伤害，因而必须实施剖宫产手术。

骨盆结构异常

产妇如果有骨盆结构上的异常，比如小儿麻痹患者、有骨盆骨折病史、身材过于娇小或侏儒症患者，由于骨盆出口异常无法让胎儿顺利通过，故应该采取剖宫产。

胎头与骨盆腔不对称是相对性的，也就是说即使产妇本身的骨盆腔无异常也不狭窄，但因为胎儿的头太大，无法顺利通过产道，也必须实行剖宫产。

胎位不正

初产妇胎位不正时，应以剖宫产为宜。一般而言，初产妇若在足月时已经确认胎位不正，可事先安排剖宫产的时间；但如果是阵痛开始后才发现胎位不正，可能要直接安排紧急手术。不过，若是属于臀位的胎位不正，并且产妇本身有阴道生产的意愿，仍然可以利用各种助产方法尝试，但臀位阴道分娩还是具有较高的危险性，因此要和主治医师讨论其优缺点才可实行。

胎盘因素

胎盘的位置及变化与生产方式也有关系，比如胎盘位置太低，挡住了子宫颈的开口，前置胎盘或是胎盘过早与子宫壁剥离而造成大出血或胎儿窘迫等，都是剖宫产的可能原因。

为什么要做侧切手术

如果存在会阴弹性差、阴道口狭小或会阴部有炎症、水肿等情况，胎儿娩出时难免会发生会阴部严重的撕裂。有下列情况时，多采用会阴切开术。

（1）会阴体过长。

（2）胎儿较大，胎头位置不正，胎头被阻于会阴。

（3）胎位不正，如臀位分娩需要助产，应常规行会阴切开。

（4）早产，因早产儿颅骨软，抵御阻力的能力弱，易引起新生儿颅内出血。

（5）妊娠有并发症者，如合并有心脏病、妊娠高血压综合征等高危妊娠时，为了减少产妇的体力消耗，减少分娩对母婴的威胁，需要缩短产程，当胎头下降到会阴部时，要行会阴切开。

（6）可能导致第二产程延长的产妇，即子宫口开全后接近 2 个小时胎儿未娩出的，需要行会阴切开。

（7）子宫口已开全，胎头较低，但是胎儿有明显的缺氧现象，胎儿的心率发生异常变化，或心跳节律不匀，并且羊水混浊或混有胎便，需要迅速娩出胎儿的，也要行会阴切开。

（8）在行阴道手术产前，常规行会阴切开，如行胎头吸引术、内倒转术、产钳助产术等。

阴道分娩的几种姿势

阴道分娩大多数是采用半坐位，即孕妇在产床上，头部稍高，脚蹬在产床上。这种体位有利于分娩时助产人员为孕妇保护会阴。如果需要进行会阴侧切、胎头吸引及臀位助产等，孕妇要采取膀胱截石位，以利于手术操作和保护会阴。如果进行剖宫产分娩，孕妇要取平卧位。

骨盆是胎儿经阴道分娩时必经的骨性产道。骨盆的腔不是一个直筒。骨盆腔后面的骶骨是向后弯曲的，有一定的弧度。所以骨盆的轴线（连接骨盆入口、中骨盆及出口各平面中点的连续）是一个先向下向后，再向下向前的弯曲的线，胎儿分娩时就要沿着这条线娩出。胎儿在孕妇子宫中正确的姿势是与孕妇纵轴主向一致的纵产式，即胎头在下方，臀部在上方，胎背在母体肚脐侧，四肢在母体的另一例。分娩过程中胎头不断下降，如果孕妇是站立的姿势，则胎儿借助重力的作用，很容易向下压迫宫颈，有利于宫颈口的扩张，可以促进产程进展，特别是当胎头未入盆时（俗称"头浮"），站立或行走有助于胎头进入骨盆入口。

第二产程宫口开全孕妇屏气向下用力时，站或坐的姿势与用力的方向相同，可以使胎头下降的速度加快，缩短第二产程的时间。另外，仰面躺着时会感觉宫缩格外痛，而变换体位活动活动身体，如两手趴在床上，做弯腰、伸腰、转动臀部的运动，会感到疼痛减轻。

每个人的感觉不同，可用各种方法活动身体，选择适合自己的姿势。现在有的医院已配备了辅助体位的器械，如助步车、分娩椅及健身球，孕妇可根据自己的需要来选用。总之，分娩过程中应采取站、蹲、半坐等体位，不但可减轻疼痛，还有利于产程的进展。

哪些因素影响产程长短

在产妇骨盆状态良好，胎儿大小适中的情况下，产程长短取决于下列因素。

（1）产妇的精神状况。产妇良好的精神状况对分娩进展是否顺利有重要意义。孕妇过度紧张、恐惧，会使大脑皮质神经功能失调，致使子宫收缩不协调，使产程延长。

（2）产妇的年龄。超过35岁的高龄初产妇，机体软组织弹性较差，宫颈及盆底组织、阴道、外阴组织韧性欠佳，宫口不易扩张或扩张较慢，产程则会延长。

（3）宫颈口与骨盆组织的松弛程度。经产妇的子宫颈和骨盆底组织较初产妇松软，其宫口开得快，产程会较短。即使是年龄相同的初产妇，其子宫颈的松软度也会不同，宫颈组织的柔韧程度也有差异，产程时间也不完全相同。

（4）胎儿在子宫中的位置。胎儿为枕前位，有利于胎儿下降和娩出，不会延长产程。如果胎儿处于其他位置娩出时较困难，会使产程延长。

（5）另外，胎头不入骨盆，也会给分娩带来困难，使产程延长。

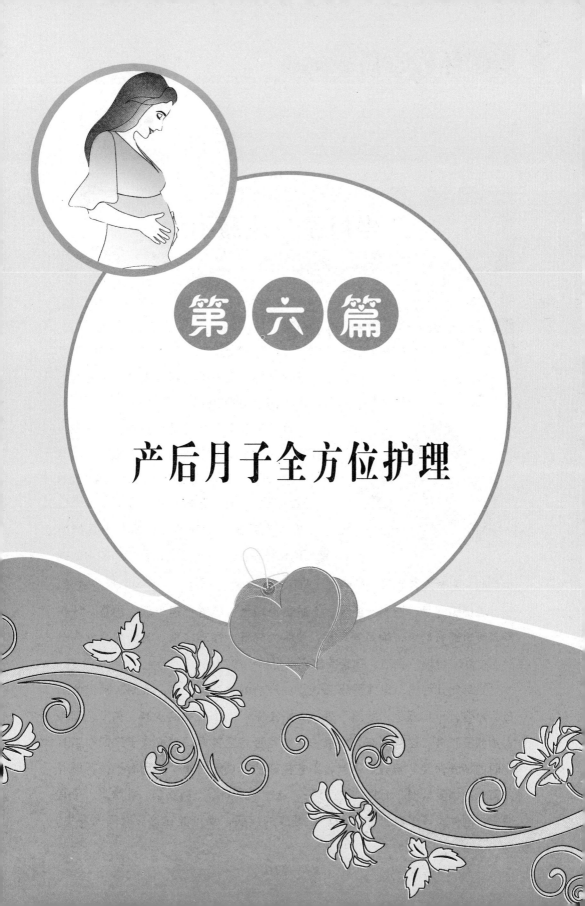

第六篇

产后月子全方位护理

"坐月子"注意事项

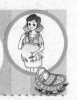

 月子坐好，妈妈身体好 ●

很多人都知道女人"坐月子"非常重要，几乎关系到女人以后一生的健康，可是，月子为什么对女人这么重要，重要性在哪里呢？

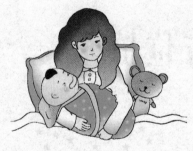

"月子"医学上指的是产褥期。产褥期主要是指从分娩结束到产妇身体恢复至孕前状态的一段时间。从胎儿娩出到产后30~40天这个时间叫作产褥期，民间俗称"坐月子"。

在"坐月子"的过程中，实际上是妈妈整个的生殖系统恢复的一个过程。产前孕妇担负着胎儿生长发育所需要的营养，母体的各系统都会发生一系列的适应变化。子宫肌细胞肥大、增殖、变长，心脏负担增大，肺脏负担也随之加重，妊娠期肾脏也略有增大，输尿管增粗，肌张力降低，蠕动减弱。其他如肠胃内分泌、皮肤、骨骼、关节、韧带等都会发生相应改变。

产后胎儿娩出，母体器官又恢复到产前的状态。子宫、会阴、阴道的创口会愈合，子宫缩小，膈肌下降，心脏复原，被拉松弛的皮肤、关节、韧带逐渐恢复正常。这些形态、位置和功能能否完全复原，则取决于产妇在坐月子时的调养保健。若养护得当，则恢复较快，且无后患；若稍有不慎，调养失宜，则恢复较慢。而且，"坐月子"这一段时间，产褥感染、乳腺炎、子宫脱垂、附件炎等多种严重威胁产妇健康的疾病，都可能在这段时间内发生。

同时，民间有许多关于"坐月子"的陈规旧俗，也会给产妇带来困惑和压力。所以，新妈妈应多了解"坐月子"应注意的事项，做到科学"坐月子"，帮助自己的身体恢复健康、帮助宝宝健康地成长。

 ## 产后妈妈要尽早活动

剖宫产术 6 小时后，鼓励新妈妈在床上多翻身，并活动肢体，每 15 分钟进行一次腿部运动。24 小时后可在旁人帮助下下床活动，以防止下肢静脉血栓形成并促进肠蠕动，尽早恢复排气，避免肠粘连的发生。

顺产新妈妈根据体力消耗情况，一般产后 6 小时内就可下床活动。新妈妈尽早下床活动有利于宫腔内的积血排出，有利于子宫收缩，并有助于膀胱肌肉功能恢复；可以增加胃肠蠕动以及会阴部的血液循环，有利于会阴伤口愈合，减少便秘发生。

 ## 产妇居室不要紧闭门窗

紧闭门窗会使居室通风不良，空气污浊，细菌大量滋生，危及新生儿的健康。尤其是夏季，空气中因氧气不足会令人胸闷不舒，再者新生儿的体温调节中枢发育不完善，环境温度过高时容易出现发热、脱水、哭闹不停等，另外，产妇穿戴过多，也容易发生中暑。为了母婴健康，预防中暑，应使居室门窗大开，通风透光，保持室内空气新鲜、阳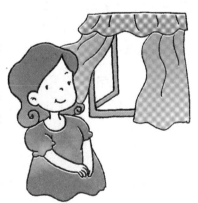光充足、温度宜人，即使是冬天也应适时开窗，通风换气。这样能使产妇心情舒畅，有利于身体的恢复。但应注意的是在开窗时不要直接吹产妇，以免着凉感冒。

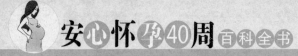

产妇如何睡卧更合理 ●●●●●●●●●●●●●●●●●

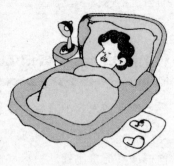

产妇及其家属，特别是有老人侍候月子时，都喜欢将婴儿放在产妇身边，睡在同一个被窝里，以方便产妇哺乳。实际上这种方式是不妥当的。一方面，产妇睡卧总是采取一种姿势，活动时总担心不小心会压着孩子或者弄醒孩子，这样产妇睡觉时总是很紧张，影响休息。另一方面也不利于婴儿的清洁卫生。所以，不要让婴儿和产妇同睡在一个被窝里。可以将婴儿放在婴儿床上或放到产妇的床边，这样产妇睡卧时可以采取自由舒适的姿势。但最好不要平卧，或者平卧时间不要太长，以免导致子宫后屈或产后腰痛。可以采取侧卧、俯卧等，这种姿势不但可以纠正子宫后屈，还有利于恶露的排出。哺乳时，用肘关节支撑的时间不宜过长，以免引起关节痛。

产后宫缩巧按摩 ●●●●●●●●●●●●●●●●●●●

产褥期变化最大的是子宫。胎盘娩出后子宫逐渐恢复至未孕状态的过程，称为"子宫复旧"。

胎盘排出后，子宫胎盘附着面立即缩小至手掌大，面积仅为原来的一半，有利于开放的血管压缩、变窄使出血逐渐减少直至停止，整个子宫的新内膜缓慢修复，于产后第3周除胎盘附着部分外，子宫腔表面均由新生的内膜修复。胎盘附着部分全部修复需在产后6周。

产后产妇的腹部摸到的硬块就是子宫，产褥早期子宫阵发性收缩引起的疼痛，称为产后痛。产后痛于产后1~2天出现，持续2~3天后自然消失。经产妇较初产妇疼痛剧烈。哺乳能刺激子宫收缩也可出现疼痛。一般这种疼痛都能忍受，如疼痛剧烈可服止痛药。用手揉按子宫有利于子宫复旧。

按摩子宫时，一手按压耻骨联合上方使子宫抬起，一手置于子宫底部，拇指在前壁，其余四指在后壁，均匀而有节律地按摩子宫底，按摩时注意以下几点。

（1）按摩子宫手的力量应从小到大。

（2）按摩时应注意观察新妈妈的表情、子宫的硬度、子宫底的高度、阴道流血量等，以便及时发现产后出血的征象。

（3）使用镇痛泵者可于按摩前追加镇痛药剂量，减轻疼痛。

怎么提高母乳质量

为了提高母乳的质与量，新妈妈应当做到下列几点。

（1）早吸乳、多吸乳。新生儿出生不久就可考虑哺乳，甚至出生 1 小时就可以哺乳，这时不一定有乳，但早吸吮可以早刺激催乳素的产生，从而促进乳汁的分泌。另外，多吸吮，可以刺激乳汁分泌，所以不要限制宝宝的哺乳时间。

（2）每次喂奶应先让一侧乳房吸空后，再哺另一侧，待下次喂哺时，可先喂后一侧，这样可使乳房得以排空。若奶汁较多，吃不完，不要让乳汁留在乳房中，尽量排空，否则会影响乳汁分泌。

（3）母乳是由母体营养转化而成，所以喂奶的妈妈应吃营养丰富而且容易消化的食物，如豆制品、蛋类、肉汤、排骨汤、鱼类等营养丰富的食物。

新妈妈要选择合适的床和被褥

新妈妈在休养的时候，室内环境固然很重要，不过与新妈妈的休息有直接关系的还是床。一张床舒适与否，对新妈妈的睡眠产生直接的影响。

很多人认为新妈妈的睡床越软越好，比如弹簧床和水床相对来说就比较柔软舒适，实际上并非如此。新妈妈睡的床太软不仅不利于身体的恢复，反而还可能导致盆骨损伤。

因为新妈妈的卵巢在妊娠末期会分泌第三种激素——松弛素。这种物质有松弛生殖器官各种韧带和关节的作用，有利于分娩。也由于松弛素的作用，产后的骨盆会失去稳固性。如果此时睡在柔软的弹簧床上，人体左右活动都会有一定的阻力，不利于新妈妈翻身坐起。而且，睡在太软的床上身体重心也不稳定，起床或翻身时，容易导致骨盆损伤。

一般来说，给新妈妈选择的卧具最好是板床或是较硬的棕床。有些家中原有弹簧的床是两面的，一面是硬板，一面是弹簧，那么只需翻个身，把硬板面朝上，即可继续使用。如两面均为弹簧，则要考虑弹簧的硬度，如果有足够的硬度，那么不换也可以，如果弹簧较软，则必须要加以调整。

在给新妈妈选择完睡床后，就要给新妈妈准备另一个重要的卧具——被褥。可不要小看这些日常的生活用具，它的选择对新妈妈的身体恢复也很重要。褥子应该要比被子稍厚些，这样可以增加卧具的保温效果，而且褥子应该有一定的柔软度，因为褥子的柔软度与睡眠的好坏密切相关。睡在过于柔软的褥子上新妈妈很难翻身，不利于休息和睡眠。总之，新妈妈的被褥应该以不寒不热为佳，并且要经常晾晒，保持洁净卫生。

新妈妈要经常换洗衣服 ●●●●●●●●●●●●●●●●●

生完宝宝后，新妈妈的皮肤排泄功能开始旺盛，出汗多，这种状况在睡觉和初醒的时候更是多见。汗液会经常浸湿衣服、被褥，再加上乳房溢奶，阴道排出恶露，容易污染内衣裤、被褥等，所以新妈妈"坐月子"期间要经常换洗衣服。

产后第1周内，新妈妈的内衣、内裤要天天更换，1周以后也要勤换、勤洗。被罩、床单等也要勤换洗，保持清洁、干燥。

换下来的衣物要注意洗净汗渍、血渍等。乳汁留在衣物上时间久了，会变成酸性物质，损害织物纤维，所以新妈妈的内衣裤最好选用吸水性强的棉织品，且要宽松柔软，易于散热。

需要注意的是，更换衣物要避免着凉感冒，但也不要因害怕感冒而穿着脏衣服不换洗。产褥期和其他时间一样，也要养成清洁卫生的好习惯。

新妈妈乳房护理小窍门 ● ● ● ● ● ● ● ● ● ● ● ● ● ● ●

一般新妈妈产后 2 ~ 3 天会感到乳房发胀，并可挤出少量乳汁，这是正常的生理变化。为了减少哺乳母亲的乳房胀痛和尽快下奶，可采取如下措施护理乳房：

不要喝过多肉汤

在产后 3 ~ 4 天内，不要喝过多的肉汤，以免乳房胀痛不适。此时最好用合适的胸罩悬托乳房，以利于血液循环，使疼痛减轻。

经常按摩乳房

如果发现乳房胀痛，而且不断加重，可能是由于刚刚开始下奶，乳腺管不通畅所致。为疏通乳腺管可以采用手法按摩。按摩的方法是：由乳房的四周，向乳头的方向轻轻按摩，一天数次，并可让婴儿吸吮乳头或用吸乳器将乳汁吸出，使乳腺管通畅，乳房胀痛也会明显减轻。

哺乳前后要注意清洁卫生

新妈妈在产后即可给婴儿喂初乳，1 周左右，乳房由发胀分泌少量初乳进而转为成熟乳。在婴儿尚未吸吮乳头之前，母亲要先用棉签蘸植物油浸湿乳头，清除污垢，然后用热水和软毛巾把乳房清洗干净。以后每次喂乳之前都要将乳头、乳晕用温开水洗净、擦干。母亲必须洗手后才能给孩子喂奶。喂奶后也应再清洗乳头，以防干燥乳汁粘在乳头上。平时也应保持乳头干燥，以免出现破裂。这些措施有利于乳房保健。

戴合适的胸罩

哺乳期应戴上大小合适的胸罩，以支持胀大的乳房，这对乳房保健、便于哺乳和保持体形美均很有必要。

注意乳房卫生

要经常保持乳头清洁，勤换内衣。喂奶时要左右乳房交替轮换，防止婴儿偏吃造成双侧乳房不对称。每次喂奶时间要掌握在 15 ~ 20 分钟。吸不完的乳汁要挤干净，或用吸乳器吸净，防止乳汁淤积。喂完奶后，还要用手顺乳腺管的方向按摩乳房。

乳房护理

坚持正常的睡姿。新妈妈在哺乳期乳房奶胀，睡眠时要注意两点：一是不要俯卧睡眠，以免压迫乳房；二是不要老是朝一个方向侧卧，要左右侧卧，轮流进行，避免一侧乳房受压过久。

预防乳腺炎

急性乳腺炎是产后常见的乳房疾病之一，防止乳腺炎的发生是哺乳期乳房保健的首要内容。乳汁淤积是发病的主要原因，乳头破损致使细菌沿淋巴管入侵是感染的主要途径。提倡哺乳期卫生，防止乳汁淤积和乳头破裂，可避免乳腺炎的发生。

新妈妈坐完月子也不宜久站久蹲

许多新妈妈们认为，只要出了月子就表明身体已恢复得差不多了。于是，一些新妈妈一出了月子就不再注意生活中的一些细节，在照顾宝宝或做家务时不知不觉持续了过长时间的站立、下蹲等动作。这样做，仍然会影响生殖器官复位。

新妈妈产后如果不注意休息，经常久站、久蹲、久坐等，使身体过于疲劳，极易导致腰肌劳损，诱发腰痛。这是由于分娩后内分泌系统尚未得到调整，骨盆韧带还处于松弛状态，腹部肌肉也由于分娩而变得较为松弛。加上产后照料宝宝要经常弯腰，或遇恶露排出不净引起盆腔血淤。因此，产后腰痛是很多新妈妈经常遇到的麻烦，而久站久蹲就是导致新妈妈们腰痛的主要原因。

要避免久站久蹲现象的发生，新妈妈可以从日常生活细节入手，创造科学的生活条件，合理改善不良习惯，加速体质的恢复。

在厨房准备一个多层架子或柜子，找到一个高度适宜的层面，把经常使用的喂奶用具放在里面，以让新妈妈伸手即可拿到，避免新妈妈因喂奶用具放置过高探取而损伤腰部。

在厨房中放一把椅子更是一个明智之举，可使新妈妈做家务时不用久站，随时都可以坐在椅子上进行大部分的家务活动，即使起身活动也不会持续过久。新妈妈经常休息腰部有利于子宫复位。

为宝宝准备的婴儿床、童车不要过低或过高，以免新妈妈们经常要弯下腰才能抱起或往下放宝贝。最好购买可以升降的婴儿床，小童车的高度也要注意方便新妈妈照料宝宝。避免每次往睡床或童车里抱或放宝宝时总得过于弯腰。刚出生的宝宝需要经常洗澡，尤其是天热时。可把宝宝的洗澡浴盆放在高度适宜的茶几上或换尿布的台子上，旁边放上一把小凳子。这样，新妈妈就可舒服地采取坐姿给宝宝洗澡，避免久蹲久站。

贴心月子营养餐

产妇的饮食原则

产妇从产褥期开始，整个哺乳期膳食都要尽量做到花样多、搭配合理、摄入量充足，以满足自身和婴儿对各种营养素的需要。应增加热能，补充优质蛋白质，摄入足够的脂肪，补充无机盐和充足的维生素。

哺乳期母亲的热能消耗量增加，比正常女性增加20%，脂肪类食品能较多地供应热能，可以多吃。充足的脂肪，对婴儿大脑发育有益。哺乳母亲要补充优质蛋白质，母亲的蛋白质营养状况对乳汁分泌能力影响极大。哺乳期母亲每天食物中的蛋白质应保证1/3以上来自动物性食品，其他可选食豆腐、豆浆等豆类食品。

保证矿物质供应很重要

如果哺乳期母亲膳食中的钙供应不足，势必会动用母体骨骼组织中钙的

  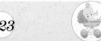

储备，轻者常出现腰酸腿痛等症状，重者会因缺钙患骨质软化症。所以，新妈妈应多选食含钙丰富的食品，还应多晒太阳，或补充富含维生素 D 的鱼肝油，以利于钙的吸收利用。乳汁中含铁和铜较少，不能满足婴儿的需要，但是新生儿肝脏中已储存了相当数量的铁，可供婴儿消耗 6 个月。不过，为了母体自身的健康，膳食中也应多补充含铁的食物。

产后为了便于消化、吸收，同时促进乳汁分泌，新妈妈要多吃流质、半流质食物，如各种汤类、粥类等。同时，蔬菜、水果也要多吃一些。

要供给足够的维生素

乳母膳食中各种维生素必须相应增加，以维持乳母健康，促进乳汁分泌，保证乳汁中营养成分的稳定平衡，满足婴儿成长所需。除维生素 D 几乎不能通过乳腺外，维生素 A、维生素 C、维生素 B_1、维生素 B_3 和维生素 B_2 均能通过乳腺进入乳汁。

要有充分的水分摄入

新妈妈每天摄入的水量与乳汁分泌量有密切关系。水分不足，将直接影响乳汁分泌量。所以新妈妈要通过吃稀粥、面汤、喝水、喝饮料来补充水分。

膳食要多样化

有的乳母进食比较单调，或有偏食、挑食的习惯，虽然某些营养素比较丰富，但并不全面，还会缺乏某些营养素，这样也不利于母子健康。所以，乳母为了全面摄入营养，除正常饮食外，还要多吃些鸡、鸭、鱼、肉，以增加营养成分；吃些流食，以增加水分；多吃水果、蔬菜，以增加维生素 C、纤维素、果胶、有机酸等成分，还可预防便秘和促进乳汁分泌。

剖宫产妈妈的科学饮食

剖宫产后恢复要比自然分娩恢复慢些，而且对饮食营养的要求也比自然分娩高。这是因为剖宫产时，产妇需要经过麻醉、开腹等手术过程，新妈妈的身体因失血而消耗更多营养，另外，腹部刀口的疼痛也会影响新妈妈的食欲。因此，剖宫产妈妈的饮食更要讲究科学，合理搭配。

新妈妈因分娩体力消耗甚大，胃肠肌张力及蠕动减弱，需要一周左右的时间才能恢复，因此，不宜进食比较油腻的食物。一般以稀、软及各种汤类等流质食物为主，一次不要吃得太多，一天可分6~8次进食。这些食物可以帮助因麻醉而停止蠕动的胃肠道恢复正常运作，等到排气后，再吃其他食物。一周后，可增加进食富含高蛋白、各种维生素和微量元素的食物，以及各种帮助下奶的汤汁。

红糖不宜久喝

分娩时产妇精力、体力消耗很大，失血较多，产后婴儿哺乳，需要丰富的碳水化合物和铁质。红糖既能补血，又能供应热量，是较好的补益佳品。但久喝红糖水对子宫复原不利。产后10天，恶露逐渐减少，子宫收缩也逐渐恢复正常，如果久喝红糖水，红糖的活血作用会使恶露的血量增多。

怎样缓解产后口渴

产后口渴症状可通过饮水、饮食及药膳来改善。

（1）产后注意少量多次慢饮水。口渴是身体缺水的自然生理提示，感觉口渴就应该适量饮水。不过新妈妈饮水要遵循"少量、多次、慢饮"的原则，避免一次喝大量的水，给肠胃造成过重的负担。最适合新妈妈喝的水是温白开水，不需要经过消化就能直接被身体吸收利用，而含有糖分的水会减缓胃肠吸收水分的速度，不利于缓解口渴症状。

（2）巧用饮食改善口渴症状。小米的营养价值很高，有清热解渴、健胃除湿、和胃安眠等功效，内热者及脾胃虚弱者更适合食用。小米可以改善失眠、妇女黄白带、胃热、反胃作呕等症状，并对产后口渴有良效。我国北方的传统是在妇女生育后，用小米加红糖煮粥来调养身体，以达到缓解口渴的效果。

   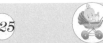

苹果含有多种营养成分，而且具有较高的药用价值，是人们常吃的水果。苹果有生津止渴的功效，产后妈妈食用苹果可以帮助改善口渴症状。不过需要提醒的是，产后体虚、脾胃虚弱者忌食生冷，所以不宜生吃苹果。可以将苹果切片和粳米一同煲粥，或榨汁烧开后饮用。

（3）采用药膳减轻口渴现象。产后口渴比较严重且经久不能自愈者，可以咨询医生调制中药药膳服用，以缓解口渴。

走出产褥期的饮食误区

误区一：产妇应忌口

妊娠期间许多孕产妇都有忌口的习惯，产后"坐月子"也一样。其实，产后需要充足而丰富的营养素，主副食都应多样化，仅吃一两样食物不仅不能满足产妇身体的需要，也不利于乳腺分泌乳汁。

误区二：产后体虚，应多吃老母鸡

产后特别是剖宫产后，新妈妈的胃肠道功能还未恢复，不能吃过于油腻的食物。老母鸡、蹄膀等食物脂肪含量较高，不适合产后马上吃。产后体虚是因为分娩过程中产妇的体力消耗过大，分娩后又要哺乳引起的。这时，产妇可进食一些易消化的流质或半流质食物，如虾仁煨面、红薯稀饭等。

误区三：为了早产奶，产后马上多喝汤

从分娩到产奶中间有一个环节，就是要让乳腺管全部畅通。如果乳腺管没有全部畅通，而产妇又喝了许多汤，分泌出的乳汁就会堵在乳腺管内，严重的还会引起发热。所以，要想产后早产奶，一定要让新生儿早早吮吸新妈妈的乳房，刺激乳腺多泌乳。待乳腺管全部畅通后，再喝些清淡少油的汤，如鲫鱼豆腐汤、黄鳝汤等，对新妈妈下奶会有所帮助。

误区四：汤比肉有营养

产褥期应该常喝些鸡汤、排骨汤、鱼汤和猪蹄汤，以利于泌乳，但同时也要吃些肉类。肉比汤的营养要丰富得多，那种"汤比肉更有营养"的说法

是不科学的。

误区五：产后出血多，吃桂圆、大枣、赤豆补血

桂圆、大枣、赤豆是活血的食物，吃了不但不能补血，反而会增加出血量。这些食物也是高糖食物，有的产妇在床上吃，又不及时刷牙，这样很容易引起蛀牙。一般在产后 2 周以后或恶露干净后，才适合吃。

误区六：月子里不能吃水果

水果含有多种维生素和微量元素，除产后 3 ~ 4 天里不要吃特别寒性的水果，如梨、西瓜等，在接下来的日子里，应该每天吃 2 ~ 3 个水果。有的产妇在吃水果的时候会用微波炉将它加热，这样做其实是不科学的。因为水果里的维生素很容易氧化，加热或久置都会使营养成分损失。

误区七：火腿有利于长伤口，要多吃

火腿本身是腌腊制品，含有大量亚硝酸盐类物质。亚硝酸盐类物质是一种致癌物质，如摄入过多，人体不能代谢，蓄积在体内，会对机体产生危害。产妇如果吃火腿过多，火腿里亚硝酸盐物质会进入乳汁，并蓄积在婴儿体内，给婴儿的健康带来潜在的危害。所以，产妇不宜多吃火腿。

月子期间莫忘补钙

在怀孕时期，胎儿首先会从母体里吸收大量钙质。生产完毕后，当新妈妈为宝宝进行哺乳的时候，从奶水里又会"跑"掉很多钙质，这样就让新妈妈自身体内的钙质随着哺乳而减少。

以往许多人认为，如果新妈妈流失钙质的话，骨头是首当其冲的受损部位，但事实并非如此。经过相关的研究发现，牙齿是新妈妈流失钙质后最受损的部位。如果哺乳期间钙质流失严重，可能当时症状不太明显，几年之后，牙齿与牙齿之间的缝隙就会增大，并且开始松动，齿槽

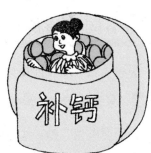

空洞，咀嚼无力，到时候再想要保护牙齿，可就为时过晚了。当然，新妈妈体内的钙元素缺乏，也会导致骨质出现一定程度的软化疏松现象，还会引起腰酸背痛、手脚抽筋、腿脚酸痛以及水肿等现象。

新妈妈要想保住自己身体内的钙质，需要在几个方面加以努力，比如注意运动、吃富含钙质的食物等。

户外活动

在运动方面，新妈妈多做些户外活动，才可以接受更多的阳光，促进体内维生素 D 的生成，帮助体内钙质吸收。新妈妈可以带着宝宝一起到户外散步，与宝宝一同接受阳光的滋养，让妈妈和宝宝的身体都变得健康茁壮。

选择食物

在饮食上，新妈妈需要补充钙质丰富的食物来满足自身和哺乳的需求。日常饮食只有包括下列营养物质，新妈妈体内的钙才会充足：奶制品是最好的钙来源，如牛奶、酸奶、奶酪等，新妈妈每天要摄入一定量；大量的绿色叶子蔬菜，如芥蓝、花椰菜等，会为新妈妈补充大量钙质；豆类、豆制品也是含钙丰富的食物；新鲜水果以及粗粮中含有大量天然营养元素，钙元素的含量非常丰富。

适量服用钙制剂

传统饮食中包含比较多的影响钙吸收的因素，如植酸、草酸和纤维素比较多，所以让医生配置钙制剂也是补钙的好方法。但是要记得，不可以超过医生建议服用的数量，一定要谨遵医嘱，按说明服用。

不同体质的产妇月子期间如何吃

依女性体质属性及其适用食物分析如下：

寒性体质

面色苍白，怕冷或四肢冰冷，口淡不渴，大便稀软，尿频、量多、色淡，痰涎清，涕清稀，舌苔白，易感冒。这种体质的产妇肠胃虚寒、手脚冰冷、气血循环不良，应吃较为温补的食物，如香油鸡、烧酒鸡、四物汤、四物鸡或十全大补汤等，原则上不能太油，以免腹泻。食用温补的食物或补药可促进血液循环，达到气血双补的目的，而且筋骨不易扭伤，腰背也不会酸痛。忌食寒凉水果，如西瓜、木瓜、葡萄柚、柚子、梨、阳桃、橘子、香瓜、哈密瓜等。宜食荔枝、桂圆、苹果、草莓、樱桃、葡萄。

热性体质

面红目赤，怕热，四肢或手足心热，口干或口苦，大便干硬或便秘，痰涕黄稠，尿量少、色黄赤、味臭，舌苔黄或干，舌质红赤，易口破，皮肤易长痘疮或痔疮等症。不宜多吃香油鸡，煮香油鸡时，姜及香油用量要减少，酒也少用。宜用食物来滋补，例如山药鸡、黑糯米、鱼汤、排骨汤等，蔬菜类可选丝瓜、冬瓜、莲藕等，或吃青菜豆腐汤，以降低火气。腰酸的人用炒杜仲15克煮猪腰汤，不会上火。不宜多吃荔枝、桂圆、苹果，少量吃些橙子、草莓、樱桃、葡萄。

中性体质

不热不寒，不特别口干，无常发作之疾病。饮食上较容易选择，可以食补与药补交叉食用。如果补了之后口干、口苦或长痘疮，就停一下药补，吃些上述较降火的蔬菜，也可喝一小杯不冰的纯橙汁或纯葡萄汁。

产后营养食谱推荐

木耳清蒸鲫鱼

原料 水发木耳100克，鲜鲫鱼500克，料酒、精盐、白糖、姜、葱、花生油各适量。

做法 ❶鲫鱼去鳃、内脏、鳞，洗净，在鱼身两面剁几刀；姜切片，葱切段，水发木耳去杂洗净，撕小片。

❷鲫鱼放入碗中，加入姜片、葱段、料酒、白糖、精盐、花生油，覆盖木耳，上笼蒸半小时取出，去掉姜片、葱段即成。

功效 鲫鱼的脂肪含量低，蛋白质含量高，此菜有温中补虚、健脾利水的作用，产妇多吃可滋补身体，还可使乳汁充沛。

枸杞鸡丁

原料 鸡胸肉 500 克，枸杞子 30 克，鸡蛋清 1 个，荸荠、牛奶、植物油、水淀粉、精盐、味精、葱末、姜末、蒜末各适量。

做法①枸杞子洗净放入碗中，上屉蒸 30 分钟；将荸荠去皮，洗净后切成小方丁。

②鸡胸肉切成小方丁，放入鸡蛋清、水淀粉搅拌均匀备用。

③锅内倒油烧至五成热，放入浆好的鸡丁，快速翻炒几下，放入荸荠丁、蒸好的枸杞子再翻炒几下。

④将精盐、葱末、姜末、蒜末、牛奶、味精、水淀粉勾成芡汁浇入锅内，翻炒几下即可。

功效 枸杞子味甘，不仅含有大量的铁、磷、钙等物质，还含有大量糖、脂肪、蛋白质及多种氨基酸等，能滋肾润肺、补肝明目，与鸡肉同食，有益气、滋肾、补肝之功效，对于产妇产后身体恢复很有好处。

烧牛蹄筋

原料 牛蹄筋 250 克，青菜心 25 克，植物油、料酒、生姜末、葱花、淀粉、味精、酱油各适量。

做法①生牛蹄筋入水汆烫，去血水，捞出沥干水分。

②牛蹄筋放入砂锅内，加 750 毫升清水，小火煮至八成熟时捞出，切成 2 厘米长的条块状，原汤留用。

③锅内倒油烧热，先炒青菜，随即把牛蹄筋、料酒、生姜末、酱油及煮蹄筋的汤倒入，煮开后再加味精、葱花，用调好的淀粉汁勾芡，装盘即可上桌食用。

功效 蹄筋是营养滋补佳品，富含胶原蛋白，此菜有健脾益胃、养精增液、强筋健骨、补而不腻的功效，能为产妇提供有效营养素，并有预防产后子宫脱垂、阴道壁膨出等功效。

慈姑焖牛肉

原料 慈姑 150 克，牛肉 350 克，生粉、山楂各 50 克，大枣、植物油各 30 克，莲子 20 克，葱、姜各 5 克，酱油、精盐各 1 小匙，白糖、胡椒粉各 1/2 小匙，菜胆 100 克。

做法①将牛肉切成块，加酱油腌制片刻；慈姑去皮、切块；大枣、莲子泡发备用。

②坐锅点火倒油，下牛肉、慈姑块、葱姜炒透，焖 20 分钟，再放入山楂、莲子、大枣烧制 3 分钟，调味

勾芡即可出锅，将菜胆炒一下围在边上即可。

功效 牛肉和慈姑中富含铁和锌，菜肴中加入山楂、大枣等富含维生素的食料，可促进人体对铁、锌的吸收。此菜补血养血效果较好。

清炖鱼

原料 宰杀好的鲜鱼1条（500～600克），香菇3朵，大枣4枚，葱花、姜片、蒜末各少许，精盐、料酒、酱油、醋各适量。

做法 ❶ 将鱼洗干净，在鱼身两侧切上花刀，抹上盐浸渍5～10分钟待用；香菇洗净后切片；大枣洗净备用。

❷ 锅置火上，放少许油烧热，放入葱花炝锅，然后加入适量水，将鱼放入锅内（水漫过鱼身即可），加入香菇、大枣、葱、姜、蒜、料酒、醋、酱油，大火烧开。

❸ 开锅后，改小火慢炖30分钟左右即可出锅。

功效 汤汁浓白，肉质鲜嫩，富含蛋白质、脂肪、碳水化合物、维生素A和钙、磷、钠、铁等营养元素，具有

补气、开胃、强筋骨、补肝肾等功效，可辅助治疗脾虚、食少、消化不良等症。

腰花木耳汤

原料 猪腰150克，水发木耳15克，笋片20克，鸡汤500毫升，味精3克，精盐、葱段各5克。

做法 ❶ 猪腰一片两半，除去腰臊腺，洗净，切成兰花片，用清水稍泡。

❷ 木耳用清水洗净。

❸ 将腰花、木耳、笋片一起放入锅内煮熟，捞入汤碗内，加葱段、精盐、味精，把烧沸的鸡汤浇入汤碗内即成。

功效 此汤鲜醇适口，富含维生素 B_1、维生素 B_2、维生素 B_3、维生素 C 和蛋白质、脂肪、糖类、钙、磷、铁等营养素，能促进产妇身体康复及乳汁分泌，对肺、胃、肾等内脏器官也有很好的滋补作用。

三丝汤

原料 生肉丝、生笋丝各25克，熟鸡丝、冬菇丝、料酒各15克，熟

火腿丝 10 克，白汤 500 毫升，精盐 5 克，味精 2 克，香油几滴。

做法 ❶将肉、鸡、笋切成细丝，切得越细越好；肉丝放入碗中，加入冷水搅散，浸出血水待用。

❷炒锅洗净，置大火上，加入白汤 500 毫升，倒入血水和肉丝，放入笋丝、冬菇丝，烧至将滚，用漏勺把浮上来的丝捞起，洒上冷水少许，待浮沫升至汤面，即撇净，然后加入料酒、精盐、味精略滚。

❸把捞出的肉丝、笋丝、冬菇丝装在勺子内覆于碗中，然后把汤浇在碗中，撒上火腿丝，滴几滴香油即成。

功效 此汤荤素并用、营养丰富、成分全面，能养血生精、滋阴润燥、补而不腻，且具开胃健脾之效，对于产妇保持大便通畅亦有一定作用，不失为产乳女性食用佳品。

E 2017 7 28